图说健康生活系列

足部按摩祛百病

ZUBU ANMO QU BAI BING

崔晓丽◎编著

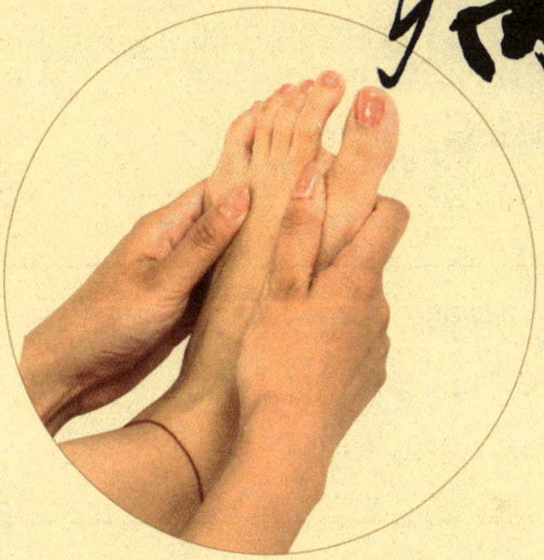

上海科学普及出版社

图书在版编目（CIP）数据

足部按摩祛百病 / 崔晓丽编著. -- 上海：上海科学普及出版社，2014.1

（图说健康生活系列）

ISBN 978-7-5427-5902-3

Ⅰ. ①足… Ⅱ. ①崔… Ⅲ. ①足－按摩疗法（中医）－图解 Ⅳ. ①R244.1-64

中国版本图书馆CIP数据核字（2013）第248083号

责任编辑 张怡纳

足部按摩祛百病

崔晓丽 编著

上海科学普及出版社出版发行

（上海中山北路832号 邮政编码 200070）

http://www.pspsh.com

各地新华书店经销 北京朗翔印刷有限公司

开本 787×1092 1/16 印张 14 字数 200千字

2014年1月第1版 2014年1月第1次印刷

ISBN 978-7-5427-5902-3 定价：19.90元

丛书总序

一直以来，有两件事令我惴惴不安。

一件事是在现代文明的冲击下，中医——这一中国特有的宝贵医学财富，似乎在一些人（尤其是年轻人）眼里，渐渐变得陌生起来；另一件事，是很多人对养生保健趋之若鹜，却又存在诸多误区。

祖国传统医学博大精深。2006年我去比利时，亲眼见到当地的中医诊所里，前来接受针灸和推拿治疗的欧洲人络绎不绝；在新加坡的一座天主教堂，周末的清晨，总有大批患者排着长队，在等候中医师给他们诊病……这样的例子不胜枚举。而在国内，前些年甚至有人在互联网上提出“取消中医”，尽管当时遭到广大网友的强烈谴责，但如何传承和发扬祖国的传统医学，却是值得我们思考的一件大事。

养生保健，这一名词越来越多地出现在我们的生活中。人们越来越多地关注自己的生活质量，美丽、健康、长寿已被列入人们最为关注的话题之列。与此同时，种类繁多的保健品和补品占据着药店半壁江山，电视里和报刊上也到处是保健品的宣传广告。

事实上，很多人对保健和养生的认识存在着误区。一些人以为，工作累了，压力大了，熬夜多了，吃点保健品和补品调理调理就好了，全然不管这些保健品是否合自己的“胃口”；或者为了减肥只喝水不吃饭……这样的观点很害人。我们知道，要想身体健康，就要养成一个良好的生活习惯。其次，在日常生活中也要注意多学习科学的养生保健理念与知识，真正懂得科学养护、调理自己的身体。

中医养生奥妙无穷。中医学中蕴涵着大量珍贵、实用、方便、有效的养生方法和技巧，这些方法和技巧是我们的祖先一辈一辈用身体去实验过的，再总结、归纳、吐故纳新；它们安全、绿色、不良反应相对较低，更难得的是便于操作；经济实惠；历经了千年的传承，历久弥新。它们无疑是我们日常调养身体、防病治病最好的随身医师。

出于对祖国传统医学的热爱，我和一批志同道合的专家朋友创建了“京城岐黄国医馆”。北京京城岐黄国医馆以中医诊治医疗、健康调控、中医养生保健、中医美容瘦身为主要服务内容。目前，馆内汇集了京城众多名医、国家顶级专家、教授、博士生导师、主任医师应诊，同时也有年富力强的中青年医师梯队接诊。在养生与保健、疑难病症诊治、慢性病调护、中医美容瘦身等方面都小有心得。我们最大的愿望是传播科学的养生保健理念，为国人的健康献出自己的力量。

关于此套图书的编撰和出版，我们要特别感谢著名的“红墙”医生王鹤滨老专家（北京京城岐黄国医馆名誉馆长、医学研究院院长）。在王老的指导下，我们根据现代人的养生需求，编著了这套便于操作、效果显著、防病治病的家用养生保健手册。如果此书能成为您的养生益友和全家的健康顾问，那是我们最开心的事情了。

崔晓丽

北京京城岐黄国医馆馆长

中国针灸协会会员

中国中医药协会会员

中国国际减肥美体行业协会常务理事

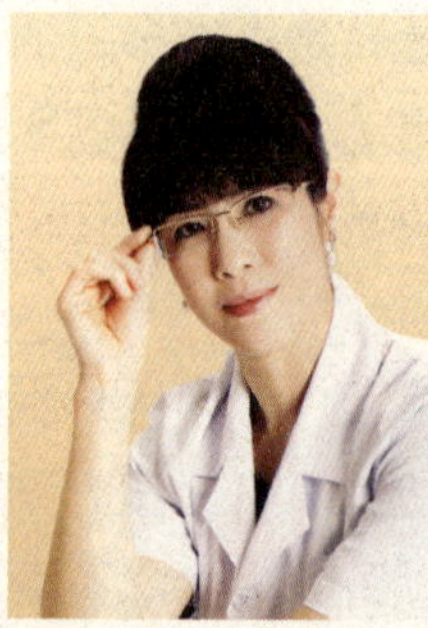

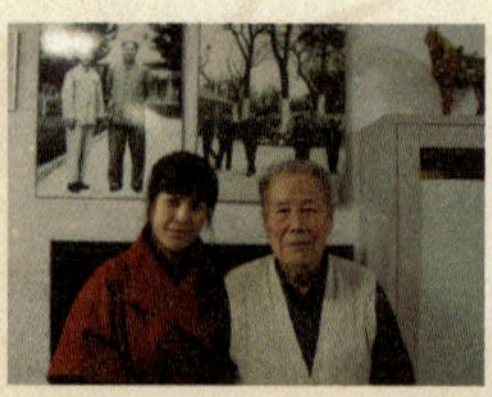

崔馆长与名医王鹤滨

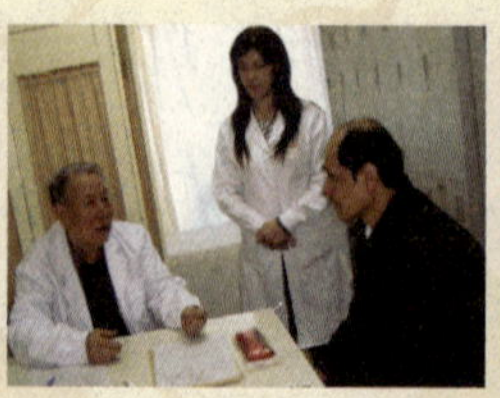

崔馆长与名医王鹤滨老师一同问诊

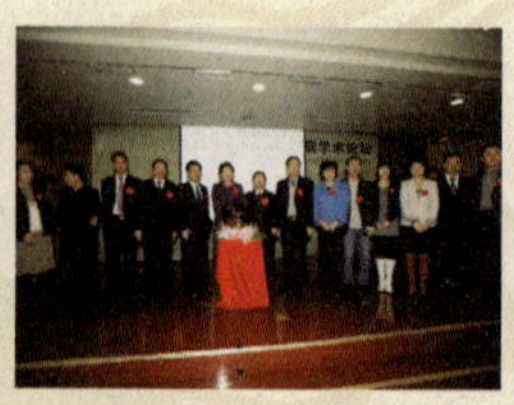

崔馆长与业内专家一同进行学术交流

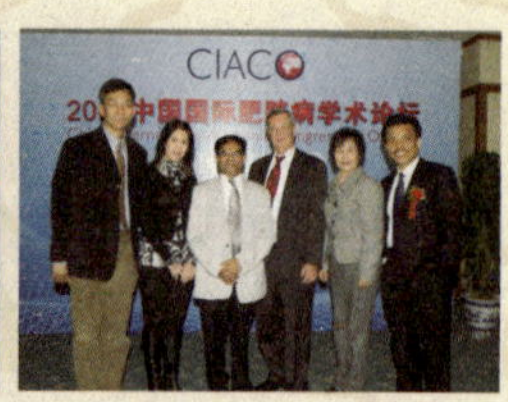

崔馆长在国际肥胖病学术论坛

目录 contents

第一章 足部保健的奥妙

第二章

足部反射区及穴位图解

第三章 足诊疗法必知

第四章 足浴疗法保健秘籍

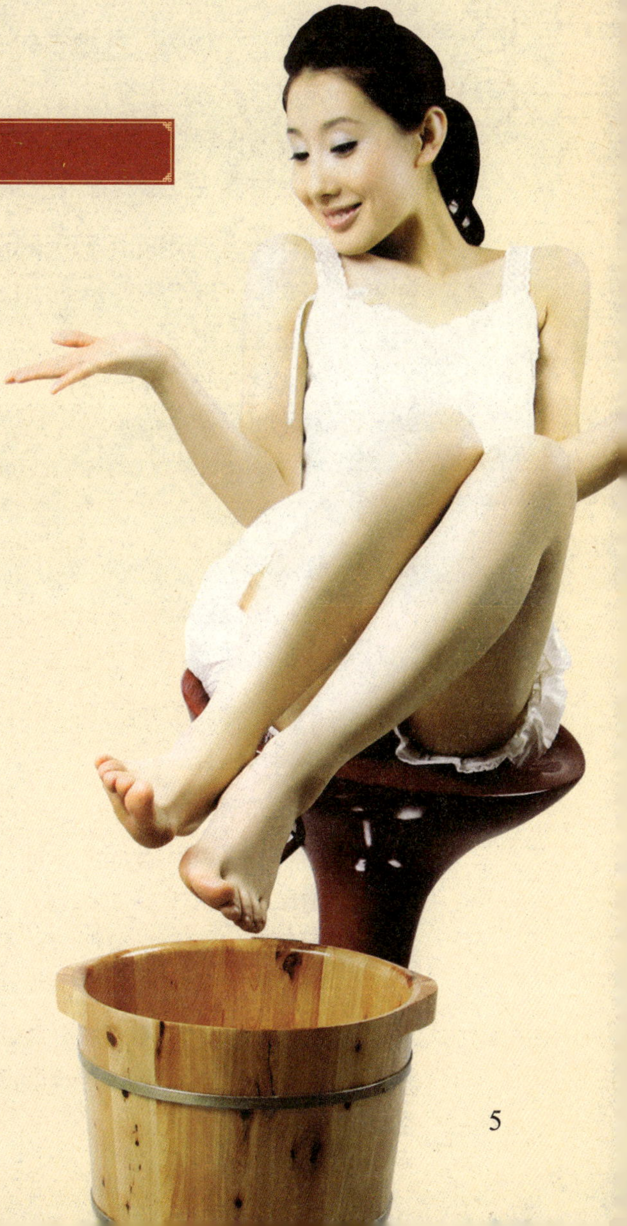

第六章 足部护理与运动

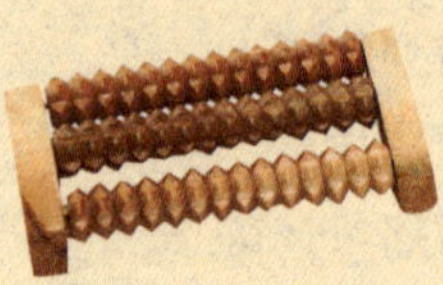

第一章

足部保健的奥妙

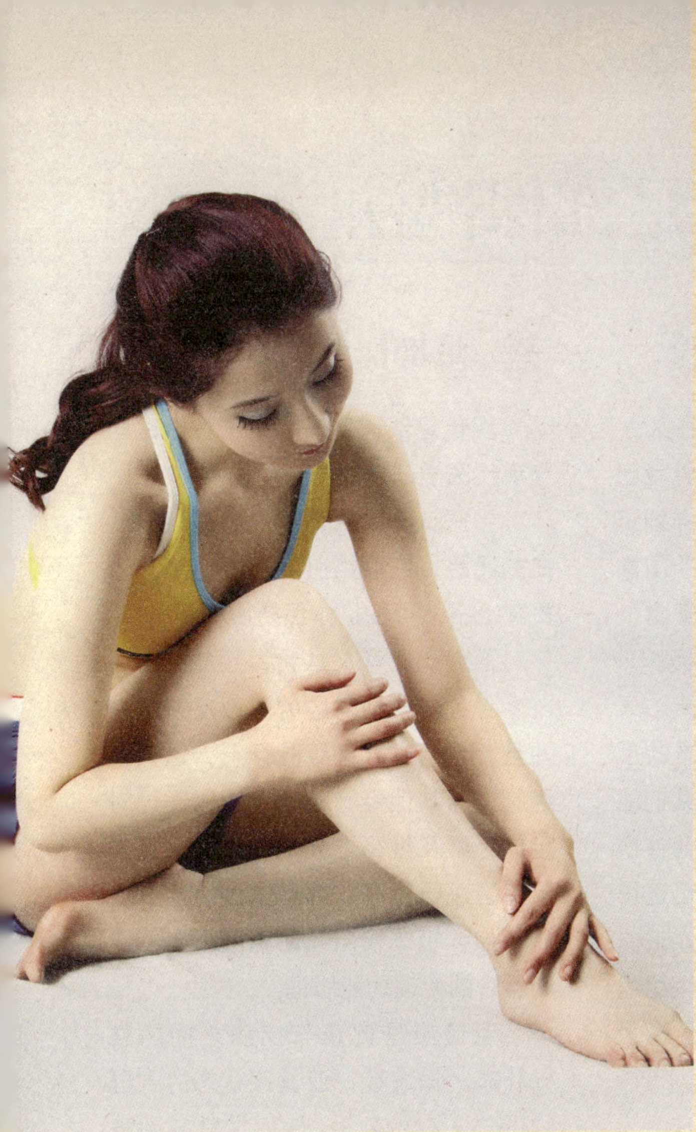

人之有足，如树之有根。树枯根先竭，人老足先衰。观之临床，头脑灵活、步履轻健为健康的特征；头重脚轻、脚肿履艰为病体之躯。可见，足部保健在我们的养生健身中是极为重要的。

话说足部保健法

足部保健源远流长

足部保健法在我国历史悠久、源远流长。早在《黄帝内经》里就已有足部经络学说和足部按摩的详细记载，可见我国是足疗发源最早的国家之一。几千年来，这种简便、安全、疗效显著的方法一直为人们所钟爱。

近年来，随着医学的发展，人们又发现了人体各器官在足部的反射区。通过进一步研究，医学家们能够利用这些反射区预测和诊治全身疾病。这种方法迅速得到推广和赢得人们的青睐，世界卫生组织也肯定这种疗法为“自我疗法”。

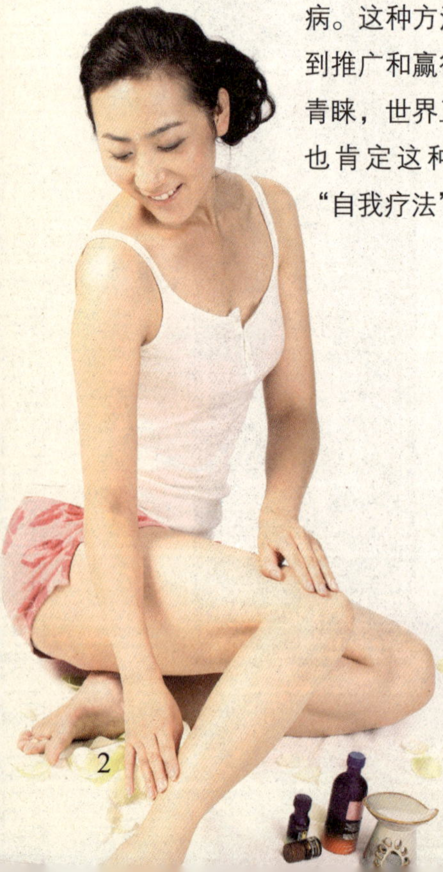

足部按摩因其特有的保健作用而受到人们的喜爱。

足部保健的理论依据

现代足部保健法是中国传统医学与现代医学理论的结合产物。

中医认为，人体的经络是运行气血的通路，它联络脏腑、沟通内外、贯穿上下，可使机体保持协调平衡。

而现代医学又认为，足部分布着与全身各部位相对应的足部反射区。并且，足部有六条经脉循行，这六条经脉又与其他经脉相通。所以通过对足部经络及经络上分布的腧穴、足部反射区进行按摩，就可以调节全身气血、加强机体代谢，使阴阳平衡、脏腑器官的生理功能协调。

亚健康是健康与疾病之间的临界状态，据统计，亚健康状态的人群约占总人口的2/3，他们常常感到身体疲乏、食欲不振、思想涣散、精神紧张、焦虑不安、头脑不清，并且睡眠不好。足部保健，可以通过疏通经络、调和气血，达到扶助正气、驱邪防病的作用，可以有效地调整亚健康状态。

足部保健疗法的种类很多，刺激强度也因人而异，可强可弱，男女老少皆宜，是防病保健理想的疗法之一。

足部三大保健法

如今，足部保健已成为人们日常保健的新时尚。其实所谓足部保健法就是运用中医原理，集检查、治疗和保健于一体的无创伤自然疗法。人们常用的足部保健方法有足部诊断、足部按摩、足部药浴、足部蒸熏、足部贴敷、足部刺灸等。不管基于何种理论，也不管理论之间是否有冲突，足部保健法都是有益于健康的。

足部保健法主要包括三大部分：足部按摩、足浴和足部诊病。下面我们就来作一详细介绍。

什么是足部按摩

足部按摩是一种非药物疗法，通过对足部反射区和足部腧穴的刺激，以调整人体生理功能，提高免疫系统功能，达到防病、治病、保健、强身的目的。我国的足部按摩健康法从最初的推广到如今的产业化用了十几年时间，现在也由当初的高消费进入普通百姓生活。

通俗来说，养生是为了祛病健体、延年益寿。可以说睡眠是养生的根本，食补是养生的枝干，平时的日常生活起居问题是养生的叶子。因此，养生更应该注重环节中的细节，以便于保证养生的质量。而为了保证养生的质量，养生应从足部按摩开始。这是有一定的道理的。传统医学中关于按摩的记载最多最全面的是《黄帝内经》，里面就详细介绍了全身的经络和腧穴，其中有许多是足部的穴位，还详细介绍了其经络、穴位与五脏六腑的关系。《黄帝内经》中指出，脏腑有病可以通过经络反映到体表穴位，根据不同穴位的症状可以推断相关的脏腑功能。如涌泉穴的记载就表明它是一个与人体保健密切相关的重要穴位。

由此可见，足部按摩治病古已有之，现代研究也证实，养生从足部按摩开始，一可以保证脚的宽松和舒适，二可以改善血液循环，促进新陈代谢，以使无病者得以健身长寿、有病者得以祛病养身，即补“根气”、理“精气”、益“宗气”，功效十分卓著。

关于足部按摩疗法的各种理论

中医经络学说

经络学说是中医学的基础理论，与我国的脏腑学说密切结合，对足疗的辨证施治起到了重要的指导作用，并是足疗的重要理论基础之一。中医认为，足与脏腑之间是通过经络相连接。经络内连脏腑、外络肢节，是气血运行的通道。足部是经络循行最关键的区域之一，经络中11条经脉或络脉均循行或起始于足部，约70个穴位分布于双足上。因此，足部按摩可通过对经络、穴位的刺激，起到舒经通络、平衡脏腑功能的作用，从而有效地提高人体的正气水平、增强机体的抗邪能力，对全身各系统疾病产生广泛的治疗效果，对老年机体起到防老抗衰的作用。

神经反射学说

人体各器官在足部都有相应的反射区。器官之间相互联系、相互配合，形成协调运动的动态平衡，而神经调节是一种最主要的调节方式。所以按摩某一个反射区时，可以通过神经反射作用和相对应的部位发生联系，对相应部位的功能起到调节作用，从而达到防治疾病和保健强身的作用。

气血循环理论

足部位于人体最低的位置、距离心脏最远、血流速度最慢、血液中的代谢产物和未被利用的矿物质较容易沉积下来。所以当人体器官功能不正常或患病时，由于病理反射的影响，足部末梢循环更为不良，废物更易沉积。足部按摩可以驱除这些沉积物，使血液循环畅通，再通过血液循环将这些废物带到肾脏，最后经排泄器官排出体外。

生物全息理论

胚胎学观点认为，在受精卵分化为体细胞的过程中，DNA经历了半保留复制过程，所以体细胞也获得了与受精卵相同的一套基因，它也有发育成一个新机体的潜能。全息学说认为，每个机体都是由若干全息胚组成，人体的双足就是一个全息胚，足部每个反射区与同名的器官都有着相似的生物学特征。因此，按摩反射区可以协助诊断部分病症。当某个器官有疾病时，必然在同名反射区有所反应。所以，足部按摩可以调节和改善各器官的功能，达到治疗疾病、增强体质的功效。

足部按摩疗法的保健功能

活血祛瘀排毒

有人说，足部在人体血液循环中起的作用相当于“第二心脏”。由此可见，足部的血液循环对全身的血液循环有巨大的影响。足部按摩首先改善了肾、输尿管、膀胱等排泄器官反射区的血液循环，使得相应脏器的功能得到改善，瘀积在体内的有毒物质就可以从尿中排出。其次，足部按摩改善了肺和支气管的功能，某些积聚在体内的代谢产物可以通过呼吸功能的加强而排出体外。因此，可以说足部按摩改善了血液循环；促进了各器官的新陈代谢；增强了机体的抗病能力。

调整阴阳平衡

万物的发生和发展都要符合阴阳平衡的规律，只有阴阳平衡才能形成统一协调的整体。人的生命活动离不开阴阳的转化，疾病的发生、发展与体内的阴阳平衡失调密切相关。体内各种激素处于正常水平是保证机体各器官功能平衡协调的重要因素，通过足部有关分泌腺反射区的按摩，能调整内分泌腺的分泌功能，从而恢复其阴阳平衡状态，达到治病的目的。

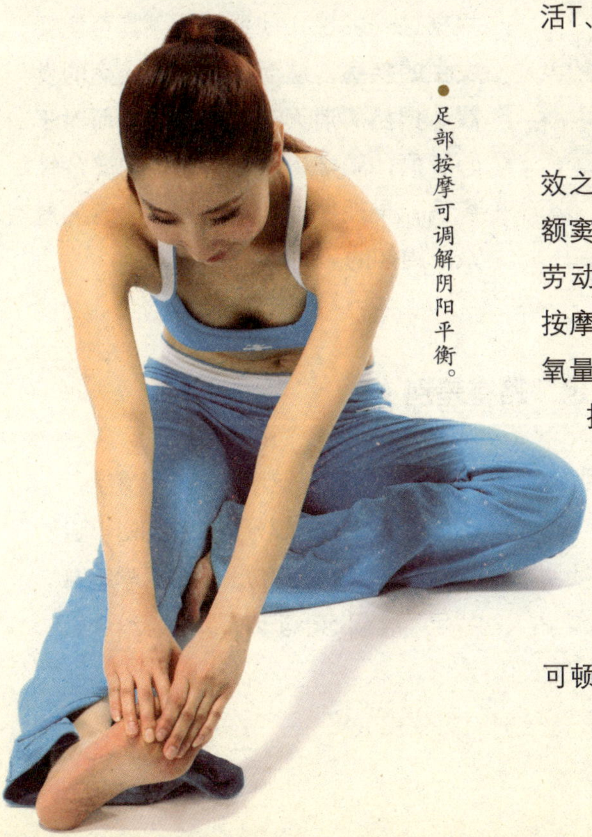

足部按摩可调解阴阳平衡。

调节脏腑功能

经络学说认为，双足通过经络系统与全身各脏腑之间密切相连，构成了足与全身的统一性。因此，脏腑功能的变化都能反映到足部上来。反之，按摩刺激足部的穴位也能对相应脏腑产生一定的影响。所以，足部按摩能够调节相应脏腑的功能，从而起到防病治病的作用。

调节免疫功能

足部按摩可以引起一系列神经生理反射，如活跃细胞、提高细胞免疫和体液免疫功能。尤其是对脾和淋巴腺等反射区的按摩，可增加血液中白细胞总数并提高吞噬细胞的活性，激活T、B淋巴细胞的免疫功能。

解疲补心

补脑提神是足部按摩最显著的功效之一。困倦之际，按摩足部大脑、额窦、脑干、垂体等反射区，对脑力劳动者解除疲劳的功效显著。因为按摩足部能促进血液循环、增加血含氧量、促进代谢、调节心律。所以常按摩心、肾上腺、血压点等反射区，对年老体弱者和心脏病患者可有补心调律之功效。

增强食欲

不思饮食之时，按摩足部片刻，可顿觉饭甜菜香、胃口大开；常按摩胃、肠、胆、胰、腹腔神经丛等反射区，可健脾助运、增加食欲。另外，腰酸腿软、夜尿频多、阳痿、早泄者常按摩肾上腺、肾、生殖腺、前列腺等反射区，可益肾壮阳、重振雄风。

畅腑通便

足部按摩对体弱多病者有“补不足”的作用，对体壮证实者却有“泻有余”的功效，因为足部按摩能调节肝脏功能，加速人体抗病排毒的能力，并能畅腑通便。腑实内热、肠道麻痹或习惯性便秘患者，经常按摩小肠、升结肠、横结肠、降结肠、乙状结肠和直肠等反射区后，可见肠蠕动明显加强，从而有腑畅便通之效。

为何通过足部变化可诊病

足部保健法之所以被世界众多国家和地区的人们重视，原因之一就是其能够令我们在早期发现疾病。人体的各器官在足部都有相应的反射区。当人的脏器有病理改变或即将患病时，在脏器的反射区就会出现疼痛、色泽改变、结节、硬块或条索状物等症状。

国外有人认为，当病变程度达到10%时，用足部诊病的方法便可发现征兆；而当人体出现自觉症状，能够被医疗仪器检测出来时，病变程度已达70%。如胃出血患者，当患者尚无严重病症出血时，在足部胃反射区就可出现出血点；高血压患者在出现脑溢血前，足部额窦区就已呈现像磨破的血丝充血现象；脑痴呆的患者，在发病的几年前双脚的大拇指会呈三角形、脑部反射区会有阳性物及皱缩，并伴有肌肉变薄等现象。根据这一发现，就可以预测其可能要发生的疾病，从而设法阻断疾病的发展，把疾病消灭在萌芽状态。而对于心脏病、脑卒中、癌症这样的高危性疾病，早期发现、早期治疗的意义是众所周知的。

古代的“足”与今天的“足”略有差别

“足”在中国古人那里远比现在所指的范围要大。由于这个字是象形文字，我们不难发现，上边那个“口”字很像我们的膝，而下边的部分则像我们由小腿延伸到脚趾的部分，可见古代的“足”指的是从膝到脚趾的部位。现代医学所说的“足”通常是指踝以下部分，较之古人的“足”，领地小了许多，这也给今天的足疗提供了偷懒的借口，即把足疗变成脚疗。

足部解析

足部骨骼与关节

足部骨骼

人有双足，每足有骨骼26块，包括跗骨、跖骨和趾骨三部分。

跗骨

属于短骨。每足有跗骨7块，分布于近侧与远侧两排。足跗骨较粗大而且契合紧密。近侧跗骨包括跟骨、距骨和足舟骨。跟骨在后下方，其后端隆突为跟骨结节。距骨在跟骨的上方，跟骨的前方接骰骨，距骨前方接足舟骨。远侧跗骨由内向外依次为内侧楔骨（第一楔骨）、中间楔骨（第二楔骨）、外侧楔骨（第三楔骨）和骰骨。各跗骨的相邻面都有关节面相关节。距骨上方的距骨滑车与胫、腓骨的下端相关节。

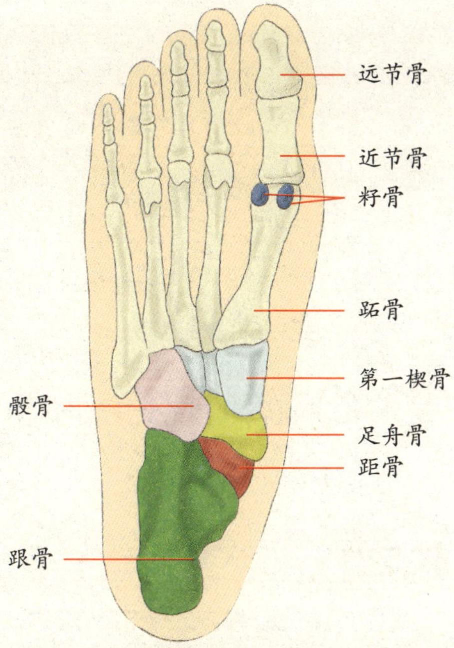

脚掌构造图

跖骨

属于长骨。每足有跖骨5块，由内侧向外依次为第1、2、3、4、5跖骨，构成足掌跖部的前半部。跖骨分近端、远端、足背跖和掌跖面。跖骨分头、体、底三部分，第1、2、3跖骨底与楔骨相关节，第4、5跖骨底与骰骨相关节。跖骨头与趾骨相关节。第5跖骨底外侧分突向后，称为第5跖骨粗隆，是很重要的体表标志。

趾骨

属于长骨。每足有趾骨14块，比跖骨短小，其数目、命名与跖骨相同。趾骨分近端、远端。其中，足拇指有远节和近节之分，其余各趾均为3节，分远节、中节、近节。

足部关节

包括距小腿（踝）关节、跗骨间关节、跗跖关节、跖骨间关节、跖趾关节和趾骨间关节。

距小腿关节

又名踝关节。含胫、腓骨的下端踝关节面与距骨滑车构成。其特点是关节囊前、后壁薄而松弛，由三角韧带、距腓前后韧带及跟腓韧带组成。

踝关节在冠状轴上可做背屈和跖屈的运动。当跖屈时，距骨滑车较窄的后部进入较宽大的关节窝，故可以在矢状轴上做轻微的收、展运动。

跗骨间关节

跗骨间的连接比较复杂，包括距下关节、距跟舟关节、跟骰关节等。跗骨间关节主要可以做足内翻和足外翻运动。

跗跖关节

由前列4块跗骨和5块跖骨的底构成的关节，活动甚微。

跖骨间关节

位于各跖骨底相邻面之间，连接紧密，活动甚微。

跖趾关节

由跖骨头与近节趾骨底构成，可做轻微的屈、伸、收、展运动。屈为跖屈，伸为背伸，收为向第2趾靠拢，展为离开第2趾。

趾骨间关节

相邻趾骨间的关节，只能做简单的屈伸运动。

足弓

跗骨和跖骨借足底韧带和肌肉的牵拉，形成一个凸向上的弓，称为足弓。足弓可以分为前后方向的足纵弓和内外方向的足横弓。足纵弓比较明显，又可分为内侧和外侧两个弓。

当站立时，足骨仅以跟骨结节和第1、5跖骨头三点着地。足弓具有弹性，可以在跳跃和行走时缓冲振动，同时还有保护足底血管、神经免受压迫的作用。

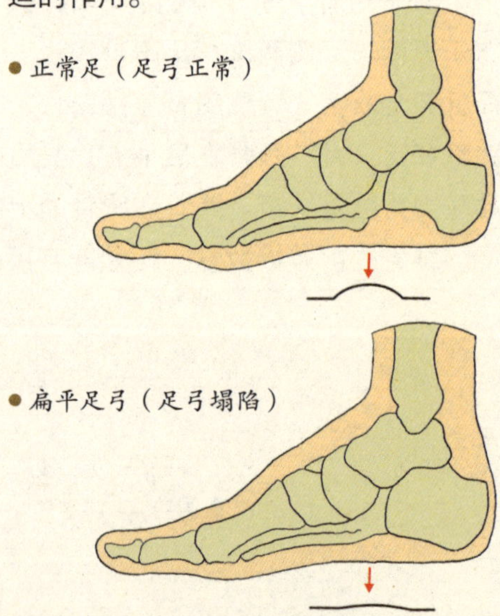

足弓的两种形态

足部血管与神经的分布结构

人脚上分布着大量的血管和神经。

足背

足背面的肌肉由外至内分别为趾长屈肌、拇长屈肌及胫骨前肌。前两者之间可以扪及搏动的足背动脉，内踝前方有大隐静脉经过。

足背的皮肤比较薄，浅筋膜较疏松，浅静脉及皮神经等穿行其内，下肢水肿时，足背显现较早。其中，浅静脉有足背静脉弓及其属支，静脉弓位于足背远侧，此弓内、外侧端向后分别与大、小隐静脉续接。

足背的神经分别为内侧的隐神经和外侧的腓肠神经，两者之间分布着腓浅神经至足背的皮支。

足踝后区

上界为内、外踝基部后面的连线；下界为足跟下缘；中线深面有跟腱附于跟结节。跟腱与内、外踝之间各有一浅沟，内侧浅沟深部有小腿屈肌腱及小腱后区血管、神经穿入足底；外侧浅沟内有小隐静脉、腓肠神经及腓骨长、短肌腱通过。

足底

足底皮肤厚、致密而坚韧，尤以足跟、足外侧缘、足拇指基底部更厚，又因这些部位是身体重力的支持点，故容易因摩擦增厚而形成胼胝（趼子）。

浅筋膜内致密的纤维束将皮肤与足底深筋膜紧密相连。足底深筋膜分浅、深两层。浅层覆盖于足底肌表面，其两侧较薄，相当于手掌鱼际和小鱼际部位的深筋膜，中间部较厚，称跖腱膜（又称足底腱膜），相当于手掌的掌腱膜。深层覆盖于骨间肌的跖侧，又称骨间跖侧筋膜。

胫后动脉及胫神经穿过踝管至足底，随即分为足底内、外侧动脉和足底内、外侧神经。

足底内、外动脉较细小，伴同名静脉和神经沿足底内侧缘前行，分布于邻近组织，末端与第1、2、3跖足底动脉吻合。

其中，足底外侧动脉较粗，伴同名静脉、神经斜向前，穿过趾短屈肌的深面，至足底外侧缘前行，分支分布于邻近组织，终支向内弯行至第1趾骨间隙处，与足背动脉的足底深支吻合，呈足底弓，再由足底弓发出4个跖足底动脉分布于各趾。

足底内侧神经支配足底内侧部的肌肉、关节、足底内侧半及内侧3个半趾底面的皮肤。

足底外侧神经支配足底外侧部的肌肉、关节、足底外侧半及外侧1个半趾底面的皮肤。

关于足部皮肤

覆盖于脚的皮肤，也和全身的皮肤一样有着保护肢体、调节体温、排泄废物和感受刺激的作用。

足部皮肤的结构

皮肤的构造可分为表皮、真皮和皮下组织层。表皮层在最外层，能防止细菌侵入机体。真皮层在表皮层下面，内有汗腺、皮脂腺、毛根等皮肤的衍化物以及血管淋巴管、神经末梢等。皮下组织在最下层，与肌肉脂肪等组织相连。脚趾上的趾甲是由表皮层角质化后形成的坚硬、致密、透明的物质。

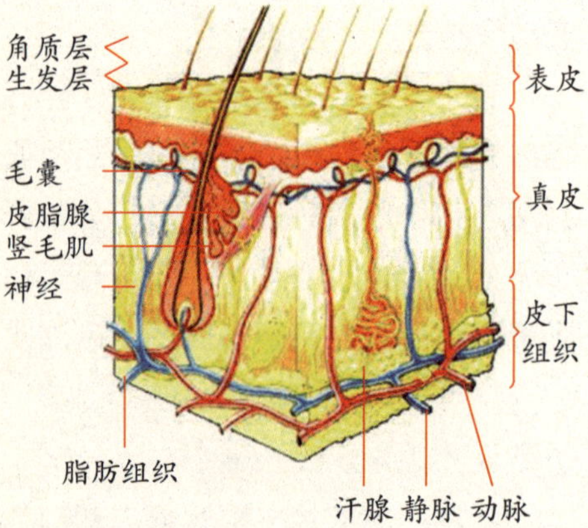

皮肤结构图

双足也会呼吸

脚的皮肤同样能进行呼吸，不仅会不断排出二氧化碳，并且随着周围环境温度的增加，二氧化碳的排放量也会增加。如果把脚装在不透气的塑料袋子中，脚同样会有憋气的感觉。所以在选择鞋的材料时，应该注意其透气性。

双足也会发汗

脚在运动后会发热出汗。汗液的分泌是通过汗腺向外排泄的，所以出汗的多少，除了与运动量的大小有关之外，还与汗腺的分布有关。其中，脚心和跖趾关节部位的汗腺分布密度大，为易出汗的区域。另外，汗液中含有一些有机物，在细菌作用下很容易分解。分解后的产物呈酸性，如不及早清除，会对皮肤产生刺激作用，并产生难闻的气味。并且，汗液如果在鞋内排不出去，脚底便会有滑腻的感觉。所以在选择鞋子材料时，还应注意其吸湿性能。脚的皮肤也能蒸发水分，水以水蒸气的形式自体内散出。所以在选择鞋子材料时也应注意到鞋子的透水性能。

双足温度低于人体其他部位

在正常情况下，人体通过神经系统的支配，一方面产生热量，另一方面又把多余的热量通过皮肤排出体外，以保持人体的正常体温。足部也是如此。

人体正常温度在36.5℃左右，前额的温度基本上是人体的平均体温；体表的温度约低于口腔内的温度；脚皮肤的温度则更低。脚在外界的温度一般都为20～32℃。

一旦脚处于10℃以下的湿冷环境中，就会被冻伤。因此在选择冬季穿用的拖鞋、靴子时，要注意鞋子材料的保暖性；而在选择夏季穿用的凉鞋时，要注意鞋子材料的散热性和隔热性。

盘点足部按摩法

足部按摩前后应进行基本活动

足部按摩前后的放松整理活动与足部按摩治疗有相同作用。针对足部26块骨所有的关节（33节）、韧带（107条）、肌肉（19条）、动脉和静脉（25条）、经腓神经（3条）、经络（6条）、穴位（66个）及足反射区（60多个），运用不同手法技巧，通过刺激神经反射区，启动机体自我调节和自我修复功能，达到通经活络、气血流畅、协调脏腑、平衡阴阳的目的，从而改善末梢神经血液循环，起到全身放松、消除疲劳的作用，给患者一种轻松、舒适及关怀、亲切感，有助于提高足部按摩的治疗效果。

足部按摩前的放松法

◎**足趾摇摆法：**一手按于脚背腕部，一手握住足趾，使脚趾尖做由内向外的画圈旋转动作各10次。此动作可解除足趾关节、韧带及肌肉的紧张、消除疲劳（图①）。

◎**双手掌搓揉法：**两手掌心相对，分别置于足部的内、外两侧，来回快速搓揉10次。可以使内侧足弓神经系统和外侧运动系统受到轻柔刺激（图②）。

◎**双手推按法：**两手掌相对用力，一手从下向上托住脚踝，一手掌心覆盖在足底，朝脚腕处推按10次。这可以使足部感到温热，以促进血液循环（图③）。

◎**双手推握法：**两手四指相对紧贴小腿，两手拇指分别按压内外坐骨神经反射区，取向足心方向自下而上推握到膝下6次。该按摩手法能使小腿感到轻松和舒适，有利于消除小腿肌肉的疲劳不适。

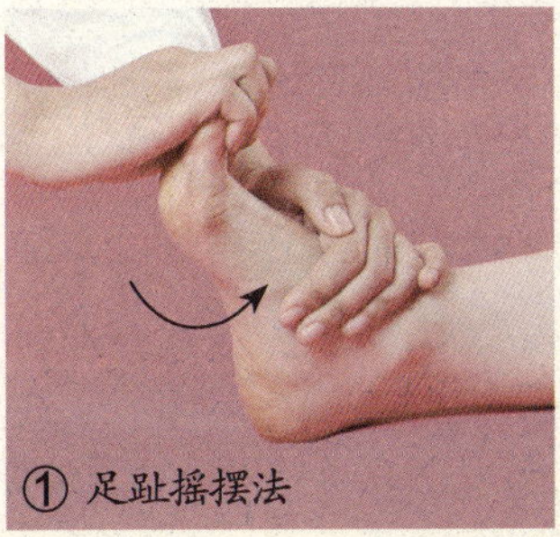
① 足趾摇摆法

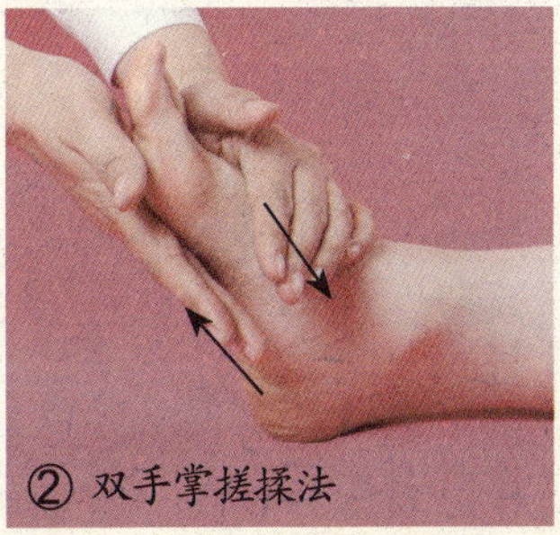
② 双手掌搓揉法

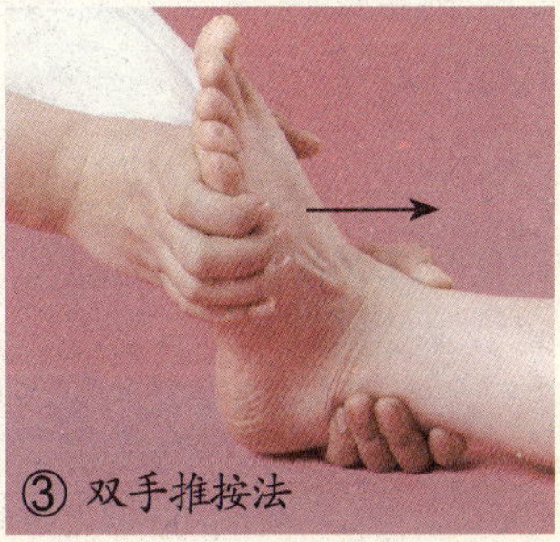
③ 双手推按法

总之，通过上述四种放松活动手法，不仅能使患者得到休息、放松全身、消除疲劳；同时还能给患者温暖、舒适、亲切的感觉，从而调整其心理平衡，使其有战胜疾病的信心，从而为开始按摩做了很好的准备，有利于提高按摩的疗效。

足部按摩后的整理法

◎**捻趾法：**五指对捏成“蛇头”形，再捏住趾端肉球，相对捻揉趾端，每趾捻揉1~2次。可以起到清醒头脑的作用（图④）。

◎**双指钳夹法：**用食指、中指夹住趾部，垂直用力从趾根牵拉滑动后放开，可听到清脆响声，每趾做1~2次。可消除关节、肌肉的紧张，减轻肌肉的酸痛、胀满等不适（图⑤）。

◎**足趾旋转法：**一手五指握足趾，另一手托住足跟，由内向外旋转50~60次。这可起到放松足部肌肉、消除疲劳的作用（图⑥）。

◎**双手拇指推按法：**两手拇指置于足背上，其余四指握住足底，然后用双手拇指前后推按足背4~5次。这有协调各系统、促进其良性循环的作用（图⑦）。

◎**手指捏按抖动法：**一手握住足踝，另一手掌心覆于足心，拇指和其余四指分别置于足背的两侧，用力捏按足背两侧4~5次；再牵拉抖动足部2~3次。这可使整个腿部放松，并促进其静脉回流（图⑧）。

◎**双手拇指推压法：**双手握住整个足底，用两手拇指用力推压足底，从上至下反复操作4~6次。这可使小腿放松，并放松小腿肌肉（图⑨）。

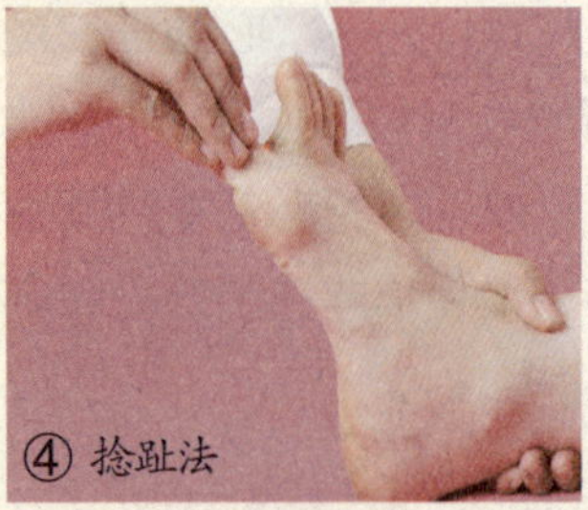
④ 捻趾法

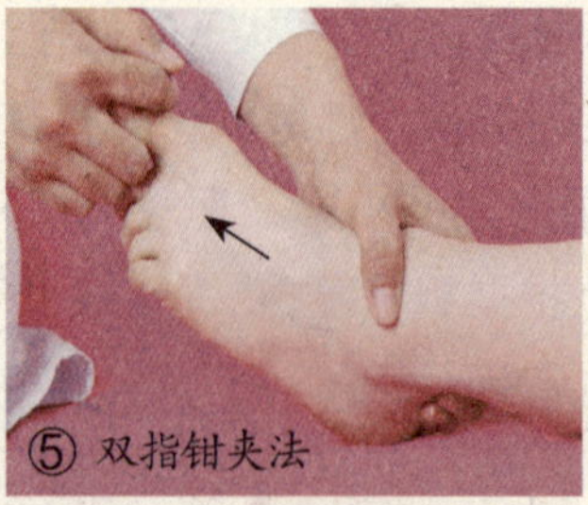
⑤ 双指钳夹法

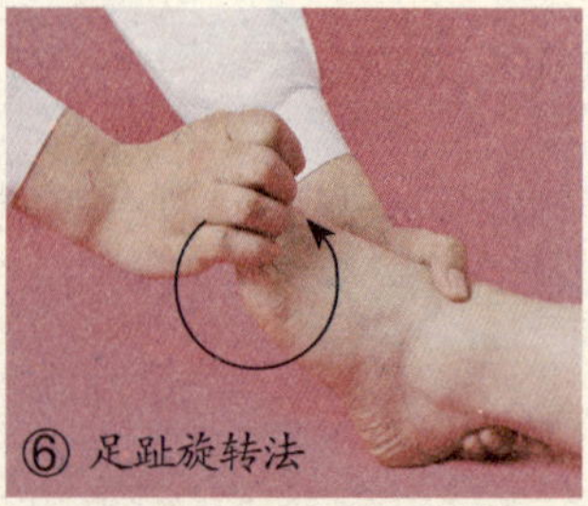
⑥ 足趾旋转法

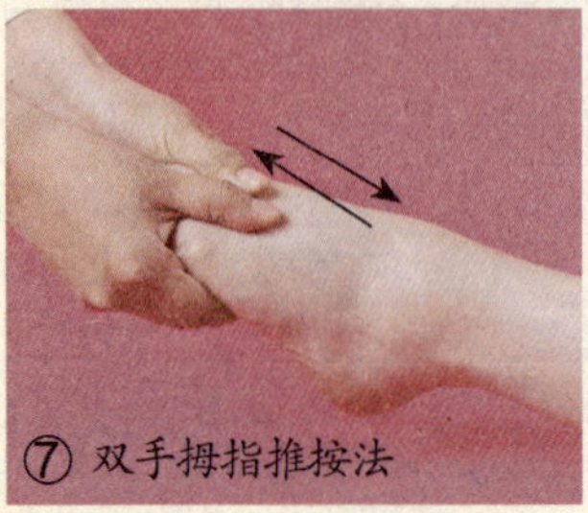
⑦ 双手拇指推按法

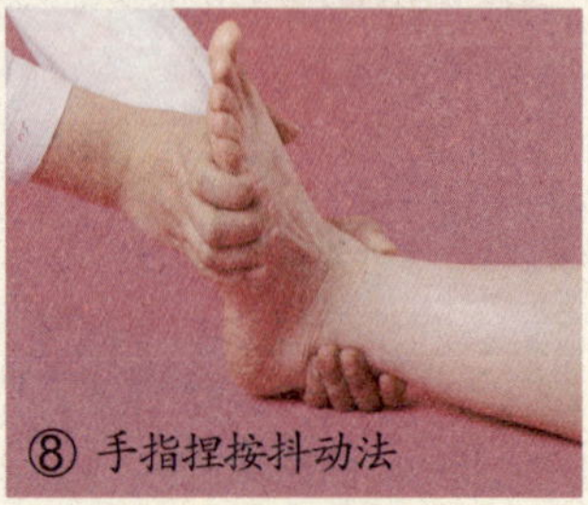
⑧ 手指捏按抖动法

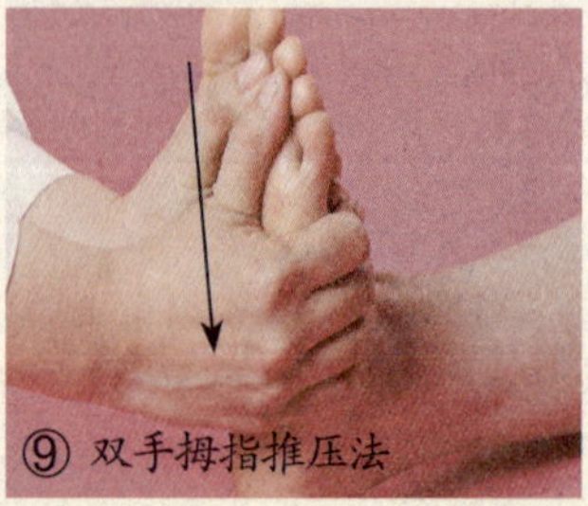
⑨ 双手拇指推压法

总之，放松整理活动运用了中医辨证施治、标本兼治、治疗求本的原则，与按摩治疗有着相同的作用。

足部按摩的基本手法与技巧

足反射区疗法的基本手法，继承了我国推拿学的操作手法，两者有相似之处。但是，足反射区疗法仅着力于足部，而足部的面积比躯干、头颈以及四肢的肩、臂、髋、股等部位的面积小，故有所不同。

足部按摩手法的主要特点是给按摩区域以持久、有力、均匀、柔和的刺激，以达到平衡阴阳、调整脏腑等目的。常用的手法有以下几种。

推法

方法 “推而行之”谓之推。用单指、多指、掌根及大小鱼际等着力部紧贴于足的施力部位皮肤后，做单方向直线移动或弧形推进。包括指端推法、指腹推法、指侧推法、指关节推法。一般多采用拇指推法。

◎**指端推法：**着力点是手指的顶端，一般用大拇指。拇指远端指节垂直于接触面用力向前推进。主要用于颈项、膈及横膈膜等反射区（图⑩）。

◎**指腹推法：**着力点是指腹。主要用于肩胛、前列腺（子宫）、胸椎等反射区。

◎**指侧推法：**着力点是指节的桡侧。一般应用于跖骨间狭窄而深凹的部位，也可用于甲状腺区纵段、胸部淋巴结等反射区。

◎**指关节推法：**常用食指，着力点是其第1指间关节。多用于肺、小肠等反射区。

技巧 操作时指掌紧贴体表，用力稳健，速度缓慢均匀，应沿骨骼走向施行，且在同一层次上推动。

适用区域 适合于多个相距很近且需要同时或一起按摩的穴位或反射区。

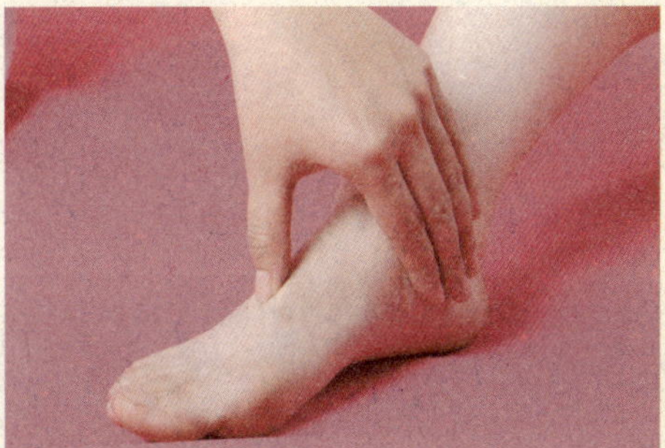

⑩ 指端推法

食指单勾法（点法）

方法 与推法相似，但施力部位较小、力度较强，用于面积小的区域。将食指弯曲，拇指轻靠于食指末节，给食指以向上的力量，保持食指指骨同手掌、前臂、上臂成一条直线，以便于固定着力点，同时可省力。

◎**节点法：**食指屈曲，以第1指间关节为着力点，垂直点压。多用于肾上腺、垂体、脾等反射区（图⑪）。

技巧 用力要均匀、渗透，使刺激持久。食指关节按压时，压1次提起1次，有利于解除压力。有些带状反射区，可先用力压下，待患者感到疼痛后，再慢慢移动。以患者能耐受为度。

适用区域 此法适用于足底部、足内侧面、足外侧面和足背的穴位及反射区，包括小脑和脑干、额窦、眼、耳、斜方肌、肺、胃、十二指肠、胰脏、肝脏、胆囊、肾上腺、肾脏、输尿管、腹腔神经丛、大肠、小肠、心、脾区等反射区。

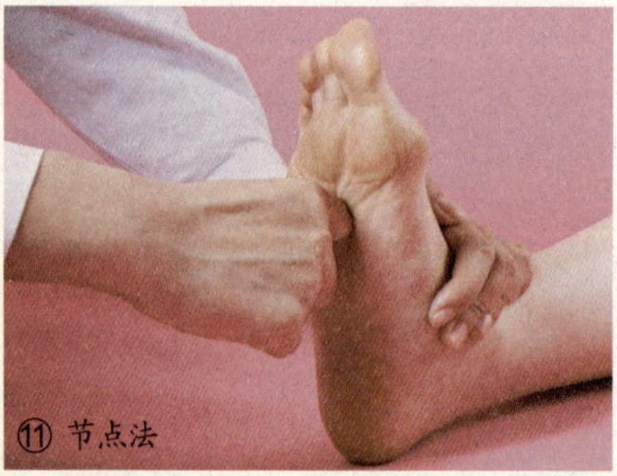

⑪ 节点法

拇指尖施压法（按法）

方法 “按而留之”谓之按。拇指关节固定于足的施力部位后，在足部皮肤上弯曲成直角，着力点在偏离指甲尖端中央2～3毫米处，垂直用力按压，用力先轻后重，不在局部皮肤表面移动（图⑫）。待达到所需力度时，持续一定的时间，以酸胀为度，逐渐减掉按压之力，手指放松，手指伸直与患者皮肤平行，这样，一个动作就完成了。减力时着力点仍应紧贴施力部位，呈垂直方向，不脱离皮肤表面。按法分指腹按法、指关节按法。

◎**指腹按法：**着力点是指腹，一般用拇指。用于腹股沟、内外侧肋骨等反射区。

◎**指关节按法：**着力点是第1指间关节，常用食指。手指屈曲，用于盲肠、肛门等反射区。

技巧 手指不要离开皮肤，每做完一个动作，拇指就稍前进几毫米，不要后退，也不要左右移动。动作要不间断、有节律、轻柔。拇指按压足底时，其余四个手指置于足背上；拇指按压足背时，其余四个手指置于足底上。久用此法，由于拇指经常处于紧张状态，易患腱鞘炎。因此，可与其他手法交替使用。

适用区域 此法初学者常用，可用于足部各个穴位和反射区。

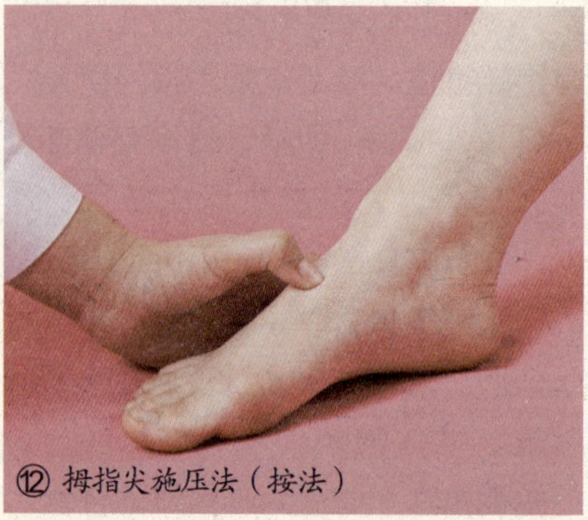

⑫ 拇指尖施压法（按法）

揉法

方法 手指或手掌大小鱼际或掌根部吸定于施力部位后，不在皮肤表面移动和摩擦，通过腕关节轻轻摆动或做小幅度的顺时针或逆时针的环旋转动，带动施力部位的皮下组织做缓和的回旋揉动。

◎**指揉法：**以手指螺纹面吸定于穴位或反射区上，腕部放松，以肘部为支点，前臂做主动摆动，带动腕部和手指做轻柔和缓的摆动或旋转，将力量通过手指达到所揉部位（图⑬）。

◎**掌揉法：**以手掌大小鱼际或掌根吸定于穴位或反射区上，操作方法同指揉法一致。

技巧 动作要连续，力度由小逐渐增大，再由大逐渐减小，均匀、持续而轻柔地旋转回环，动作宜轻宜缓，并避免触打或跳跃。

适用区域 此法适用于按摩区域较大的部位，如内外侧肋骨、扁桃体、胸部淋巴结、内耳迷路、足外侧部生殖器、足内侧部子宫或前列腺等反射区。

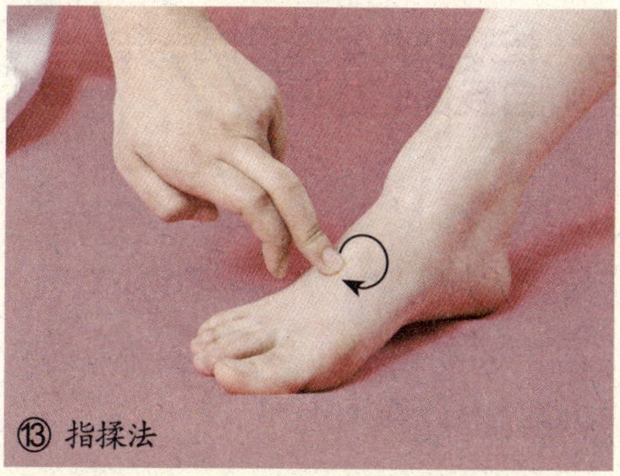

⑬ 指揉法

叩法

方法 常用食指叩法和撮指叩法。食指叩法是拇指与食指指腹相对，中指指腹放在食指指甲上，三指合并捏紧，食指指端略突出，利用腕力上下动作使食指指端进行点叩。撮指叩法是手指微屈，五指端捏在一起，形如梅花状，利用腕部弹力上下动作使指端进行点叩（图⑭）。

技巧 应以腕部为支点，且用力要均匀。

适用区域 食指叩法适用于足部各个穴位和反射区；撮指叩法适用于足部肌肉少的穴位和反射区。另外，足跟痛用叩法疗效较好。

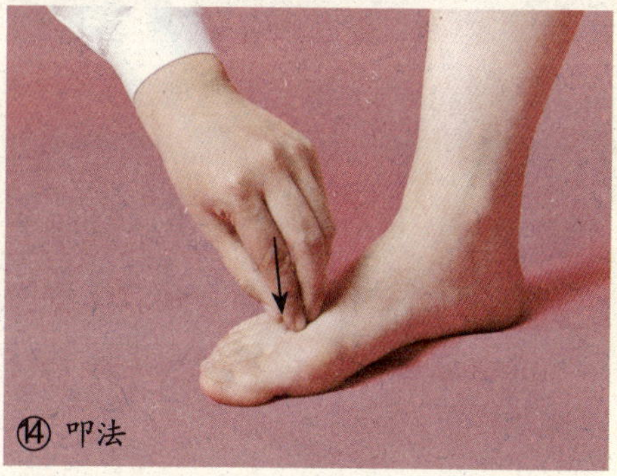

⑭ 叩法

擦法

方法 用单指或手掌大小鱼际或掌根部附着于足部，紧贴皮肤进行往复、快速的直线运动（图⑮）。

技巧 腕关节应自然伸直，指擦的指端可微微下按，以肩关节为支点，上臂主动带动指掌做往返直线移动。亦可视部位不同分别以腕部、指掌关节及指间关节为轴施行。着力不滞，迅速往复，以出现温热感为佳。一般常用于开始治疗或足底操作时。

适用区域 此法适用于按摩区域较大的部位，如胸部淋巴结、内耳迷路、足外侧部生殖器、足内侧部子宫或前列腺区等反射区。

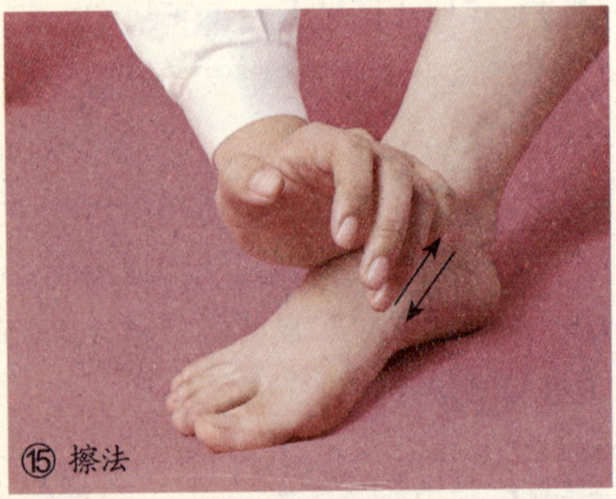

⑮ 擦法

捏法

方法 主要是用拇指和食指，一个置于施力部位，另一个置于施力部位的相对面，两者相对用力进行挤压捏揉（图⑯）。

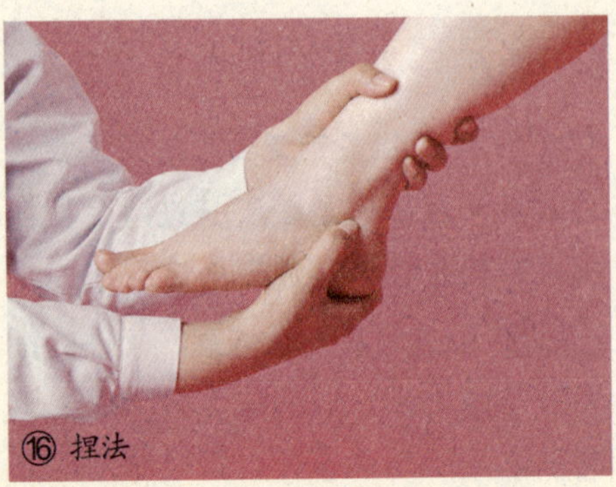

⑯ 捏法

技巧 着力点为食指和拇指的指端或指腹，操作时两者同时相对用力。在做相对用力挤压动作时要循序渐进，均匀而有节律。

适用区域 此法非常适合用于按摩耳、眼等反射区。

踩法

方法 主要将双足足跟踩踏于施力部位上，再略微上下挤压（图⑰）。

技巧 踩踏过程中，按摩者应注意平衡重心，且不宜将身体重量全部施力于按摩者的脚掌，以免用力过大。

适用区域 适用于脚掌或脚趾等。

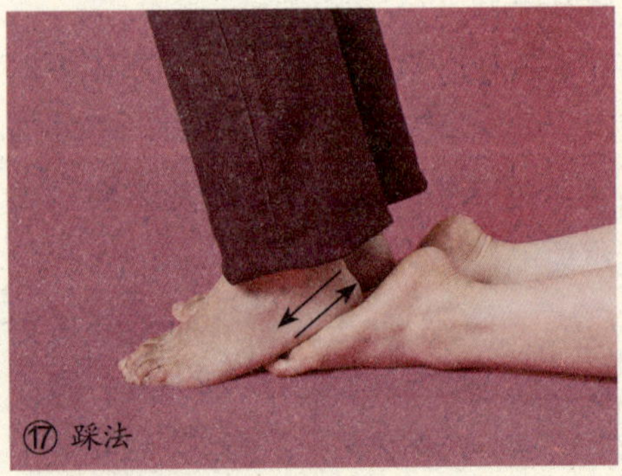

⑰ 踩法

按摩幼儿足部可提高其自我保健意识

在幼儿午睡前10分钟对其进行一下足部按摩活动，还可以让小朋友学会自我按摩，能有效地培养幼儿的自我保健意识。

按摩时不能忽视的细节

保证个人及环境卫生良好

◎室内必须避风、避强光、避免声音刺激。保持室内空气清新、光线充足、干净整洁，再播放一些轻松的音乐，会使人心情舒畅。

◎按摩者要养成经常洗手、修剪指甲的习惯，避免指甲内藏污垢，造成细菌感染。而且，指甲不宜太短或太长，太长会刮伤对方，太短会在按摩时拉扯到指甲肉，使自己感到不舒服。按摩者最好涂上护手霜或乳液再进行按摩，以便保持手指的润滑，从而保护双方的皮肤。此外，还应保持手的温度且手上不戴任何饰物。

◎清洁被按摩者的双脚。长期接受足疗或角质层较厚的人，痛觉会迟钝，可在按摩前用温盐水浸泡半小时，以增强痛觉敏感度，并软化角质层，从而使治疗效果明显提高。

◎在按摩前修剪被按摩者趾甲，这样可以避免在足部按摩时，由于被按摩者趾甲过长划破按摩者的皮肤。

◎铺好按摩巾，主要使用垫足、垫手和包足以保温。在按摩足趾时也可用按摩巾包裹，以利于施力。

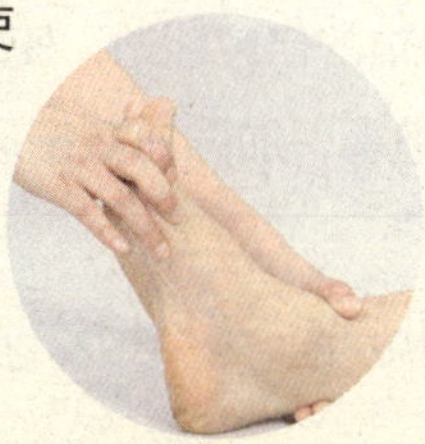

按摩时有哪些禁忌证

由于各脏腑器官在足部都有各自的反射区，所以脏腑功能失调时在足部都会有异常表现。比如相应的反射区会对疼痛很敏感或局部有皮下颗粒等症状。虽然通过手法按摩可以调节相应的脏腑功能，减轻病症，但是，这些异常表现只能让我们初步了解到自己身体的健康状况，不能以此就武断地给疾病下定论，以免误诊和延误病情。对于治疗某种病症而言，足反射疗法只是一种辅助手段，可以增强其他疗法的效果，以缩短病程、加速康复过程。

人的机体对任何刺激都有一定的耐受能力，过量之后往往会适得其反。首先，按摩过度，人体的关节、韧带、软组织容易受到伤害。其次，过度按摩会抑制人体本身的活力和抵抗力。足部反射区疗法是自然疗法，对人体无不良反应，但有些禁忌手法必须事先了解清楚，以免发生意外。

◎妊娠及月经期的女性因为足部按摩可能会刺激到女性的性腺反射区，从而影响女性本身及胎儿的健康。女性妊娠3个月以内做足部按摩，容易导致流产；3个月以后可以通过足部按

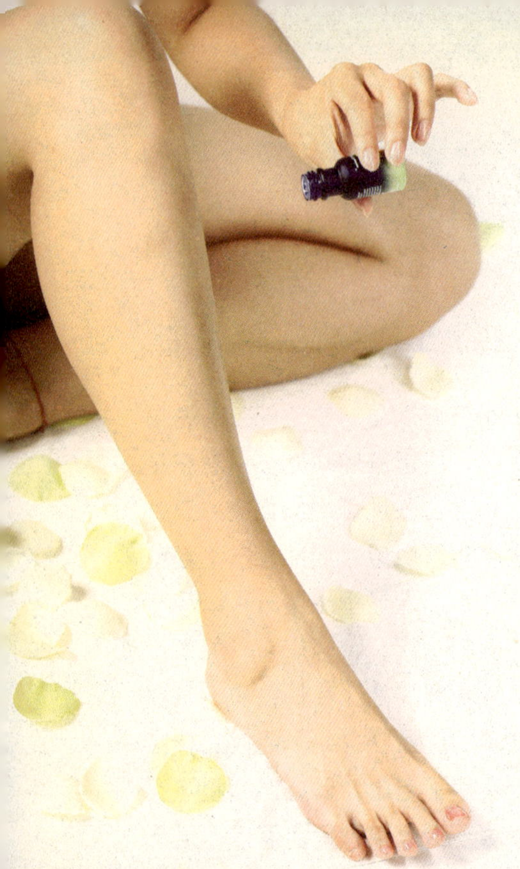

按摩前适量涂些精油有助于减少磨擦，保护皮肤。

摩来缓解身体水肿，改善血液循环，但是手法一定要轻；女性在月经期间，最好不要进行足部按摩，因为可能会增加经量，延长经期。

◎患有各种严重出血病患者，如咯血、吐血、便血、脑出血、胃出血、子宫出血、血小板减少性紫癜及其他内脏出血等，不宜进行足部按摩，因为按摩可能会加重或导致局部组织内出血。

◎肾衰竭、心力衰竭、心肌梗死、肝坏死等各种危重患者，由于病情很不稳定， 对足部反射区的刺激可能会引起强烈反应，使病情恶化。急性心肌梗死、肾衰竭等特别病症须经医师诊

足部按摩退烧法

发热是小儿常见的临床症状，可由多种疾病引起。发热可分为低热（38℃左右）及高热（39℃以上）。按热型不同，高热又分为持续热（每日升降差不大于1℃）、弛张热（38～40℃，每日升降温差大于1℃）、间歇热（间隔1～2天发热1次）、不规则热。足部按摩可快速退热，具体介绍如下。

◎足部诊查所见：凡是有病的脏器组织在足部都有其对应区域，按压时均有疼痛（表现为孩子蹬脚）。一般是咽喉、扁桃体（在足底甲状腺反射区转弯处）、支气管和上身淋巴反射区都有突出异常的敏感反应。

◎按摩方法：采取全足按摩，并重点加强部分穴位或反射区的按摩，以对身体进行全面调整和加强刺激病区，从而调动机体的自愈能力，使之恢复正常功能。

◎按摩功效：通过按摩，排除各通道的阻塞，加强血液循环，提高肝净血、肾排毒的能力，以彻底清除病毒。

◎按摩时间：一般20～40分钟，一般幼儿只需按5～10分钟即可。

断后方可施行。

◎一些患有急性的传染病、急性中毒、外科急症的患者，如骨折、烧伤、穿孔、大出血等，都不应做足部按摩。足部骨折患者一定要注意，要到医院检查，搞清楚骨折部位以及受损程度，不要随便接受足部按摩。

◎酒醉后、饥饿、极度疲劳以及正处于大怒、大悲、大喜或精神紧张而不能配合者，不宜进行足部按摩。

◎患有传染病和足部皮肤有创伤及病变的患者，如足部有外伤、水疱、疥疮、化脓、溃疡、水肿及较重的静脉曲张的患者，不宜进行足部按摩。

◎重度高血压患者应避免做易引起剧烈疼痛的足部按摩，以免因疼痛而使血压急剧升高。

◎对溃疡患者进行按摩时，如果用力过大，会使溃疡面积扩大；血栓患者若按摩不当，会造成血栓脱落，脱落的血栓一旦栓塞某些重要脏器，则会威胁生命。

◎老年人如有局部疼痛，则应先确定是否患有骨质疏松，以免按摩时造成骨折；年老体弱以及身体虚弱者，不宜轻易进行足部按摩。

◎恶性肿瘤患者在手术前不要做足部按摩，因为足部按摩会造成癌细胞的扩散。

适宜足部按摩的病症

足部反射区按摩的主要作用是调节人体内部的功能。因此它对于各种功能性疾病的疗效比较显著。患有以下病症者适宜进行足部按摩。

◎**神经系统疾病**。如神经痛、神经麻痹、瘫痪、癫痫、头痛、失眠及神经官能症等。

◎**内分泌系统及免疫系统疾病**。如甲状腺功能亢进或减退、垂体功能失常造成的发育障碍或肥胖症；甲状旁腺机能减退引起的缺钙、抽筋等各种过敏症等。

◎**消化功能及新陈代谢失调**。如食欲不振、打呃、反酸、呕吐、腹泻、腹胀、便秘、胃肠功能紊乱、糖尿病等。

◎**呼吸系统疾病**。如感冒、肺气肿等。

◎泌尿系统疾病。如尿频、尿失禁、遗尿、尿闭、肾脏功能不良等。

◎**生殖系统及妇科疾病**。如不孕、月经不调、阳痿、前列腺肥大、更年期综合征等。

◎**感觉器官疾病**。如近视、耳鸣、重听、晕车、晕船等。

◎**循环系统疾病**。如心脏功能不正常、心律不齐、高血压、低血压、贫血等。

◎**运动器官疾病**。如骨刺、软组织损伤、关节炎、痉挛等。

另外，足部反射区按摩在下列情

况下更能显示出它的作用。

◎由于对药物过敏或者产生抗药性，不能打针、吃药进行治疗或者治疗无效；或者应采取手术治疗，但由于某种原因不能进行手术时，足部反射区按摩可以成为一种替代疗法或补充疗法。

◎对某些目前医学上还缺乏有效治疗方法的病症，不妨采取足部反射区按摩，以调整全身功能，从而增强机体抗病能力。

◎在旅途中，尤其在穷乡僻壤和边远地区，亦或在缺医少药的情况下，足部反射区按摩更有其用武之地。

足部按摩也有局限性

足部反射区按摩在治疗疾病方面也有其局限性，如对于由细菌、病毒感染引起的病症及寄生虫病、毒蛇毒虫咬伤及各种中毒等，特别是其中的急性传染病和急性中毒，采取足部反射区按摩好比远水救不了近火，基本不能解决问题。必须先采用药物或其他方法遏制住病势发展，再将足部反射区按摩作为一种辅助手段或调理康复手段进行治疗。另外，对于由环境理化因子、饮食生活习惯造成的病症，采用足部反射区按摩固然可以健全机体，调整由外来干扰所引起的内部失衡，加强适应能力。但如果环境致病因子不除、饮食生活的恶习不改（如酗酒、抽烟等），则病因犹在，势必反复发作，不能根本解决问题。

足部按摩的顺序有讲究

足部按摩要有顺序，以免在进行全足按摩时出现遗漏。完整的区域性连续按摩通常从头部的反射区开始，因为中枢神经控制着全身各器官组织的机能，而头就是神经系统的最高级综合中枢。肢体的动作、内脏的感觉和许多精神功能活动，都由脑部来管理。同时要突出重点反射区，并且要精确地找到不同反射区的具体位置。

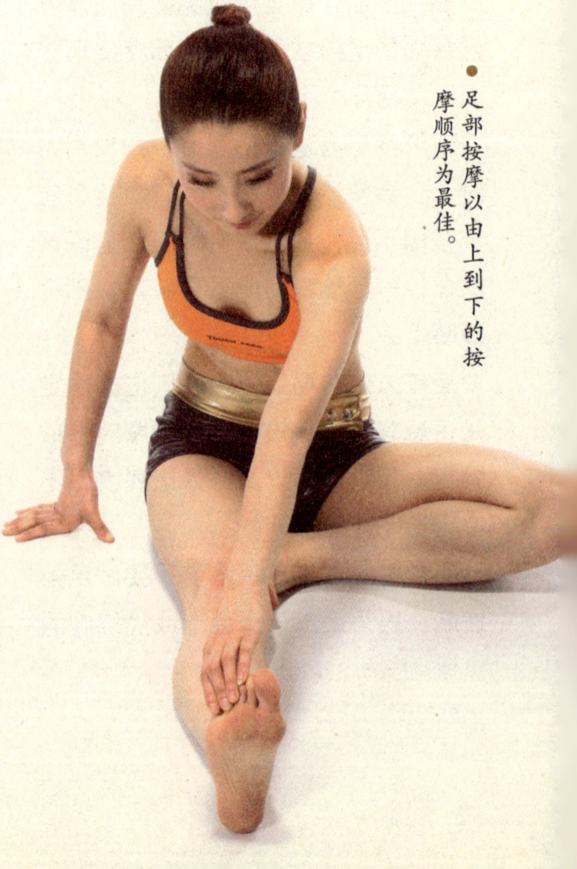

●足部按摩以由上到下的按摩顺序为最佳。

以腹腔神经丛为例，通常位置在双足掌中心，宽度范围约在第2、3、4跖趾关节之间，但是也有人这个部位的宽度在第2、3跖趾关节之间。有的人按摩第2、3跖趾关节之间就有反应，有的人要按到第4跖趾关节范围才有反应。其效果因人而异，操作技巧也有所差异。

按摩前，每一个按摩者都应该就被按摩者的身体状况做一个全盘的估计，然后再实施按摩效果会更好。而且，各反射区的有效范围也不同。所以在按摩大范围的器官时，应从前后、左右、上下、深浅的角度来了解反射区位置。如果按摩这些位置都有反应，那就把整个区域都划为一个反射区，被按摩者就能在该区找到对自己有效的刺激反应点。

一般的顺序是：先按摩左足再按摩右足，具体的操作方法是从上而下、由内而外。即先按摩足内侧，再依次按摩足背、足外侧、足底，然后依据当时个体所表现出来的病理现象，加强对一些特别的反射区做重点按摩。

最后再以手掌在足内侧由脚踝往脚趾轻轻抚摩3～5次；在足外侧由脚趾往脚跟抚摩数次，至有顺气的效果。按摩足底的具体方向应尽可能自远而近，这样有利于促进血液和淋巴的回流。一般先从足中央的腹腔神经丛与肾上腺反射区开始，按摩周围相关反射区3～5分钟后，让足底按摩更容易进行。其作用是使腹腔神经舒缓，避免紧张造成的压力，并舒缓情绪，使得足底按摩获得最好的享受；而肾上腺可增强免疫功能，具有消炎止痛的作用，能够缩短病程，提高效率。每足需15～25分钟（特殊情况除外），所以每次按摩一般为30～50分钟。

按摩的时间与次数有门道

足部按摩最好选择在晚上睡觉前操作，这样有利于睡眠。饭前、饭后30分钟内皆不宜进行足疗，因为饭前做足部按摩会抑制胃液分泌，对消化不利；饭后立即做足部按摩会造成胃肠的血容量减少，抑制消化。

按摩各反射区的次数与时间，要因人而异，应考虑到个人的体质、病史长短、病情的缓急轻重、时间和经济能力等情况。改善不同的症状也有不同的按摩手法，大致分为重按、轻按、轻摩三种。在力度大小不变时，按摩刺激的作用时间越长，则刺激量越大。在足部按摩中，个别手法动作可根据需要适当延长操作时间，以增大刺激量。但此种操作时间的延长也是有限的，否则会使刺激引起的反应减弱。一般情况下，每个反射区平均按摩10～30秒，由轻到重均匀渗透地进行。一个反射区通常重按5次，每次3～5秒；如果手法为轻按、轻摩，连续操作5分钟也可以。

按摩的次数并非越多越好，若每天多做，不但无益，反而会引起疲劳。一般每天1次的效果比较理想；若病情需要，可以在局部相应的反射区多做几次按摩，根据个体的反应和忍受度决定次数的增减。按摩疗程的长短要依个人的体质、病情、病史、营养状况和客观条件等情况而定。不过，若要提高疗效，开始的几天应连续按摩，效果往往比间断按摩要好。一般正确的按摩不会留下不良的后遗症，且没有伤口、没有危险性，可以一直重复操作。对于重病、急证，每日应按摩1次；慢性病或康复期间可隔日1次或每周2次。

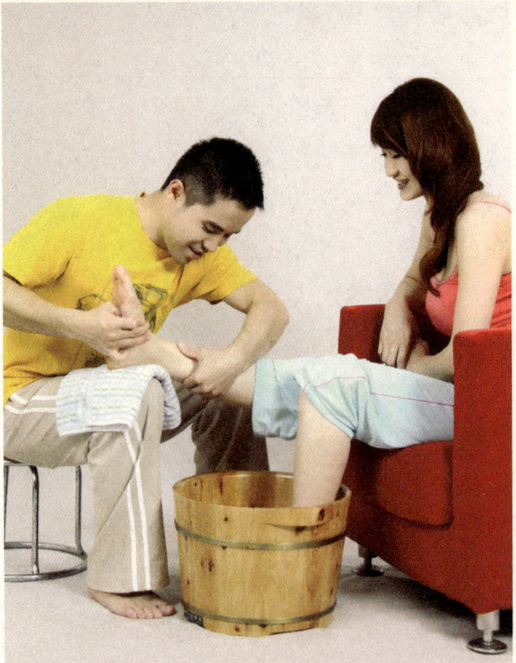

● 临睡前，夫妻间可以互相进行足部按摩，这样有助于睡眠。

如果没有时间按摩，也可以通过用热水泡脚来达到一定的效果。脚是人体循环最差的部位，每天泡脚10～15分钟，有助于活络通血。泡脚的效果比泡澡好，当脚的温度高于身体其他部位时，更容易使静脉血从远端的双脚流回心脏，达到促进血液循环的目的。泡脚时也可以加入少许盐，促进足部表皮层微血管的循环，有消炎、消肿的作用；若需加入精油，则要因人而异，因不同的状况应用不同的配方，必须谨慎。各种泡脚过程中，都应依据个人体质或感受，逐渐调整时间和温度，以增强疗效。

足部按摩需要哪些介质

将需要按摩的部位均匀、适量地涂上按摩介质，不仅可以减少摩擦、保护皮肤、便于操作，而且可以借助药物的作用来增强疗效，并防治皮肤皲裂、真菌感染。常用的按摩介质有以下几种：

按摩介质	作用详解
葱姜汁	由葱白和生姜捣碎绞成汁；也可将葱白和生姜切片，浸泡于75%乙醇中使用，能加强温热散寒的作用。常用于冬、春季及小儿虚寒证。
按摩膏（油）	按摩膏（油）主要起着润滑、消毒、活血的作用，可保持按摩过程中的渗透力。
按摩乳	按摩乳内含有活血化瘀、消肿止痛、促进血液循环的药物，可以增强局部按摩后的舒适感，提高按摩治疗的效果。
2%尿素软膏	对足部皮肤破裂有治疗作用。
凡士林油膏	用2：1比例的凡士林和液状石蜡混合制成，适用于足部皮肤较干的人。
1%氯霉素霜	具有消炎、润滑作用。
滑石粉	医用滑石粉有润滑皮肤的作用。夏季常用，适用于各种病症，是临床上最常用的一种介质，在小儿推拿中运用最多。
爽身粉	有润滑皮肤、吸水的作用。质量较好的爽身粉可代替滑石粉应用。
食用白酒	适用于成人推拿，有活血祛风、散寒除湿、通经活络的作用。对发热患者有降温作用，并常用于急性扭挫伤。

（续表）

按摩介质	作用详解
冬青膏	由水杨酸甲酯、薄荷脑、凡士林和少许麝香配制而成，具有温经散寒和润滑作用，常用于软组织损伤及治疗小儿虚寒性腹泻等。
凉水	有清凉肌肤和退热的作用，一般用于外感热证。
红花油	由水杨酸甲酯、红花、薄荷脑配制而成，有消肿止痛等作用。常用于急性或慢性软组织损伤。
麻油	运用擦法时涂上少许食用麻油，可加强手法透热的效果，提高疗效，常用于刮痧。
蛋清	将鸡蛋穿一小孔，取蛋清使用。有清凉去热、祛积消食作用，适用于小儿外感发热、消化不良等症。
外用药酒	归尾、桂枝各30克，马钱子、乳香、没药各20克，血竭、广木香、生地黄各10克，冰片1克，将上述材料浸泡于1500克高浓度白酒中，两周后使用。有行气活血、化瘀通络的功效，适用于各种慢性软组织损伤及软骨退行性病症。
精油	将精油涂抹在身体某个部位进行按摩，能够使精油轻易渗入肌肤、进入人体的血液中。同时，通过精油按摩，有放松心情、舒缓压力、排毒、美容、减肥的功效。

足部按摩会用到的器具

在按摩过程中，如遇到足底部较硬、有老趼或敏感度较弱的人时，可使用相应的辅助工具来进行按摩，提高足部按摩的效果。按摩工具选择要点如下。

◎外型、大小要合手，使用起来才方便。力度、方向、轻重调节应自如，而且要适合按摩脚的每个部位及骨缝等反射区。

◎器具的材质要细密、自然，以免刮伤皮肤，但也不能太光滑，以至于无法用力。

可用一些简单的、日常生活中常见的用品来刺激按摩，使许多早期常见症状得到改善。如牙签、香烟、回形针等易得且便于操作的小工具，非常适合忙碌的上班族随时保健之用。下面具体介绍一些按摩辅助工具。

按摩棒

现在市场上出售的按摩棒一般为骨质、塑胶质或金属质地，前端呈弯曲状，是一种小巧玲珑、便于携带的棒状按摩器械。使用按摩棒可增强按摩力度，减轻人手的劳动强度。凡是手法按摩所能涉及的足部穴位、经络和反射区，均可用按摩棒配合实施。按摩棒在进行足部经络按摩时，应注意避免力度过大。

足部按摩踏板

足部按摩踏板是近年来设计的专门用来做足部按摩的器具。它设计了适合刺激足底及足部内、外侧部分反射区的一些大小不同、形状各异的突起物。按摩时，将足部反射区尽量与突起的部位贴合。可在端坐时借助下肢蹬踩的力量，或站着时借助身体的重量，对足底进行刺激，以达到保健治疗的作用。电动足部按摩踏板可以加大足部的按摩力度，非常适合脑血管病患者用于自我按摩保健。

牙签或发夹

可用10根牙签捆成一束，用牙签的一头或用发夹的钝头代替拇指按压穴区，按压数次后应暂停一会儿再压。急性疼痛者可用发夹的尖头刺激，慢性疼痛者可用发夹的钝头刺激，每次刺激3秒，反复进行。

吹风机

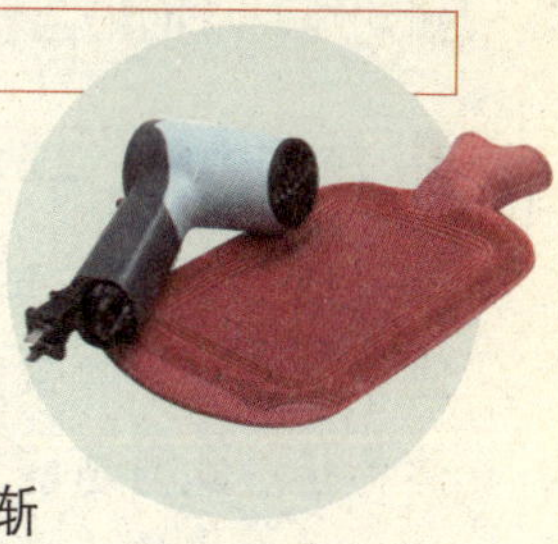

可用热风对准足部穴位或反射区直吹，直到足部产生灼烫时移开，待灼热感渐渐消失后，再接着吹第二次。如此反复进行。

香烟或艾条

可用点燃的香烟或艾条，熏灼足部穴位或反射区。需注意：烟头与皮肤的距离最好为1~1.5厘米；当皮肤有灼热感时应立即将香烟或艾条移开。可重复操作6~7次。此法操作简单方便，使用频率较高。

圆珠笔尖端、针具

为了增强按摩效果，单纯或配合使用牙签、圆珠笔尖端、发夹等尖锐物品刺激穴位也不失为一种简便有效的方法。尖锐物刺激时间虽短，但刺激强度较大、起效快，当遇到危及生命的急症时，如有必要可使用针具。

核桃

闲暇时间，取两个核桃，一个放在大拇指下面，另一个放在小趾下面，然后将两个核桃不断向同一个方向聚合，再往两个方向分开，这样不断转动核桃，直至脚部发热为止。这种方法可以刺激足底反射区、调节脏腑功能，从而增强抗病能力。

高尔夫球、乒乓球

取一高尔夫球或乒乓球，置于脚掌下踩踏，并来回滚动，至脚掌发热为止。此方法能刺激足底神经、血管、反射区等，从而起到舒经活络、行气活血的作用。

软毛刷

可以用软毛刷对足底进行反复刷动按摩。此法适用于刺激面积较大的反射区，刺激强度较弱，适合耐受力较差的人应用。

木棍

选一根表面光滑的木棍，将木棍放在地上，脚踩于木棍上来回进行滚动。此法可以刺激足底穴位，调节整个人体器官的生理功能，达到防病治病、强身健体、延年益寿的按摩效果。

槌子

用木槌击打足底反射区，可应用于较大的部位，起到缓解疲劳、疏通筋骨的作用。力度由轻到重，以患者能耐受为度，不可用猛力。

按摩后出现这些反应不用慌

◎严重肾脏病患者经按摩后，在短时间内小便可能出现黑色或红色，这是一个通阳泄毒、泌别清浊的现象，只是暂时现象，可继续按摩。

◎有些背痛患者，按摩后，会感到背痛加重，但痛过一天后，疼痛会大大减轻。这是按摩后使得血液流畅、经络疏通的一种表现。

◎静脉曲张后进行按摩，经脉会明显增粗，这是活血化瘀的一种效应。

◎有人经按摩后，脚踝会肿胀，特别是淋巴回流障碍患者，这属于正常反应。

◎患者在治疗过程中会感到困倦嗜

睡、夜间睡眠加深，有时甚至会出现多梦等现象。这表示患者机体生理功能正处于自我调整的“保护性抑制”的状态。

◎有些患者在按摩后会排汗增加，并有时会伴有臭味；排尿增加、尿液有臭味，并可见明显沉淀物；大便次数、排气次数增加，臭味加重等。

◎如女性患者白带增多，并伴有异味，则是体内废物排出的表现。

◎容易口渴、饮水量明显增加，这是按摩促进新陈代谢的正常反应。

按摩后饮白开水的重要性

进行足部按摩后，被按摩者应饮用白开水300～500毫升，以利于帮助排除体内的毒素或代谢的尾产物。但是有的人由于对这个规定的理由不甚清楚，不知道为什么一定要饮用白开水而不宜用其他的饮料代替。因此，有些人在进行足部按摩后会喝汽水、凉茶、参汤等，甚至吃西瓜，这些做法都是不科学的。

我们强调足部按摩后要饮用白开水，是因为在按摩后，人体的血液循环得以改善，能加快将全身各处的废物或毒素运送到肾脏等排泄器官，最终排出体外。由于水是一种很好的溶剂，能溶解许多物质，并将其运走，所以喝水有利于帮助人体完成这个排毒的过程。

根据美国加州洛玛连达大学的研究人员对38～100岁的两万多名男女进行为期6年的研究观察，结果表明：饮用白开水后无需经过消化过程就能迅速地被吸收到循环系统中，并稀释血液。而饮用其他饮料，反而需要将水分从循环系统中回渗到消化系统，使之帮助稀释这些含有各种物质的饮料后，才能被消化吸收到循环系统。在此过程中，血液不但没有被稀释，反而是被浓缩的，这必然会影响到机体的排毒机能。

在上述的研究中还发现，每天至少喝5杯白开水的女性，其心脏病的死亡率比每天喝2杯水的女性要低41%，而男性的概率则要低54%。因此，经常饮用白开水，可以降低血液的黏稠度，对心血管系统有一定的保护作用。尤其是经过一个晚上的睡眠以后，几个小时没有喝水，这时的血液黏稠度最高，因此常见晨起脑卒中或心肌梗死的案例。所以若在临睡前少量喝一点水，可以减少这种危险。而每天早上喝一大杯水（300～500毫升），更是养生防病的最佳“补药”，因为它可以帮助清洗一个晚上积存在体内的各种“垃圾”。

如何看待按摩时出现的疼痛

按摩脚底反射区可以强身健体，因而很多人以为足部按摩“越痛越有效”，其实不然。一般的药物或手术治疗，大多会给患者带来痛苦和烦恼，也可能带来或多或少的不良反应；而新兴的脚部按摩法是非药物、无损伤医学疗法。在按摩刺激脚部反射区时，只有痛的烦恼，没有任何不良反应。而且该法由于简便易行、经济实惠、疗效显著，颇受人们的欢迎。

但是，按摩的要领需因人而异，痛觉也应该依据患者体质和耐受力而定。痛觉跟病情并不一定成正比，有些人按摩某一个点特别痛，但并不表示这个点就是病得最厉害的地方，因为神经的反应点是不一样的。同时，按摩的力度和按摩的效果也不能成比例，并不是越用力按摩的效果就越好。接下来，我们就详细地给大家介绍足部按摩带来疼痛的各种因素。

痛感是治疗的依据

凡是一个完全健康的人，在他的脚部反射区上，尽管使用较大的力度按压，都不会使之产生特异的痛感。人的脚部反射区是不会无缘无故出现痛感。而且一旦出现痛感，痛的界线会很分明、毫不含糊。

当一个人的胆囊有病变，如对这个人右脚的胆囊反射区进行按摩时，就会有刺痛感；如果是右肾有病变，在其右脚肾脏反射区上轻轻施力按压，则会使之痛得忍不住缩腿，这个痛的感觉是反射性的反应，反映出右肾有问题。如果左肾没有病变，用相同的力度按压在左

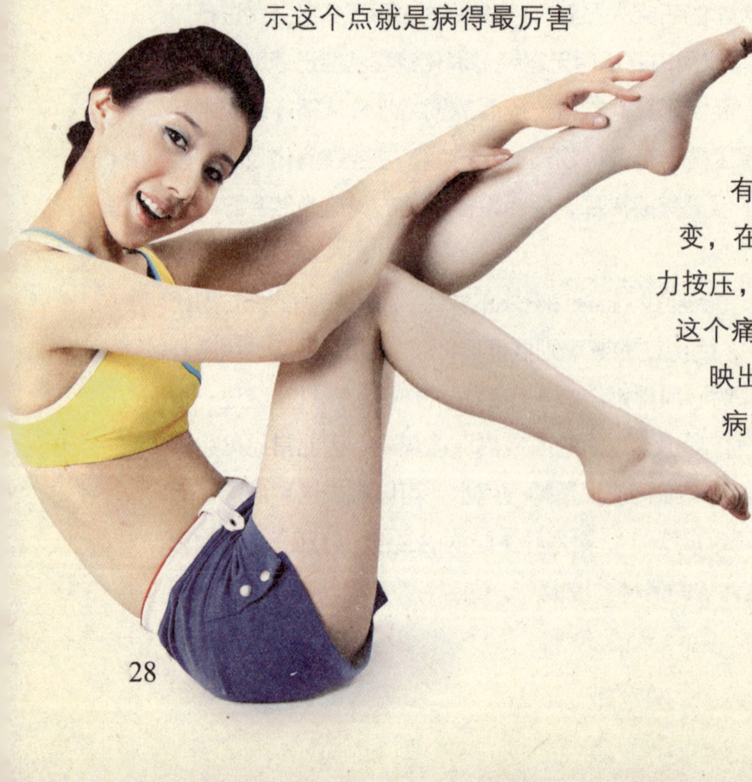

按摩时出现痛感，说明相应的脏腑器官出现了问题。

脚肾脏反射区上，则不会有痛感。

我们在进行足部按摩治疗前，要先了解患者病因病史、症状表现、医院检查报告等情况，而后结合反射区上摸测到的痛点，再诊断患者得了什么病，最后制订治疗方案（按摩处方）。因此，痛感是诊断与治疗的依据，有痛感才会有疗效。由此可见，痛在足部反射区按摩法上起到了很重要的作用。

按摩会导致哪几种疼痛

压痛

这是施术者用力不当，产生的非敏感性、非反射性的疼痛，按到哪里，痛到哪里。这种疼痛在诊断和治疗上都没有什么意义，应该极力避免。

隐痛

例如患者自诉胸部不舒服，施术者以同样的力度，按摩胃、十二指肠、胰脏、肝脏、胆囊五个反射区，患者感到胆囊反射区上有隐痛，其他反射区上都没有痛感。根据B超检查结果是“胆壁毛糙”，这说明胆囊确实有病变，但病情较轻。这种情况下反射区的隐痛就有诊断价值。所以早期对其进行按摩，就有治病防病的作用。

刺痛

属于反射性的痛感，一般称敏感。只要按摩时用力适当，都会有诊治价值。

闪电样痛

这种痛感，大多出现在脚趾、脚背以及脚的左右侧，用手按摩时才会出现，表现为异常敏感。只要施术者手指一施力，患者即做出不能忍受的反应，如将腿抽回或闪开、面部出现怪相等；施术者指力一松，患者即产生痛快感。这种疼痛，痛得舒服，患者巴不得施术者再按摩数次。反射区上一旦有了这样的感觉，说明按摩疗效格外显著。

按摩的力度要视情况而定

按摩在反射区上产生的痛感，是由施术者手力按摩的力度产生的。施术者按摩可采取强、中、弱三种力度，要根据患者的年龄、体质、症状表现等对反射区分别采取适当的力度及施力手法。只有选择好施力的最佳力度，才可以取得最佳疗效。所以施术者在按摩时，应注意观察患者的神情，揣摩患者可以忍受的力度；在施加较强力度按摩时，也要给患者有个短暂的喘息机会，防止患者痛得受不了。足部按摩是一种技巧，施术者应在技术上精益求精、不断探索，才能得心应手，以便取得良效。总之，按摩的力度应完全视患者的具体情况而定，使患者产生舒适的痛感。

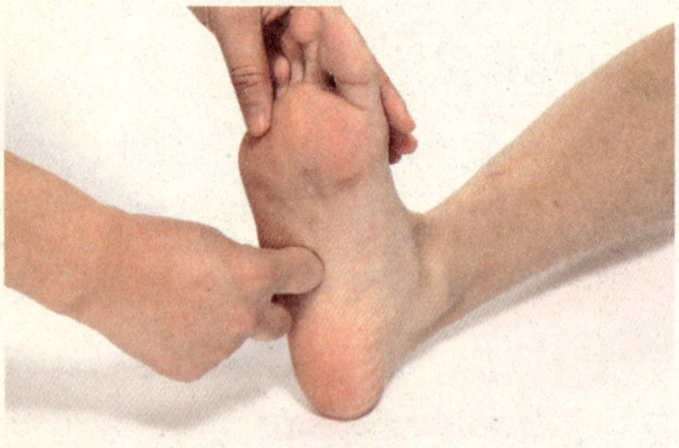

按摩的力度要视情况而定，不能一概而论。

痛感关乎疗效

足部按摩的疗效程度与痛感有密切的关系。如果按摩时位置不正确，就没有痛感，也不会产生疗效。但也并不是“越痛越好”，应避免采取强烈的持续刺激，而代之以可以忍受的、有节奏的刺激手法。

另外，按摩带来的痛，不是千篇一律的。病轻痛轻；病重痛重；病渐渐好转，痛也渐渐减轻；疾病痊愈，痛也消失。在治疗过程中，有某些患者在治疗初期就出现了难以忍受的疼痛，特别是关节炎、风湿痛或坐骨神经痛的患者，这让他们感到极度的恐慌，以为自己已病得不可救药了。施术者应帮助患者认识足部按摩的疼痛及其意义，使患者建立信心和耐心，理解按摩中带来的痛是暂时的，忍耐着暂时的痛，才能解除疾病带来的长期痛苦。只要将这个信念传达给患者，其不愉快的痛感就会消除一大半。

操作失误也会导致疼痛

施术者手法失误的原因很多，或者是由于求功心切而用力过猛；或者是由于注意力分散，未观察到患者不能忍受的反应；或者是由于拇指施力不当；或者是由于手指甲没有修短，把患者脚部的皮肤擦破等，这些都会导致疼痛，且这些痛并不是足部按摩本身的不良反应，而是施术者的失误。施术者应以对患者高度负责的态度，时刻注意其的反应，及时修正手法，在不影响疗效的前提下，千方百计减少患者的痛苦，促使患者早日康复。

总之，操作者必须掌握患者的病症，了解其病因、病位、病程、病史及其身体状况和疾病的性质，再决定先治标或治本。我们的对象是每一个“人”，而不是某一种“病”。如患者所患的疾病是虚证宜用轻而快的手法；实证用泻法，宜重而慢。或者一个人病情重，但他的正气还很充足时，也可用泻法。并且，对老弱、妇孺绝不可用重手法，因为疼痛会令其受不了，再加上其元气不足，泻了之后，会使症状更严重、体质更衰弱。

第二章

足部反射区及穴位图解

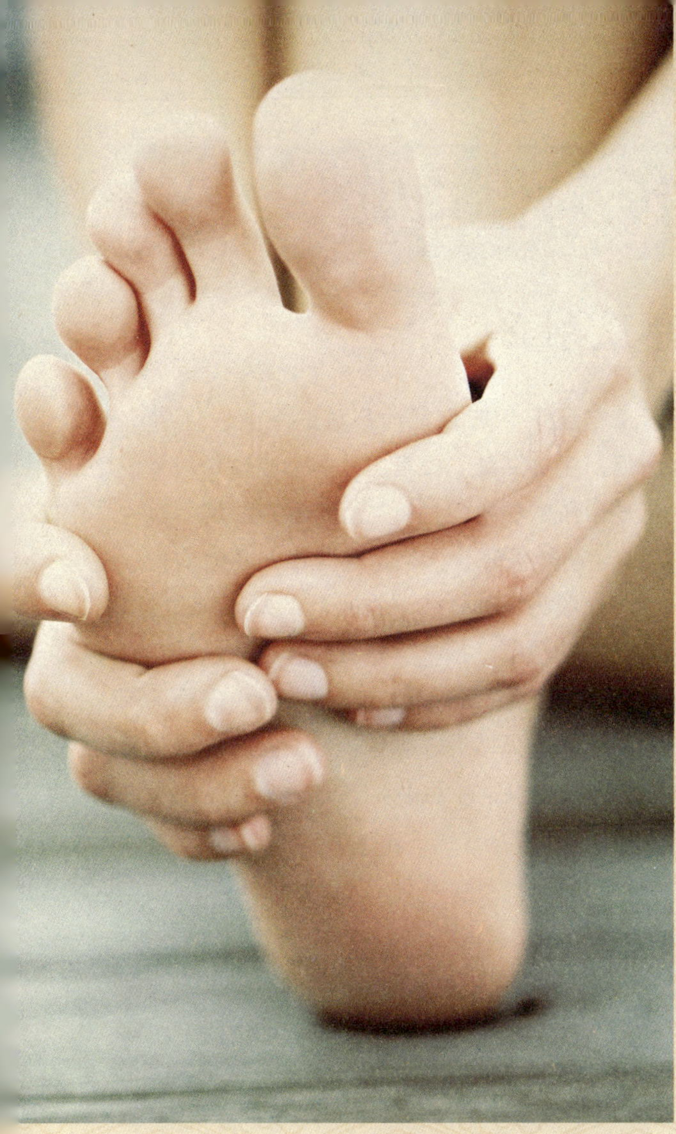

足部反射区以及下肢穴位的按摩是以中医理论为基础的保健按摩。它以经络穴位按摩为主，手法渗透力强，可以帮助人体放松肌肉、解除疲劳、调节功能，具有提高人体免疫力、疏通经络气血、平衡阴阳、延年益寿的功效。

足部反射区图解

运动系统足部反射区

人体的运动主要是在神经系统支配下，加之其他系统的配合，以骨为基础，以关节为支点，以肌肉为动力所产生的活动。换言之，肌肉收缩牵拉骨使之改变原来的位置，这就是运动。运动系统的结构包括骨、骨连接和肌肉。其中，人体全身总共有 206 块骨。人体的运动非常复杂，这是因为每一部分的骨、关节和肌肉都具有各自的特殊性，所以一般将运动系统分为躯干、头颅、四肢等几部分。其中，足部的运动系统反射区包括颈项、颈椎、胸椎、腰椎、骶椎、内尾骨、外尾骨、肩关节、肘关节、膝关节、手臂、胸、肋骨、斜方肌、内髋关节、外髋关节、小脑及脑干、头部（大脑）、三叉神经、坐骨神经、腹腔神经丛等反射区，刺激上述反射区可加强其运动系统功能。下面我们将详细介绍足部运动系统的各个反射区。

颈项反射区

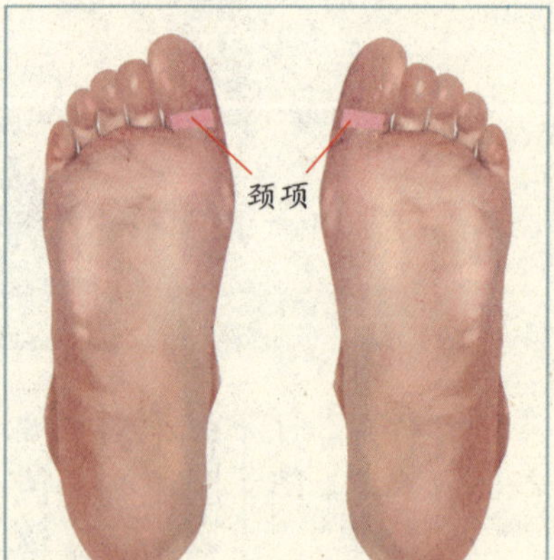

部位 位于双脚拇指腹部横纹处，敏感点在趾根两侧，左侧颈项反射区在右脚，右侧颈项反射区在左脚。

生理功能 具有支撑头部并保证头部灵活转动的功能，能够协调头部各方位运动。是联系头部与颈部、全身动脉、神经的重要部位。

按摩手法 沿着脚拇指根部横纹处压揉痛点，并由外向内旋扭移动，亦可由外向内推压。边旋扭或边推时要边用力，由轻逐渐加重，反复5次。注意：辅助手要扶足；拇指尖应从脚拇指外侧开始推压或旋扭，由外向内边推压的同时也要稍微旋转；移动时手指不可放松，尤其是推压趾根两侧的敏感点的力度应以感到酸痛为度。

适应证 颈椎病、落枕、颈部软组织损伤、颈部酸痛、颈部僵硬、高血压及头痛、眩晕等病症。

足诊

❶手感：着重检查在脚心面的脚拇指根部的横纹，会发现气感、颗粒以及条索。

❷气感：多见于落枕、着凉或椎管狭窄的颈部不适。

❸颗粒、条索并存：多见于颈椎骨质增生。当足背面触到气感时，可能是患有腮腺炎或颈部淋巴结肿大等，严重时会出现颗粒感。另外，有时虽没有气感或颗粒，但反射区与脚部其他区域比较起来却显得皮肉厚且僵硬，并触摸不到骨关节，这可能是一种落枕或颈项强直的表现，还有一种可能是患有严重的颈椎骨质增生。

❹外观：如果足心没有外观变化，但足背第1跖趾关节处的两边却有明显的突出，多见于颈淋巴结结核、甲状腺肿大、腮腺炎。

斜方肌反射区

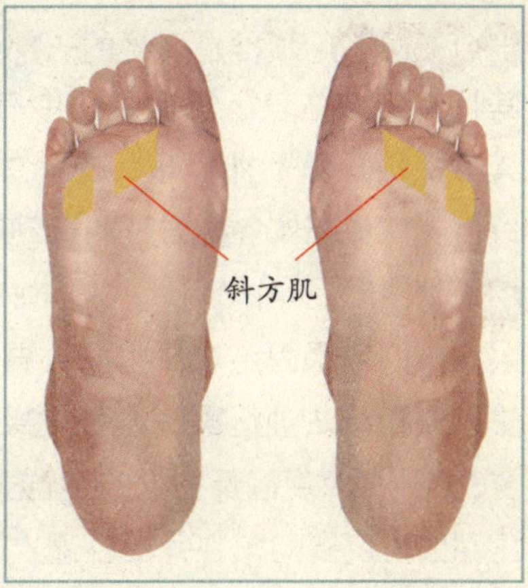

部位 双足底第1、2跖骨之间的缝隙沿前脚掌前缘量中指一横指宽的带状区域。

生理功能 收缩牵引肩胛骨向脊椎靠拢，保护胸廓及协助上肢的运动。上部肌束收缩可以提肩胛骨；下部肌束收缩可以使得肩胛骨下降。如果这个肌肉瘫痪，则会导致人体“塌肩膀”。

按摩手法 单食指扣拳法由内向外刮压3~5次。以食指指间关节弯曲扣紧，拇指指甲面顶在食指关节内侧面（掌侧面），其余三指握拳，以食指关节外侧（背侧）为着力点，着重施力于双足底的斜方肌区域。在这个部位停留半分钟，用力要由轻逐渐加重，使患者产生强烈的得气感，即酸、麻、胀、痛的感觉为宜。

适应证 颈项部及肩背部酸痛、手软无力、手酸、落枕、颈椎病、肩周炎、颈肩背部风湿等病症。

足诊

❶手感：检查足底第1、2跖骨之间的缝隙沿前脚掌前缘一横指宽处，比较容易发现气感与颗粒。

❷气感：以脚拇指由后向前推按，如果气感出现在前半区域，则考虑是颈椎病、

肩背着凉等症状；如果出现在后半区域，可以左右两脚对照，若仅发生在左脚，应考虑是肺心病、咳嗽、哮喘、心律失常等疾病，如果两脚都有一定反应，则可以基本断定为呼吸道系统疾病。

③颗粒：靠近区域前方出现颗粒可以考虑是背部肌肉损伤；靠近区域后方出现颗粒可以考虑呼吸系统炎症或者肺结核钙化。

④外观：在此反射区上若发现有胼胝，并且是圆形的，很大的可能是早年患过呼吸道疾病。并且，肺气肿患者的脚在此区域易出现瘀血。

颈椎反射区

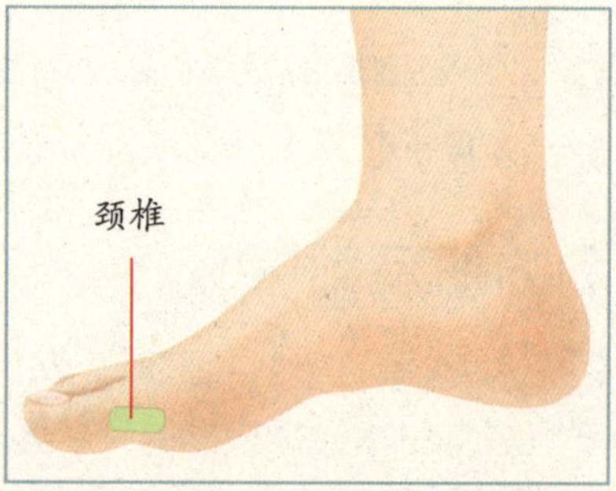

部位 双脚拇指根部内侧横纹尽头处的凹陷区域的内侧拇指关节处。

生理功能 颈椎是脊柱的一部分，共7个。其特点是椎体较小，横突孔中有血管通过。具有保护脊髓及神经根、支持体重、传递重力、支持头部作各种方位的运动等功能。

按摩手法 一手持脚，另一手食指、中指弯曲呈钳状夹住被按摩者的足拇指，以食指的侧缘固定在反射区位置上，用扣指法自上而下压刮5次，或用拇指推掌法、双指钳法进行操作亦可。操作手法应由远而近，逐次加力，做5次，如此反复3分钟，力度以反射区产生酸痛为宜。注意：辅助手要扶住并固定足部；推或压刮的力度要均匀，并由轻逐次加重而达到适宜的刺激量。

适应证 颈椎病及颈项强硬或酸痛、落枕、头晕、头痛等症和各种颈椎病变，如骨质增生或因颈椎病引起的手麻、手痛等症。

足诊

颈椎增生时，在反射区的脚拇指趾根外侧可以触摸到颗粒或条索状物。

胸椎反射区

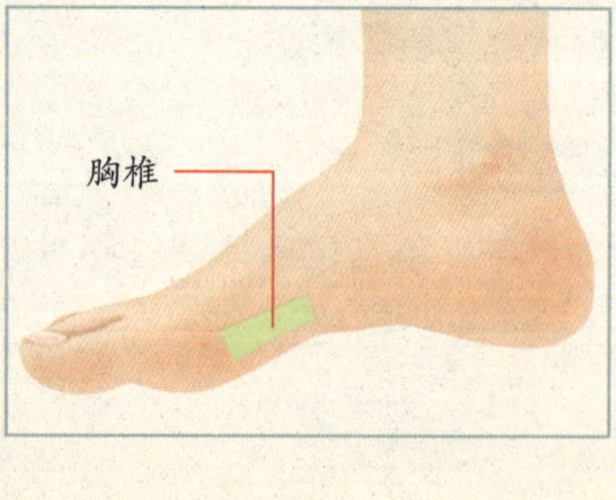

部位 双脚足弓内侧缘第1跖骨内侧面，从第1跖趾关节到跖楔关节止。

生理功能 位于脊椎的第2部分，共分12块椎体，上接颈椎，下续腰椎。其功能：为身体的支柱；容纳、支持和保护胸腔内的脏器；为低级中枢脊髓所在部位等。

按摩手法 一手持脚，另一手拇指的指腹用力，沿着足弓内侧缘从脚趾向脚跟方向按摩，再由足趾端至足跟端紧压足弓骨骼的底缘进行推压5次，或用拇指推掌法、食指压刮法进行操作亦可。操作手法应由远而近，逐次加力，做5次。力度以反射区产生疼痛为宜。注意：辅助手要握住足的前部或外侧并固定足部；推或压刮的力度要均匀，并由轻逐渐加重以达到适宜的刺激量；颈椎与胸椎反射区之间是连接的，按摩操作时手法可相互衔接。

适应证 胸背部病症、颈肩综合征，如肩背酸痛、胸椎骨刺、椎间盘突出和其他胸椎疾病及胸腹腔内脏疾病（如心、肺、食管、气管、胃等）。

足诊

❶手感：在足部胸椎反射区内如触摸有局部突出且感疼痛者，多见于胸椎增生；如触摸到颗粒状物，多见于脊椎病变。

❷外观：正常人的足弓弧度均匀，如果弧度前平，可能是正常结构，也可能是后天腰椎稍有改变，如女性常穿高跟鞋多有此改变；如果弧度后平，多为脊柱或腰椎变形；如果弧度前后皆平，则为脊柱异常。腰椎反射区的足内侧上方有一骨突出，是舟骨。如从正面看足，因正常人的此骨并不向内侧突出，所以肉眼看不出，但用手可以触觉，如果肉眼能看到此骨明显向内侧突出，脚又不是平足（平足者此骨向内侧突出），则表示腰椎或脊柱有损伤或变形。若此反射区有瘀血点，则多见于长期腰痛或腰有损伤者。

腰椎反射区

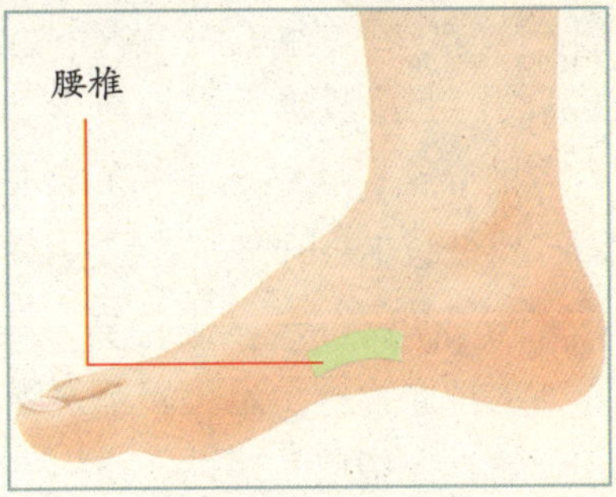

部位 双脚第1跖骨基底以下、跟骨以前的足弓内侧缘，楔骨至舟骨下方，上接胸椎反射区，下接骶椎反射区。

生理功能 腰椎是脊椎的一部分，其特点是椎体肥厚，上接胸椎，下续骶椎。其功能：为身体的支柱；容纳、支持和保护胸腹腔内的脏器；为低级中枢脊髓所在部位。

按摩手法 一手持脚，另一手的拇指指腹用力，沿着足弓内侧缘从脚趾向脚跟方向按摩，再由足趾端至足跟端紧压足弓骨骼的底缘进行推压5次，或用拇指推掌法或食指压刮法进行操作亦可。操作手法应由远而近，逐渐加力，反复做5

次。按摩力度以反射区产生疼痛为宜。注意：辅助手要握住足背外侧或足的前部，使足固定；推或压刮的力度要均匀，并由轻逐渐加重，使之达到适宜的刺激量；腰椎与骶椎反射区的接合部是足弓最高处，宜用力向上顶压。

适应证 腰背酸痛、腰肌劳损、急性腰扭伤、腰椎间盘突出、腰椎骨质增生、坐骨神经痛、腰腿痛等疾病及腹腔脏器和盆腔脏器的疾病。

足诊

❶**手感：**以拇指指端推压胸椎与腰椎之间时，会有一块2.5厘米长的肌肉，如手感柔软，则属于正常结构；如果此块肌肉延长、过宽且过硬，表示有腰肌劳损、腰痛或陈旧性腰扭伤等症。另外，若此部位有气感，多见于腰部受寒、腰肌紧张；如出现颗粒，多见于腰扭伤、脊柱骨质增生、腰椎间盘突出等；如有条索样的感觉，则表示有陈旧性腰损伤或做过手术；如出现块状物，常见于肥胖型体质、腰粗并有多发性脂肪瘤或肾囊肿、多囊肾者等。

❷**外观：**正常人的足弓弧度均匀，如果腰脊有变化，足弓的弧度也会有改变。这是因为腰椎的变形，其受力点就会向前、向后移，致使足弓的受力点也随之移动而被压直。

骶椎（荐椎）反射区

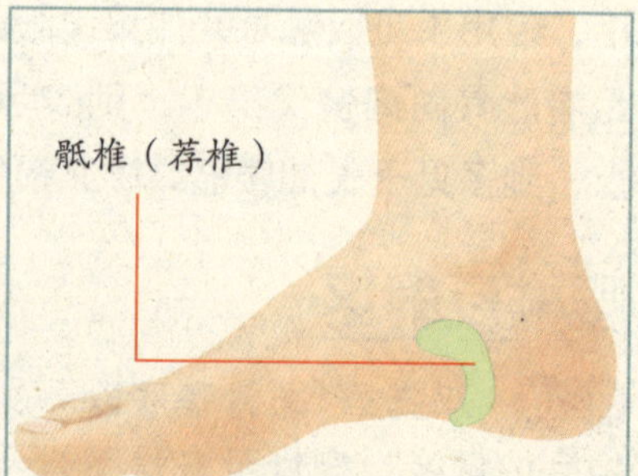

部位 双脚跟骨的前内侧，距骨下方凹陷处至跟骨内侧前缘止，前接腰椎反射区，后连内尾骨反射区。

生理功能 骶椎位于脊柱的末段及脊髓的第4段，上接腰椎，下连尾骨。其功能：为身体的支柱；容纳、支持和保护腹腔内的脏器；为低级中枢脊髓所在部位。

按摩手法 一手持脚，另一手拇指的指腹用力，沿着足弓内侧缘从脚趾向脚跟方向按摩，再由足趾端至足跟端紧压足弓骨骼的底缘进行推压5次，或用拇指推掌法、食指压刮法进行操作亦可。操作手法应由远而近，逐次加力，反复做5次，力度以反射区产生疼痛为宜。注意：辅助手要扶住足部并固定；推或压刮时需用力向上压以便获得适宜的刺激量，力度要均匀并逐渐加重。

适应证 骶椎骨质增生、骶骨受伤、骶尾部软组织损伤、腰关节伤痛、坐骨神经痛、便秘、性功能异常等症，以及不孕、颈椎病和盆腔脏器的疾病等。

足诊

每人的胸椎至腰椎之间都有一块明显的肌肉，长不到3厘米。推按时如手感柔软，是正常结构；如果这块肌肉延长、过宽且过硬，表示患有腰肌劳损或腰痛。另外，如反射区出现气体，多见于腰受风、腰肌紧张；如出现颗粒物，多见于腰扭伤、脊柱骨质增生、腰椎间盘突出等；若出现条索样，则表示患有陈旧性腰损伤或腰部做过手术。

内髋关节反射区

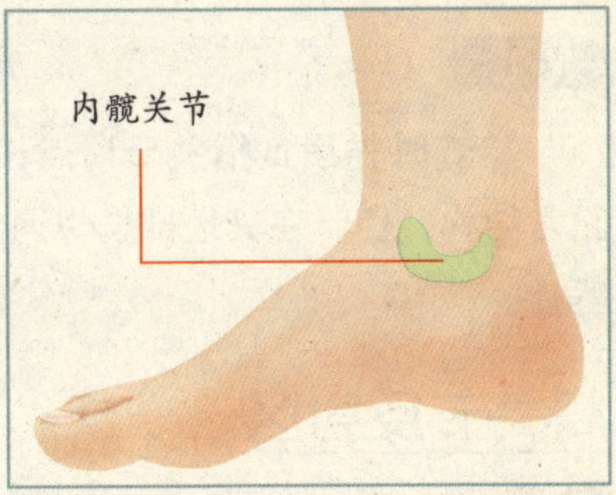

部位 双脚内踝下方和后下方的关节缝内，呈一弧形的区域。

按摩手法 一手持脚，另一手拇指指腹施力，沿着内踝、外踝下缘，拇指围绕内踝以捏指法由前向后推压，逐渐加力，反复推压3分钟，力度以反射区产生酸痛为宜。注意：辅助手扶于足背，使足跖稍屈并固定；拇指推时应使力作用于骨缝内，并要使被按摩者的脚获得酸胀感；推至后方时腕部需扭转，使拇指尽可能推入骨缝；用力应均匀并逐渐加重。

适应证 髋关节痛、坐骨神经痛、臀肌损伤、肩关节疼痛、腰背痛、风湿性关节炎、下肢瘫痪及其他五大关节（即膝、肘、肩、踝、腕等）的疾病。

足诊

若髋反射区局部隆起，多为髋关节痛或股关节痛或坐骨神经痛；若有颗粒感，多见于髋关节损伤、股骨头坏死、股骨或颈骨骨折及髋关节的炎症。

内尾骨反射区

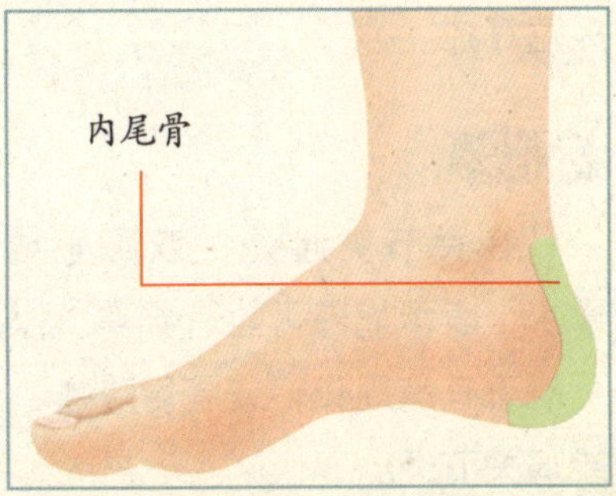

部位 双脚跟部，起于跟骨粗隆（跟键附着处），沿后正中线至跟骨后缘赤白肉际处，再沿跟骨内侧缘向前至跟骨内侧前缘止的L形带状区域。

按摩手法 一手持脚，另一手拇指固定在脚掌跟部，食指弯曲呈镰刀状，以食指侧缘施力，用食指中节桡侧面推内尾骨反射区的后部，再用食指近侧指间关节背侧突出部顶压跟骨内下角处，最后用食指中节桡侧面推内尾骨反射区的前部。推压约3分钟，力度以反射区产生疼痛为宜。注意：辅助手要扶持并固定足部；要注意操作的顺序，即先从内尾骨反射区后方足后跟方向钩刮，接着在内踝下角拐弯处用食指近侧指间关节背侧顶压至发胀，再从前部向后下跟键方向钩刮，钩刮的力度要均匀并逐渐加重。

适应证 坐骨神经痛、尾骨受伤后遗症、骶尾骨软组织损伤和生殖系统疾病、泌尿系统疾病和腹泻、便秘、痔疮、神经衰弱、失眠、头痛等症。

足诊

检查时先用食指关节顶点按推，在跟骨拐弯处正常人都有一小颗粒，此为正常结构，但若在其他部位也遇到颗粒，可能是有坐骨神经痛、尾骨挫伤或骨折等症。

肩关节反射区

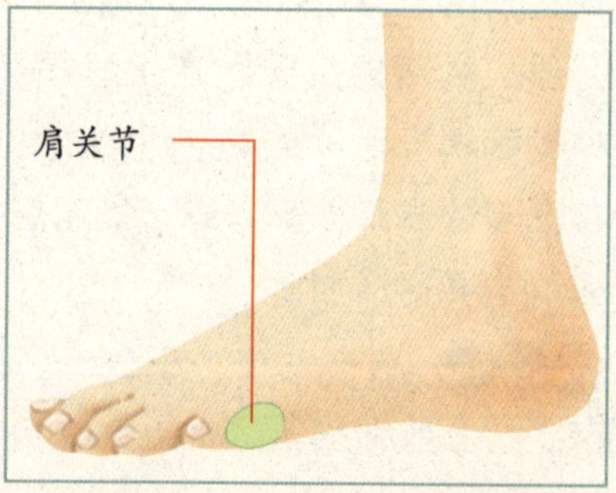

部位 双足掌外侧缘，以第5跖趾关节为中心的区域。

生理功能 肩关节为全身最灵活的关节，可做各方位的运动。

按摩手法 一手持脚，另一手半握拳，食指弯曲，用单食指压刮法在关节突起的足背缘、足正中、足掌缘处，由足趾向足跟方向各压刮3分钟，力度以反射区产生酸痛为宜。注意：压刮外侧时，辅助手扶持足内侧；压刮前侧时，辅助手的拇指要从下方顶住第5跖趾关节；压刮后侧时，辅助手的食、中指要扶持于第5跖趾关节背部，双手协调配合；压刮的力度要均匀并逐渐加重。

适应证 肩周炎、肩关节疼痛、冈上肌肌腱炎、手臂无力、肩臂酸痛、手麻、风湿等症。

足诊

在关节突起处、双脚心或肝反射区的外前方如生长了脚垫（角质层增厚），表示肩部可能有异常。以拇指指端触摸肩反射区，若遇到颗粒，则表示有可能患有肩周炎，或膀臂酸痛、肩关节损伤等症；若触摸到硬块，多见于肩周炎或肩关节炎。

肘关节反射区

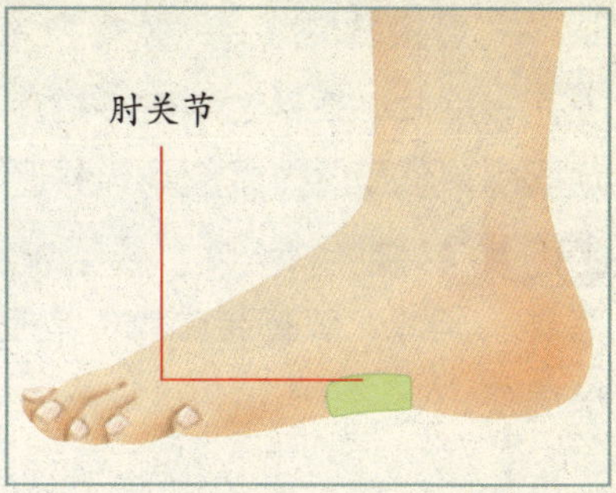

部位 双足掌外侧缘，第5跖骨基底部外侧。

生理功能 连接上臂与前臂，完成上肢各方位的运动。

按摩手法 一手持脚，另一只手半握拳，用单食指扣拳法或双指扣拳法，分别定点顶压两个凹陷处，也可用食、中两指近侧指间关节背侧同时顶压两个凹陷处。各按压3分钟，力度以反射区产生酸痛为宜。注意：辅助手扶持并顶住足内侧；顶压前要摸清两个凹陷的部位，避免压在骨突处；顶压时用力应由轻到重逐渐加力。

适应证 肘关节受伤、肘关节酸痛、风湿痛、膝关节酸痛、肘关节炎、网球肘（肱骨外上踝骨炎）、高尔夫球肘等。

足诊

若在肘反射区触摸到颗粒，则提示患有肘关节损伤、鹰嘴损伤、网球肘等。

手臂反射区

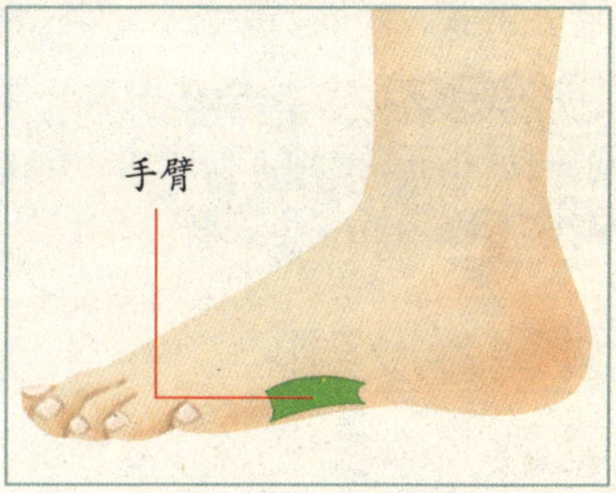

部位 第5跖骨的外侧面和上面，即外侧肩部反射区到肘关节反射区之间的细长区域。

生理功能 协助肩、肘关节活动。

按摩手法 用双拇指扣掌法或食指压刮法自远而近操作3分钟。注意：双拇指推时，要一拇指推第5跖骨的外侧，另一拇指推背侧；食指刮压时，辅助手要固定脚，再分别刮压第5跖骨的外侧面和上面；推或压刮的力度要均匀，并由轻到重逐渐加力。

适应证 颈椎病、肩周围关节炎，及上肢无力、上肢酸痛麻痹等症。

膝关节反射区

部位 双足掌外侧缘，相当于足外侧跟骨与骰骨之间的凹陷处。

生理功能 支持体重，完成下肢各方位的运动。

按摩手法 一手持脚，另一只手半握拳置于放射区，以单食指扣拳法，食指从前向后扭转180°，并每扭转90°点压一下，吸定后，按揉3分钟。注意：辅助手要固定脚踝，顶压时力度应均匀并逐渐加重。

适应证 膝关节损伤、膝关节疼痛、肘关节病变、风湿、膝韧带损伤、脂肪垫损伤等局部病症。

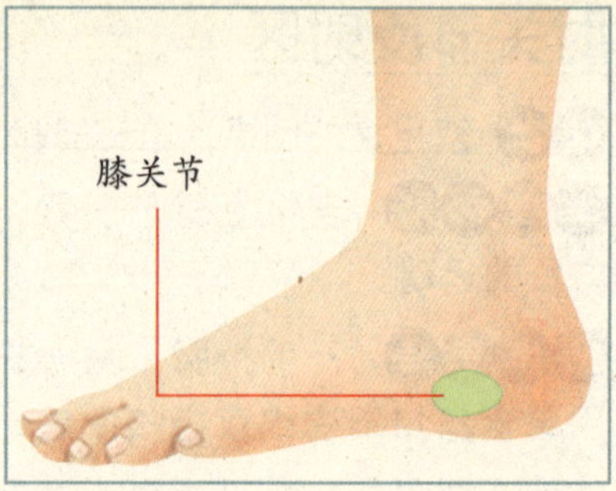

足诊

此反射区的检查需在推按到靠近跟骨处才能触及阳性反应物，若膝反射区隆起，多见于膝关节炎、半月板损伤、骰骨骨折、骰骨软化、关节痛和骨质增生；若触摸到颗粒样，多为骨质增生炎症。

外髋关节反射区

部位 双脚外踝下方的弧形凹陷区域，与内髋关节对称。

生理功能 髋关节可沿3个运动轴做屈、伸、内收、外展、旋转及环转运动。

按摩手法 以捏指法沿着外踝关节下缘由前向后推压3分钟，力度由轻渐重。

适应证 同内髋关节。

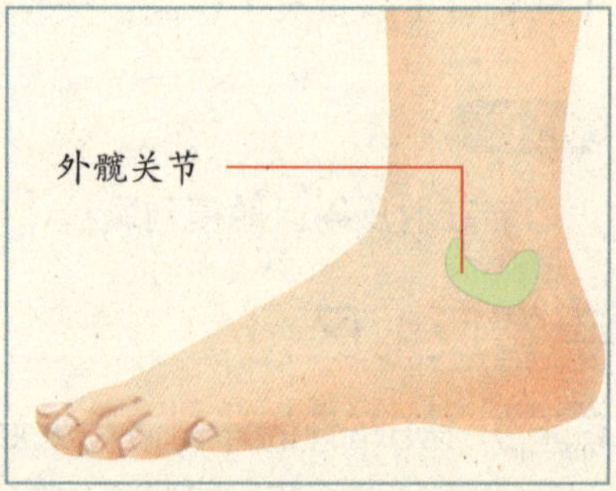

外尾骨反射区

部位 双脚跟部，起于跟骨粗隆（跟腱附着处），沿后正中线至跟骨后缘赤白肉际处，再沿跟骨外侧缘向前至跟骨外侧前缘止的带状区域，与内尾骨对称。

生理功能 同脊柱一起保护脊髓及神经根，支持体重，传递重力，参与胸腔、腹腔及盆腔的构成，同时也是一些骨骼的附着部。

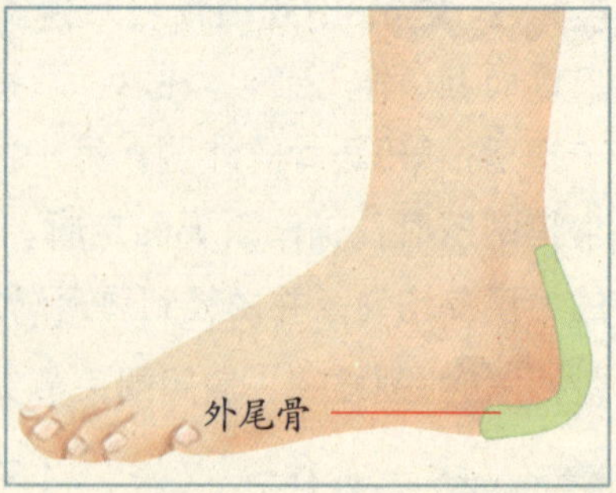

按摩手法 用食指钩拳法从跟骨后上方开始钩刮至足跟外后下方拐弯处，并用食指近侧指间关节垂直顶压反射区至有酸胀感，然后再用食指钩刮外下方至前方与膝反射区相接，反复做5次。注意：辅助手要固定足部，顶压及钩刮时用力应

均匀并逐渐加重。

适应证 坐骨神经痛、骶尾部挫伤、臀肌损伤、生殖系统疾病等。

肋骨（内、外侧肋骨）反射区

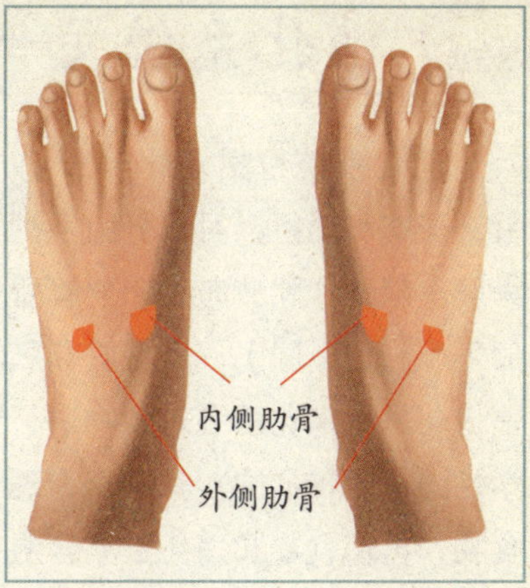

部位 内侧肋骨：双脚背第1、2楔骨与舟骨间的小凹陷中。外侧肋骨：双脚背第3楔骨与骰骨之间的小凹陷中。

生理功能 与胸骨、脊椎组成胸廓，保护胸腔的脏器。

按摩手法 用双拇指捏指法，在两个小凹陷处定点按揉3~5次。

适应证 肋骨病变，如胸闷、岔气、肋膜炎等。

足诊

若触摸到颗粒，表示膈肌有疾病，如打嗝、胸闷、肋膜炎、肋间神经痛、肋软骨挫伤和心包积液等。

踝关节扭伤后的按摩方法

具体来说，当踝关节发生扭伤后，可按摩的穴位有跗阳、昆仑、金门、商丘、太溪、解溪等；可取的反射区有内侧坐骨神经、外侧坐骨神经、肩、肘、膝等。按摩的方法是先放松小腿部的肌肉，用提拿法、掌跟揉法、拇指揉法等尽量放松小腿部位的肌肉，使踝关节处于中立位（患者取仰卧或者坐位时，脚趾向上的体位），按摩师一手握患者足部靠近脚趾的部位，另一手拇指及其他四指从踝部向上至小腿中下段揉捏数次；然后用拇指面或小鱼际部向上推揉，接着用指尖按揉跗阳、昆仑、金门、商丘等穴，之后再一手握踝关节部位，另一手握脚趾部位，缓慢地活动踝关节，由外向内、由内向外各活动20次；最后按照足部按摩的方法按摩肩、肘、膝以及受伤踝关节周围的反射区，如睾丸（卵巢）、子宫（前列腺）、内侧尾骨、外侧尾骨、上下身淋巴、内侧髋关节、直肠肛门、外侧髋关节、下腹部等，这些反射区都围绕在踝关节周围，对受伤后肿胀疼痛的踝关节有较好的治疗作用。

消化系统足部反射区

消化系统包括消化管和消化腺。消化管是一条长的肌性管道，根据其位置、形态和功能，可以分为下列互相延续的器官：口腔、咽、食管、胃、小肠、大肠。消化腺除分布在消化管壁内的小腺体以外，主要还有三对唾液腺（腮腺、颌下腺、舌下腺），及肝脏和胰腺。消化系统的功能就是消化、吸收和排泄。所谓消化是指消化系统对食物进行分解的过程，其中包括物理（机械）性消化和化学性消化两种形式。其中，物理性消化是指消化管对食物的机械作用，如先磨碎食物，再使食物和消化液充分混合，从而推动食物在消化管内逐渐下移等；化学性消化是指以消化腺所分泌的消化液对消化管内的食物逐渐进行化学分解。

所谓吸收，是指营养物质通过消化管黏膜上皮，进入血液淋巴的过程。而将食物残渣形成粪便排出体外的过程，称为排泄。

足部的消化系统反射区有胃、胰、十二指肠、小肠、横结肠、降结肠、乙状结肠及直肠、肛门、肝、胆、盲肠及阑尾、回盲瓣、升结肠、腹腔神经丛、下腹部等，这些反射区均与消化系统有联系，刺激上述反射区可加强消化系统功能。下面我们将详细介绍足部消化系统的各个反射区。

胃反射区

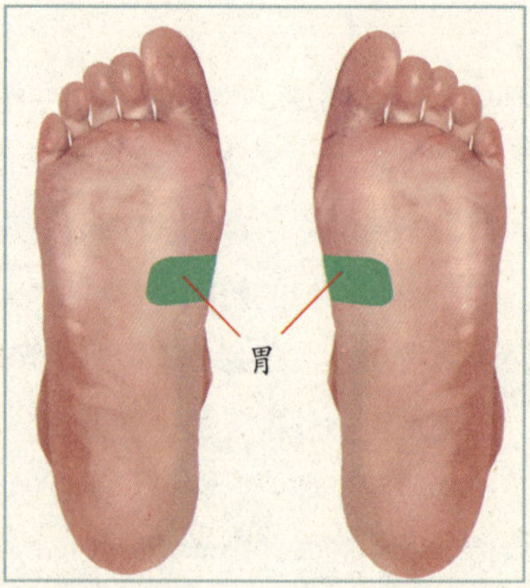

部位 双脚掌第1跖趾关节后方凹陷处，约中指一横指宽的区域，甲状腺反射区之后，下方为胰反射区。

生理功能 人类最重要的消化器官，属于中医“六腑”之一，具有容纳食物、分泌胃液以及初步消化食物的功能。

按摩手法 用单食指扣拳法或捏指法，由脚趾向脚跟方向，由轻渐重推压5次。注意：辅助手要扶于足背，指背顶压时力度要均匀并由轻逐渐加重。若有胃痛症状时，顶压的重点要向第1跖骨内侧移，即可找到明显的敏感点。顶压时要双手配合以便于形成适宜的力度。

适应证 胃部疾病，如恶心、呕吐、胃痛、胃胀、呃逆、胃酸过多、消化不良、急慢性胃炎、胃下垂、胃溃疡以及糖尿病和胆囊疾病等。

足诊

❶**手感：**如遇有颗粒感多见于各种类型的胃炎、胃或十二指肠溃疡；如遇有条索状物可见于曾经做过手术，或患有陈旧性溃疡或肠胃炎等；如遇有块状物多见于胃结石，以及打嗝、胃胀、消化不良等症。另外，病程较长者也会出现块状物；胃癌患者有时也会出现块状物，并手感较硬且压痛明显。

❷**外观：**此反射区如颜色发青即为慢性胃炎的表现；如颜色发白、无血色、纹理乱而短，且皮肤干枯多为胃、十二指肠有器质性病变的表现。此反射区本不应出现出血点，如果出现则表示胃或十二指肠有慢性器质性病变。由甲状腺反射区向后推按时，正常人的内侧足弓由前向后是平坡，若出现陡坡或感到胃反射区下陷，则说明胃部做过手术或患有萎缩性胃炎。

胰反射区

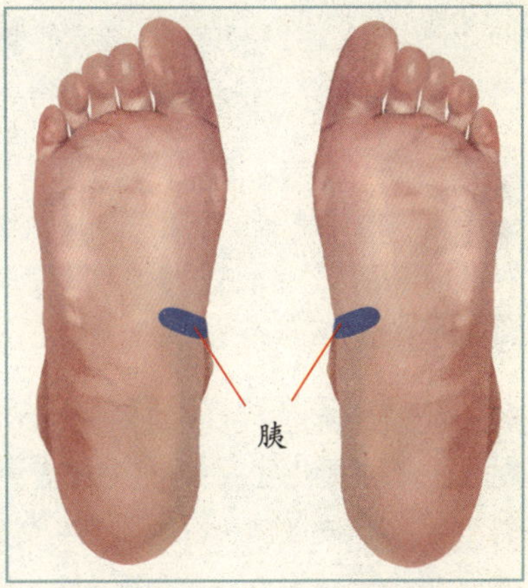

部位 足底第1跖骨体下部，在胃反射区下方中指一横指宽的区域，近侧为十二指肠反射区。

生理功能 一种重要的消化腺，兼有内、外分泌功能。由外分泌和内分泌两部分组成。

◎**外分泌部：**分泌胰腺，由胰管排入十二指肠，有消化脂肪、蛋白质和碳水化合物的作用。

◎**内分泌部：**由大小不同的胰岛样的细胞团组成，分泌与糖类、蛋白质、脂肪代谢有关的胰岛素及胰高血糖素，有调节糖代谢的作用。

按摩手法 同胃反射区的按摩手法一致。注意：辅助手应扶住足背；顶压的力度要均匀并由轻逐渐加重；因该反射区靠近第1跖骨基底部，故用力应比胃反射区轻些；要双手配合以形成适宜的力度。

适应证 因可降糖清胰，故可治消化系统及胰腺疾病，如糖尿病、胰腺炎等。

足诊

手感这一片状区域时，常感肌肉比较柔软，但当细微推按时，却发现中间有一种碍手的感觉，比其他肌肉稍微硬一点儿，这就是胰反射区异常。一般正常的胰反射区不易触觉，但异常的胰反射区会有长1.5厘米、宽0.3～0.4厘米硬的块状物，表明胰脏功能已异常，常见于糖代谢功能紊乱者，如患有糖尿病、低血糖、脂肪代谢异常等疾病的人。

十二指肠反射区

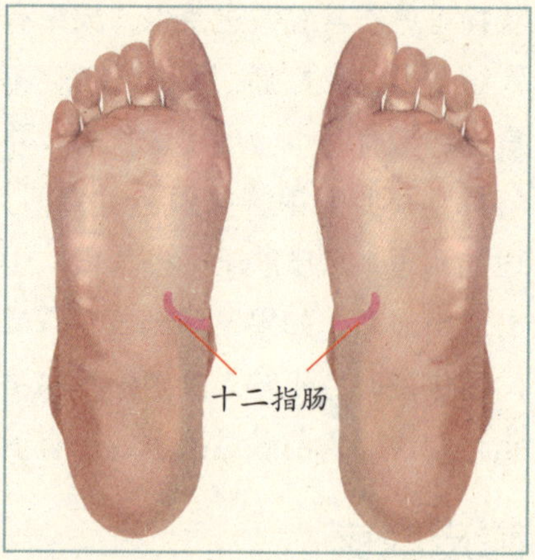

部位 足底第1跖骨近端，胰脏反射区下方中指一横指宽的区域。

生理功能 消化、吸收营养物质的重要场所。

按摩手法 同胃反射区按摩手法一致，应采用单食指扣拳法。注意：辅助手要扶住足背；顶压的力度要均匀并由轻渐重，但用力要比胰脏反射区稍轻，既不可太重以免疼痛难忍，又要有适宜的刺激量才能奏效。

适应证 腹胀、腹痛、便秘、泄泻、消化不良、十二指肠溃疡、食欲不振、食物中毒等。

足诊

1. **气泡：** 如有水泡样感觉，多见于消化不良、打嗝、恶心等；若下部出现气感有可能是十二指肠出了毛病，并有些胃下垂患者的十二指肠投影位置会高于胃的位置。
2. **颗粒：** 遇有颗粒感，多见于各种类型的胃炎、胃或十二指肠溃疡。
3. **条索状物：** 若遇条索物，可见于曾经做过手术、陈旧性溃疡或胃炎等。
4. **外观颜色：** 如出现瘀血或血点，可化验粪便有无潜血，如果有潜血，则可能为消化道溃疡出血。
5. **皮肤纹理：** 若胃和十二指肠反射区出现纹理碎乱、皮肤枯而无光泽，多为慢性消化道器质性疾病。

小肠反射区

部位 双脚掌足弓向上隆起位于足底楔骨至跟骨之间，所形成的凹陷区域，即被升结肠、横结肠、降结肠、乙状结肠和直肠等反射区所包围的区域。

生理功能 储存、消化、运输食物的重要场所。

按摩手法 采用多指扣拳法，即四指弯曲，以四指近侧指间关节背侧着力，同时由足趾端向足跟端压刮5次。注意：辅助手扶于足背使足固定；压刮的力度要均匀，速度宜快，动作要有节奏；若施术者手大而受术者足小时，可只用中指、无名指、小指三指的近侧指间关节压刮，压刮后常有足底心发热感。

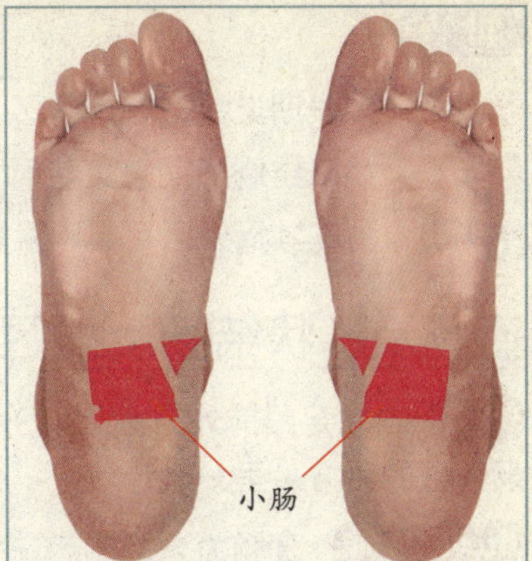

适应证 小肠炎症、急慢性肠炎等疾病，以及胃肠胀气、腹泻、腹痛、便秘、心律失常、失眠等症。

足诊

❶**气感：** 若在此反射区的后1/3处发现气感，多表示消化不良、营养障碍或腹胀失眠等现象。经常有口腔溃疡者，此反射区也会遇到有气感。

❷**块状：** 一种是竖形的（宽0.7～0.8厘米、长2.5厘米）、不太硬的块状；另一种为横的、稍微硬的块状，位置在小肠反射区后1/3，约3厘米长、0.7厘米宽。这两种块状一般不会同时出现。块状的出现主要提示为此人免疫功能低下，出现横块者，则更重一些。

❸**外观：** 此部位若出现血点或瘀血，表示小肠有较重的功能紊乱。如果儿童的这一部位出现颜色发青或凹陷的现象，则表示有消化不良、营养障碍的症状。另外，此处纹理变化较少见，纹理变化最多见的是胃和泌尿系统反射区。

降结肠反射区

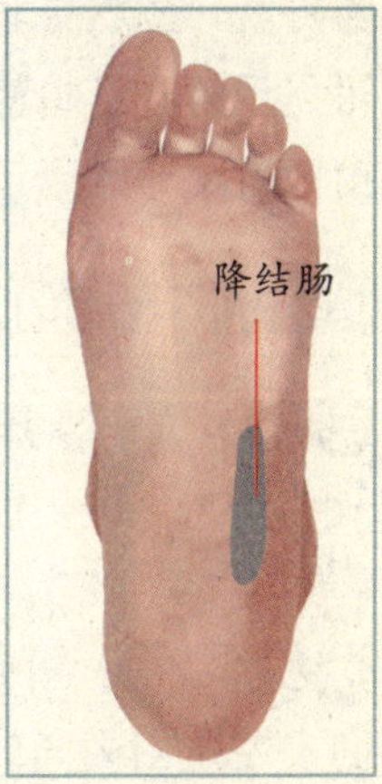

部位 在左足底外侧，上接横结肠反射区外侧端，紧贴小肠反射区外缘，向下至跟骨外侧前缘的竖带状区域。注意：其挨着小肠反射区外侧，平行于足外侧缘，但之间有一段距离，切不可沿外侧缘向下。

生理功能 储存代谢产物的场所。

按摩手法 单食指扣拳法，由脚趾向脚跟方向压刮5次。自远而近，逐渐加力。注意：辅助手要扶持足背并固定，按摩手要用力压住脚掌，双手配合，使压刮有足够的力度；压刮时应先压后刮，压刮的方向必须由内向外，力度要均匀并由轻逐渐加重。

适应证 结肠炎、肺部疾病，以及便秘、腹泻、腹痛等症。

足诊

❶手感： 如长期炎症，在反射区可摸到黄豆至花生仁大小的硬结节。

❷外观： 如降结肠长期患炎症时，反射区可见“米”字形纹路向两侧扩散；如降结肠出血，在其反射区可见暗紫色斑点。

直肠及乙状结肠反射区

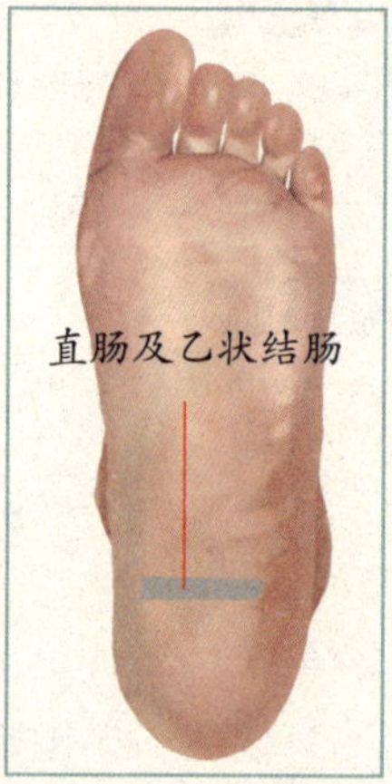

部位 自左足跟前外方呈反“S”形移行至足跟内前方膀胱反射区的后方，呈一横带状。

生理功能 直肠为大肠的末端，位于盆腔内，是消化管的最末端，全长12~15厘米，为储存代谢产物的场所。

按摩手法 用单食指扣拳法，用食指中节近侧部沿跟骨前缘由外向内压刮3分钟。注意：辅助手要扶住足背；应双手合力使压刮有适宜的力度；应从足跟前外方呈反“S”形压刮，先压刮，然后在拐至足跟内前方的膀胱反射区的后方时，再用腕部和前臂的内旋动作带动操作；用力要均匀并逐渐加重。

适应证 乙状结肠炎、直肠炎症，及息肉、便秘、腹泻、腹胀、泄泻、痔疮等症和肺部疾病。

足诊

❶手感： 便秘时，反射区可摸到连珠状硬结。

❷外观： 乙状结肠、直肠有病变时，反射区的皮肤纹路密度会增高；如有出血，可见反射区有暗紫色斑点；如有息肉，可见反射区有结节感。

横结肠反射区

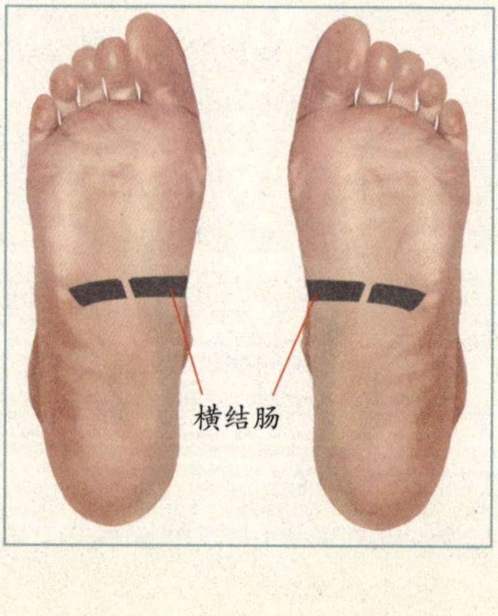

部位 位于双脚掌中线上，即足底中间第1~5跖骨下部，横越脚掌呈一条带状区。

生理功能 储存代谢产物的场所。

按摩手法 用食指扣拳法按顺时针方向压刮，左足由内向外、右足由外向内各5次。注意：辅助手要扶持足背并固定；压刮时应先压后刮，力度要均匀并由轻逐渐加重。

适应证 腹泻、腹痛、结肠炎、便秘以及各种肺部疾病。

足诊

❶手感：反射区内有较硬的结节，多表现为便秘、腹痛。

❷外观：横结肠病变时，会有“米”字形深浅不等的纹路，多为炎症的体现。

升结肠反射区

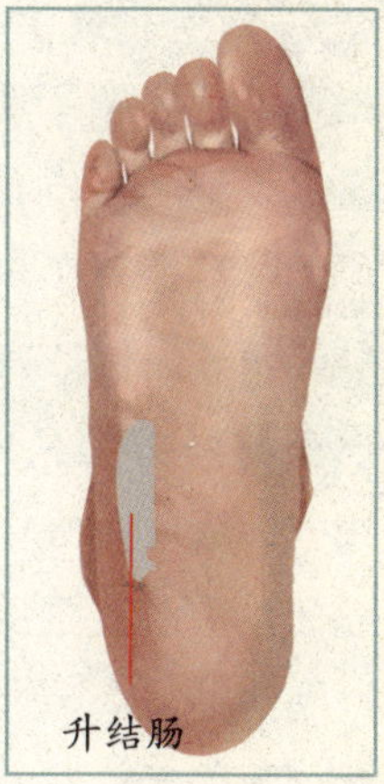

部位 右脚掌，紧贴小肠反射区外侧，从足跟前缘至第5跖骨底内侧端的竖带状区域。

生理功能 储存代谢产物的场所。

按摩手法 用单食指扣拳法，以食指关节偏桡侧面施力，由脚跟向脚趾方向压刮5次。注意：辅助手应握持足背，按摩手要用力压脚掌，双手配合，使压刮有足够的力度；压刮时用力要均匀并逐渐加重；压刮的方向必须由近端至远端，即由足跟向足趾方向按摩。

适应证 消化系统疾病，如腹泻、腹痛、便秘；肺部疾病，如咳喘、哮喘、慢性肺炎、肺结核等。

足诊

❶手感：反射区出现较软的小块状，多见于儿童的肠寄生虫症；反射区有硬节，多见于便秘、腹胀痛等症。

❷外观：升结肠有慢性炎症时，反射区可见“米”字形纹路向外扩散。

肛门反射区

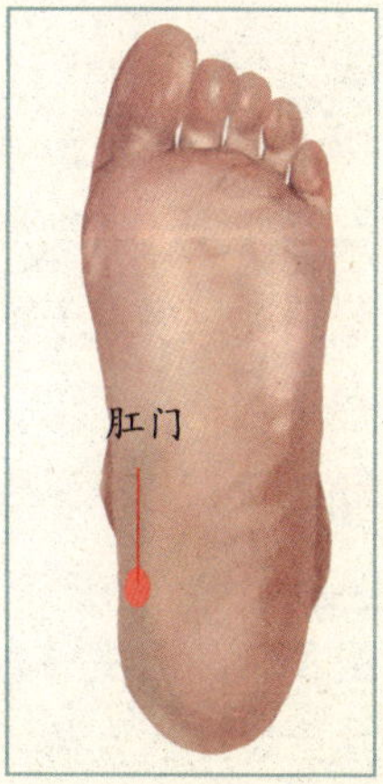

部位 左脚掌跟骨内侧前缘处，乙状结肠及直肠反射区的末端，膀胱反射区后方的足底与足内侧交界处。

生理功能 代谢产物向体外排泄的通道。

按摩手法 用单食指扣拳法，即用食指近侧指间关节背侧突出部顶压，逐渐加力，按压5次。注意：辅助手应扶住足背，使足部固定；顶压的方向最好是从内下向外上，力度应均匀并逐渐加重。

适应证 便秘、痔疮、脱肛、肛裂、肛门下垂、便血等。

足诊

❶手感：按压反射区时疼痛感明显；在双脚小腿内侧，自脚内踝起沿胫骨内侧向上延伸可摸到片状硬块；有肛裂，但反射区无硬块，仅有压痛。

❷外观：肛门有病变时，反射区皮肤会变得粗厚或有裂缝，皱纹向两侧扩展。

肝反射区

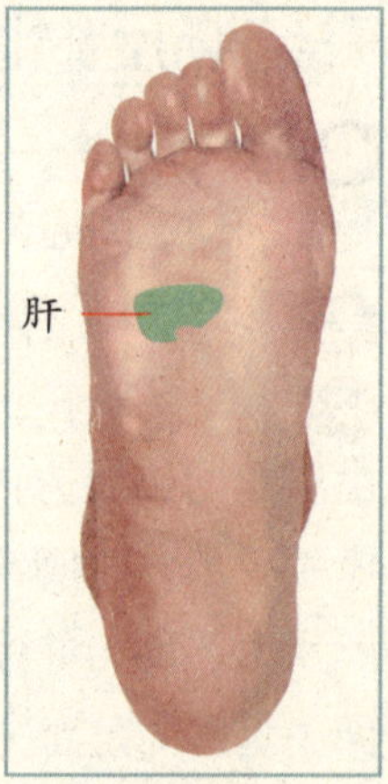

部位 右脚掌第4、5跖骨体之间，距离第4、5跖骨头一横指宽的近心端所形成的区域。肺反射区下方的区域，肾反射区的外侧稍上方。

生理功能 人体内最大的腺体。功能：分泌胆汁，帮助脂肪的消化、吸收；将单糖转变成肝糖原，贮存在肝细胞内，需要时肝细胞又将其变成葡萄糖并输注于血液中；解毒作用，将吸收入人体内和体内代谢过程中所产生的有毒物质加以分解，或直接由胆汁排出，以保护机体维持正常功能；在胚胎时期还有造血的功能。

按摩手法 用双指扣拳法，自足跟向足趾端施力向上，压刮5次，逐渐加重。注意：辅助手要扶住足背；压刮的范围宜大，用力要均匀并由轻逐渐加重。

适应证 各种肝脏疾病，如肝炎、肝硬化、肝肿大、肝功能失调、酒精肝、脂肪肝等；高血压、高血脂、目疾、筋脉拘挛、眩晕等。

足诊

用拇指指腹离心方向推按。此反射区可能出现气感和颗粒，偶见条索状或块状。

❶气感：为捻发样感觉，常见于消化不良、长期服用化学药品、嗜酒，也见于肝炎早期或肝炎恢复期。

❷颗粒：多见于各种类型的肝炎、肝胆结石、胆道痉挛和慢性肝脓肿等。

❸条索样：多见于曾患过肝炎或右上腹动过手术者。

❹块状物：多见于肝囊肿、肝硬化。在用拇指指腹推压时，会感觉到肝反射区柔软而其后方皮肉稍硬，且患者体格稍胖，有可能为脂肪肝。另一种感觉是肝反射区稍硬，而其后方柔软，表示肝大或肝硬化，多见于曾患过疟疾、血吸虫病、黑热病等地方性传染病者，也常见于酒精肝。

胆囊反射区

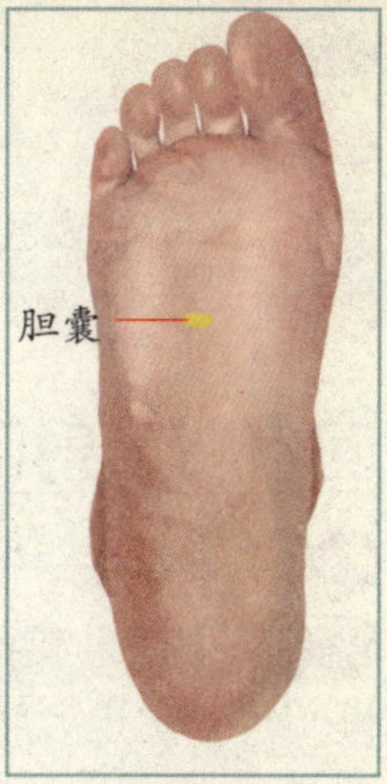

部位 在右脚掌第3、4跖骨之间，肺反射区下方的区域，被肝脏反射区所覆盖；也可在右足底第3、4趾间划一竖线，肩关节反射区划一横线，两线的交界处即为胆囊反射区。

生理功能 浓缩和贮存胆汁的器官。储存肝分泌的胆汁，即为当食物或消化液刺激时，反射性地引起胆囊收缩和奥狄氏括约肌就会收缩，胆汁就会由胆囊管、胆总管排入十二指肠；胆囊壁内层为黏膜，除了分泌黏液以外，还有吸收水分的能力，从而浓缩胆汁，便于贮存。

按摩手法 用单食指扣拳法，顶压方向应斜向外上方，以食指近端指间关节吸定按揉5次。注意：辅助手要扶于足背并给予反作用力；顶压时要用食指近侧指间关节背侧突出部位顶入，辅助手配合用力，不要移动或旋扭；力度均匀，并由轻逐渐加重。

适应证 胆囊疾病，如胆结石、黄疸病、胆囊炎、口苦、失眠、消化不良等。

足诊

用手法检查时应该往深处顶压并逐渐加深，不应一下就顶得很深，因为若第一下就顶得很深，肌肉就会因受刺激而急速收缩，致使很难再深入顶压了。顶压过程中若出现顶到木板上的感觉时，可考虑为肝壁增厚，多见于胆囊炎或泥沙样结石；若遇有颗粒感，也可考虑为胆囊炎或胆结石；如有条索样感觉，可见于胆囊息肉。胆囊反射区多数无外观变化，有外观异常，即属于肝脏问题。

盲肠阑尾反射区

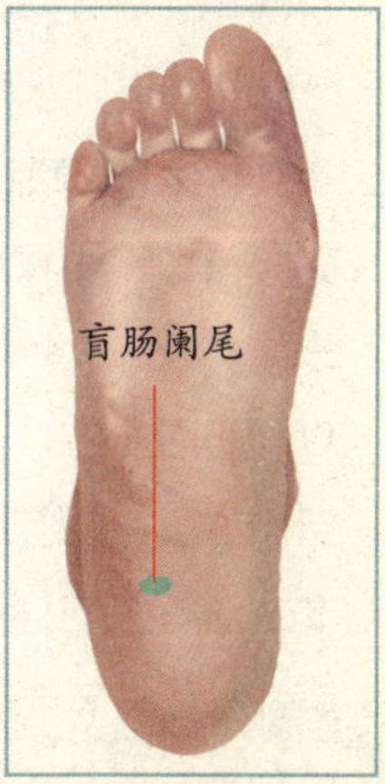

部位 右脚掌跟骨前缘外侧，与小肠和升结肠的反射区连接。

生理功能 储存代谢产物的场所。吸收水和电解质，并参与机体对水、电解质平衡的调节；吸收由经肠内微生物所产生的维生素；完成对食物残渣的加工，并形成和暂时贮存粪便。

按摩手法 用单食指扣拳法定点按压3分钟。注意：辅助手要扶住足背使其固定；按压时不能移动部位或扭转，力度应由轻逐渐加重。

适应证 腹胀、腹痛、便秘、泄泻等症及阑尾炎。

足诊

❶气感：反射区有按压疼痛感，提示为消化系统吸收有障碍、腹胀或阑尾炎；阑尾炎发作时，反射区内可以摸到小结节异物。

❷外观：阑尾有炎症时，反射区可见蜘蛛网状纹路。

回盲瓣反射区

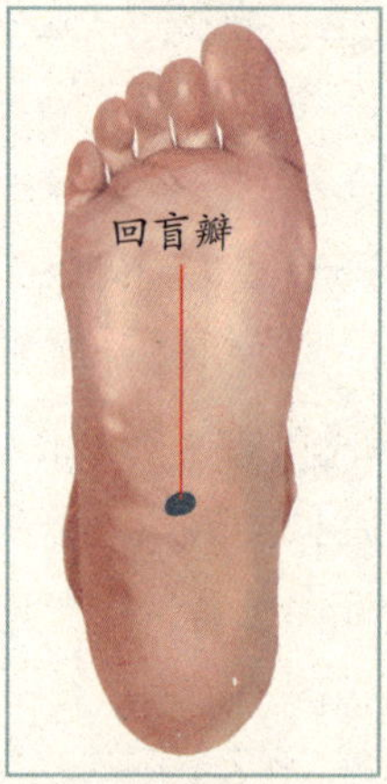

部位 右足底跟骨前外侧，位于盲肠和阑尾反射区稍上方。

生理功能 有括约肌的作用。即当大肠发生逆蠕动的时候，可以防止大肠中的内容物逆流入小肠。同时，回盲括约肌可以防止小肠中的内容物过快进入大肠，从而延长食物在小肠内的停留时间，有利于小肠内容物的完全消化和吸收。

按摩手法 用单食指扣拳法定点按压5次。注意：辅助手要扶于足背使足固定；按压时不可移动或旋扭部位；力度应由轻逐渐加重。

适应证 消化系统吸收障碍性疾病，如肠炎、便秘、下腹胀气、腹痛等。

足诊

回盲瓣发生病变时，反射区皮肤纹路细小、密度增高；反射区压痛明显。

温暖过冬的足浴疗方

◎冻疮、怕冷方：艾叶、川芎、防风、花椒、红花各10克，羌活、桂枝、威灵仙各15克，生姜20克。用水煮沸，待温度适宜时即可泡脚，如果泡一会水冷了可以再冲进开水再泡，最好是睡前泡，泡后擦干，不要用冷水再冲洗。

◎女性冬天脚凉：延胡索、姜黄、虎仗、巴戟天各15克，制附片、木瓜各10克，花椒、生甘草各6克。加适量水煎成汤液，温度适当时，进行泡脚20～30分钟。泡脚次数越多，效果越好。

◎舒筋活血方：归尾、川牛膝、适骨草各30克，赤芍、川芎、白芷各20克，川椒、甘草各15克。用水煮沸，待温度适宜时即可泡脚，每次浸泡15～20分钟。本方具有舒筋通络、行气活血、散寒止痛的强大功效，主要用于慢性病、老年病，以及关节或周身酸痛不适、形寒肢冷、气滞血瘀等症。

内分泌系统足部反射区

内分泌腺或组织是能分泌某些化学物质的腺体或组织，这些化学物质被称为激素，激素通过导管进入血液，经血循环作用于远处细胞激素受体，从而起到调节机体的生长、发育、物质代谢和脏器功能等生理作用。人体的内分泌腺有：垂体、甲状腺、甲状旁腺、肾上腺、性腺、松果腺和胸腺等。足部的内分泌系统反射区有肾上腺、脑垂体、甲状腺、甲状旁腺等。并且，胰反射区、性腺反射区和神经系统反射区皆与内分泌系统有联系，刺激上述反射区亦可加强内分泌系统功能。下面我们将详细介绍内分泌系统的各个反射区。

甲状旁腺反射区

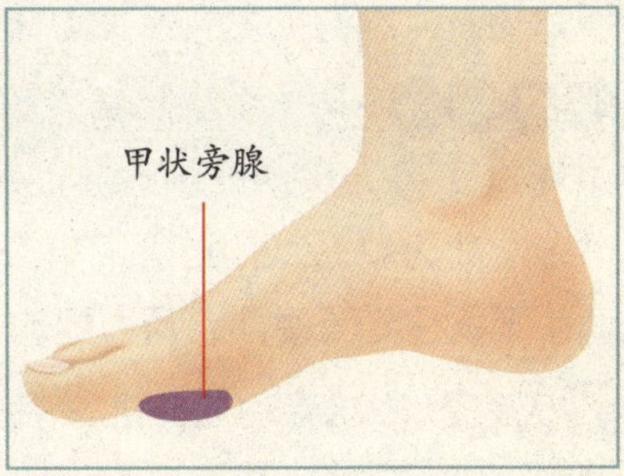

部位 双脚脚掌第1跖趾关节内前方凹陷处。

生理功能 分泌甲状旁腺激素，维持血钙平衡。其分泌出的甲状旁腺素，可以维持血中钙离子的浓度，从而加强破骨细胞的活动，使血钙入骨。钙质需要有适当量、适当的化学形式才能活化神经肌肉组织，并且贮存于骨中。甲状旁腺素分泌得过少，血液中的钙质就会随之减低而造成血钙过少。而血钙浓度低下时，肌肉就会容易过敏而产生痉挛。如果甲状旁腺素分泌得过多，破骨细胞过分活动，也容易引起骨过度破坏以及钙质不能利用。

按摩手法 用扣指法或单食指扣拳法，即用拇指指端或食指弯曲的近端指间关节尽量扣入第1跖趾关节，向内前顶入关节缝内按压，力度以感觉酸胀为宜，反复5次。

适应证 甲状旁腺功能低下引起的缺钙症状，如筋骨酸痛、抽筋、手足麻痹或痉挛、指甲脆弱、骨质疏松、白内障等。并可用于癫痫病发作时的急救。

足诊

检查时用拇指指端在脚拇指的内侧跖趾关节缝处推按触摸。如果只遇到颗粒，表示钙磷代谢失调，有可能患有骨质疏松、骨质增生或癫痫等。因脚拇指趾外翻所致的跖趾关节变形增生多与类风湿性关节变化有关，也表示有全身的钙磷代谢失调。

甲状腺反射区

部位 双足底，起于第1跖趾关节的近心端及拇指第1趾骨的外侧，由纵段和横段组成，相当于拇指的近心端和其外侧所形成的L形带状区域。纵段位于双足底第1、2近节趾骨中后部与跖骨头部之间，横段横行位于双足足底第1跖骨中段，总段与横段之间约呈直角。

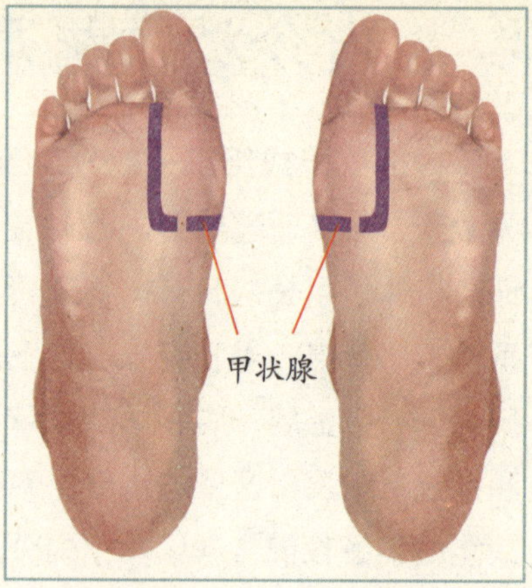

生理功能 分泌甲状腺激素和三碘甲腺原氨酸，作为碘的贮存场所，具有促进机体的新陈代谢、维持机体的生长发育等作用。

按摩手法 用单食指扣拳法或捏指法由足跟向趾端方向弧形压刮，反复5次；用拇指推掌法或食指压刮法，自第1跖骨颈移行部由内向外横推，在拐向远侧时，此处为敏感点，再沿第1、2跖骨之间推向远侧，如此反复做5次。注意：辅助手要扶住足背中部，用力要均匀，动作要协调。

适应证 甲状腺功能亢进、甲状腺分泌不足、心悸、失眠、情绪不稳、甲状腺肿大、肥胖症等。

足诊

在由内向外推压至拐弯处时会遇到一粒状物，这是正常结构，如在其他部位发现异常才有诊断意义。此反射区常见有气感、颗粒或条索状，并块状物与其他反射区的块状物不一样。

❶**气感：** 此反射区的气感像水泡样，多提示与心功能有关，多见于心律失常、烦躁、多汗、记忆力减退等症状。

❷**颗粒：** 反射区有颗粒物，多表示甲状腺本身器质性病变，如甲状腺肥大、甲状腺功能低下或亢进，以及患有甲状腺肿瘤等。

❸**条索状：** 反射区有条索状感，可能是曾经做过手术。

❹**块状：** 在推按时摸不清沿第1跖骨小头周围形成的浅凹沟，并感觉整个甲状腺反射区的肉厚而硬，多见于甲状腺肿瘤。

肾上腺反射区

部位 双脚掌第2、3跖骨体之间，距离第2、3跖骨头约一拇指的宽幅，在肾反射区的远心端；或者是双足底前脚掌第1跖骨与其他跖趾关节所形成的人字形交叉点后方凹陷处。

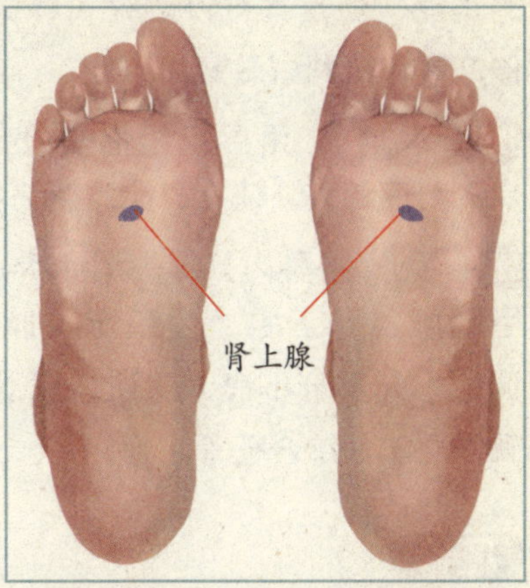

生理功能 最主要的功能是分泌三大激素，即盐皮质激素、糖皮质激素及少量性激素。这三类激素都是类固醇衍生物，故统称为类固醇激素。

◎**盐皮质激素功能：**参与体内水盐代谢，促进肾小管和集合管保钠排钾。

◎**糖皮质激素功能：**主要调节体内糖和蛋白质的代谢。

◎**性激素功能：**主要指分泌的雄激素。

按摩手法 用单食指扣拳法，即用右手食指背侧指间关节突出部位向足部第2、3跖骨颈之间缓慢顶入，以出现酸胀感为宜，停留10～20秒后缓慢放松，再逐渐加力，直至出现微痛；也可用握足扣指法吸定按揉5次。注意：要用左手握其足背加以扶持和协助用力，不要改变方向；右手食指指间关节要垂直顶入，不要捻转；用力要适度，以松解时感到舒适为度；顶入的部位要遵循宜外勿内、宜后勿前的原则；按压时节奏需稍慢，渗透力要强，以出现酸、胀、痛感为宜。

适应证 肾上腺疾病、各种感染性疾病、过敏性疾病、血压疾病、风湿病、糖尿病、炎症、哮喘、关节炎，及心律不齐、昏厥、发热等症。

足诊

如反射区有皱纹，为肾上腺功能减退的信号。另外，该反射区面积很小，不易触到阳性物。另外，从外观上检查，因肾上腺反射区紧邻肾反射区，其出现的外观变化多与肾反射区相关，因此肾上腺反射区不易检查。

垂体反射区

部位 双脚拇指趾腹正中央，在脑部反射区中心。

生理功能 女性比男性大，呈椭圆形，结构上分前、中、后三叶。是体内最重要的不成对的内分泌腺体，可以分泌多种激素，促使机体生长，并且调节及控制其他内分泌腺体活动。

其中，脑垂体中的腺垂体可以分泌以下几种激素：生长激素、甲状腺激素、肾上腺皮质激素、性腺激素。

而脑垂体中的神经垂体却不具有分泌激素的功能，但是其可以贮存和释放下丘脑产生的催产素和抗利尿激素。

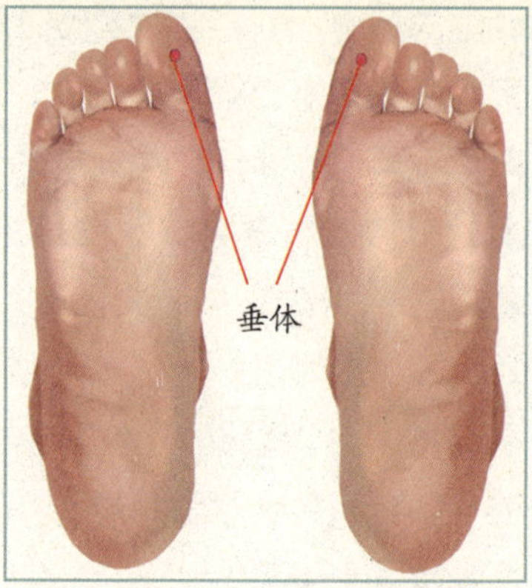

按摩手法 用握足扣指法吸定反射区按揉5次，力度稍大，使之有酸痛感为宜。

适应证 各种内分泌失调症状，如甲状旁腺、甲状腺、肾上腺、生殖腺、脾、胰等功能失调；小儿发育不良、遗尿；肥胖症、性功能障碍、更年期综合征等。

足诊

❶**手感：**用食指关节顶点深压反射区或用拇指指端深压反射区，若感到有颗粒，表示生长机能出现变化。另外，后天发生的垂体腺变化会引起整个内分泌功能的失调，一些四五十岁以上的人如发现此反射区有颗粒感，则是垂体功能紊乱、身体内分泌失调的体现。

❷**外观：**此反射区不应有外形凹陷，如有凹陷（一般四五十岁的人较常见）则表示可能是内分泌失调；如发现呈灰暗色或黄灰色，如为中青年女性即表示为患有月经不调或神经性头痛；如为四五十岁的人则可能是更年期反应，也可能与代谢异常有关。

穿鞋不当对双足反射区的影响

◎**穿鞋不当易致循环代谢受阻。**人体足部有丰富的血管和淋巴结，处于人的最低部，血液循环最为不良，最容易出现循环障碍。如果穿着一双尖头、紧瘦、高跟和小号的鞋，紧压足部，就会使血液淋巴液循环回流受阻、新陈代谢不能正常进行、血液中的氧气和营养物质不能进行交换，使血液循环更加恶化。

◎**穿鞋不当易致足弓下塌。**正常人的脚的内侧纵弓和后横弓是始终保持弓形的，但如果穿鞋不正确，便会对足弓造成伤害，如穿尖窄的鞋，会使前掌的凸度过大，导致脚的前弓部分韧带受挤压而造成损害，直至完全失去弹性，造成横弓下塌、足部减振功能丧失，从而对人体的脊椎和大脑构成危害，严重的足部真菌还与糖尿病、血管性疾病密切相关。

呼吸系统足部反射区

呼吸系统包括输送气体的呼吸管道和执行气体交换的肺。呼吸管道包括鼻、咽、喉、气管和支气管，其中鼻、咽、喉属于呼吸道的起始部分，称为上呼吸道。呼吸道在结构上的特点是具有骨性或软骨性的支架，以保持空气出入畅通。足部的呼吸系统反射区有鼻、额窦、肺及支气管、扁桃体、喉与气管、食管、横膈膜、解溪。按照中医学的脏腑表里关系，肺属里为阴，大肠属表为阳。大肠可分为盲肠、结肠和直肠三段大肠，其反射区及腹腔神经丛等反射区均与呼吸系统有联系，刺激上述反射区亦均可加强呼吸系统功能。下面我们将详细介绍呼吸系统中的各个反射区。

鼻反射区

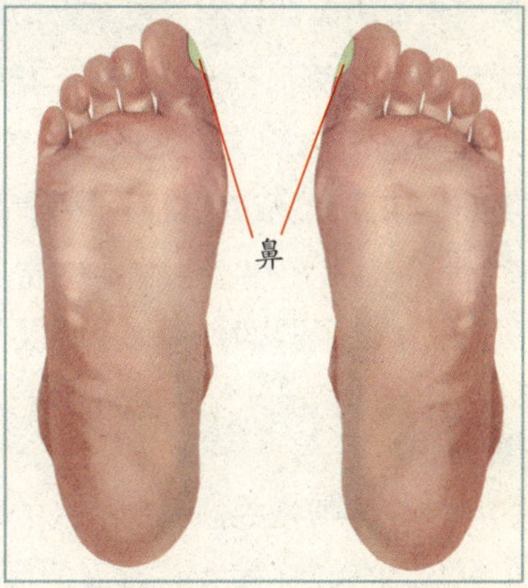

部位 双脚拇指趾腹内侧缘中段延伸到足背拇指趾甲根部，第1趾间关节前。右鼻反射区在左脚上，左鼻反射区在右脚上。

生理功能 鼻是呼吸及嗅觉器官，可以过滤空气、暖化和湿润空气，并具有调节语言音色的作用。

按摩手法 保健按摩法：用扣指法或捏指法在足内侧的鼻反射区，由足跟向足尖方向刺激5次；足拇指背的鼻反射区应由内向外刺激，由轻渐重推3次。通气法：用单食指扣拳法，以近侧指间关节背侧突出部位顶压拇指趾腹内侧，逐渐加力，按压5次或多次。注意：辅助手必须固定足趾和足；做保健按摩法时要用拇指指腹推，由远侧向近侧推至甲根后方；做通气法时，应将手腕抬高，对准鼻反射区做顶压，最后一次顶压应当延长时间，并持续片刻后再缓慢放松。

适应证 鼻部疾病，如各种鼻炎、鼻出血、鼻塞、鼻窦炎等；呼吸道疾病，如嗅觉异常、打鼾等。

足诊

❶气感：可触及气感或颗粒，气感似捻发样感觉，多出现在“L”形反射区的拐角处；颗粒可出现在反射区的任何部位。感冒、鼻炎、过敏性鼻炎者会出现气

感；慢性鼻炎、萎缩性鼻炎者会出现颗粒样。

②外观：此反射区容易被鞋挤压摩擦，出现硬皮老茧。由于此反射区与大脑反射区相接，如老趼出现，可能有慢性鼻炎或脱发现象。如脚拇指的外形变成圆形，则表示鼻腔已患病多年了。

额窦反射区

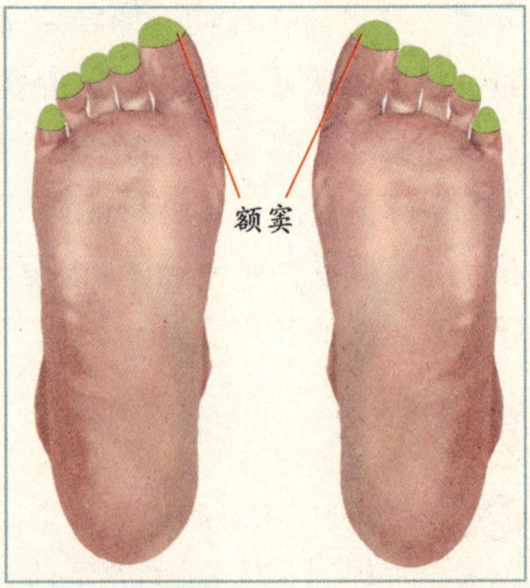

部位 双脚十趾的顶端约1厘米的区域，左侧反射区在右脚；右侧反射区在左脚。

生理功能 调节以及吸入空气的温度和湿度，并且能对发音起到共鸣。

按摩手法 单食指扣拳法或拇指扣拳法，用拇指自内向外按摩，反复做5次。注意：辅助手要扶持脚拇指或使第1、2趾分开；施术时要随脚拇指顶端呈弧形做推法或压刮，力度要均匀，速度宜稍慢，不要滑脱，以受术者感到舒适为宜。

适应证 前额痛、三叉神经痛、脑血管意外、脑震荡、鼻窦炎、头痛、头晕、失眠、发烧及眼病、视物不清及耳、鼻、口腔等疾病。

足诊

①手感：足拇指的额窦反射区的任何部位都可能出现气感，其他四个脚趾的额窦反射区的气感多发生在趾腹的后1/3处。气感的手感似捻发样，施术者感到气感时，受术者会感觉有明显的疼痛，多见于感冒、头疼、头晕或神经衰弱等症。有时检查到此反射区有气感时，患者并无任何感冒症状，待6～10小时后才出现感冒症状。此反射区不易遇到颗粒感。

②外观：五个趾腹都不应有出血点，若出现针刺样出血点，如无外伤，应考虑有可能是脑血管出现问题，应尽快去医院进行诊断。

肺和支气管反射区

部位 肺反射区：双足掌的后半部，斜方肌反射区的后方，与斜方肌反射区等长等宽。肺反射区与肺脏同侧对应。支气管反射区：自肺反射区中段延伸至第3趾中节末端的索带状区域。

生理功能 肺是呼吸系统最重要的部分。肺与支气管最重要的功能是与外界进行气体交换，吸进氧气、呼出二氧化碳，是重要的气体交换器官。

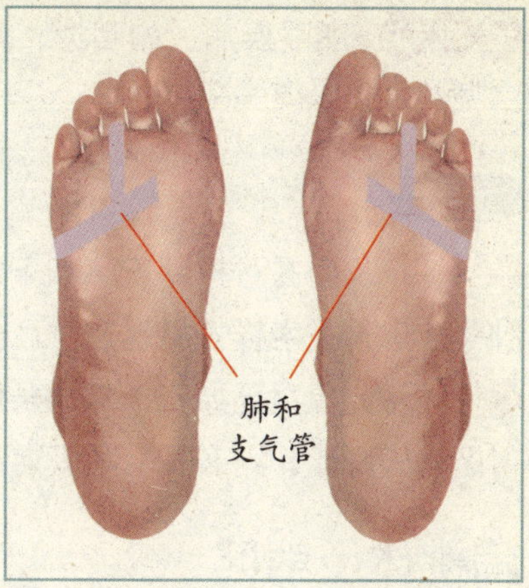

按摩手法 与斜方肌反射区的按摩手法相同，但部位偏后方。用单食指扣拳法，自外向内压刮5次，逐渐加重。刮支气管反射区时，要用捏指法向中趾压推。注意：辅助手要扒住足趾，使其屈曲，并使足掌放松；做肺反射区按摩时，必须由外向内压刮；做支气管反射区按摩时，双拇指应推向各趾，压刮或推法的力度应均匀，并逐渐加重。

适应证 肺与支气管的病症，如哮喘、肺气肿、胸闷、气短等；其他病症，如乏力、心脏病、便秘和腹泻等。

足诊

通常斜方肌和肺这两个反射区一同检查。当身体出现问题时，用拇指由后向前纵向推按，会出现气感与颗粒。

①**手感：** 气感出现在前半区域可考虑是肩背受风、颈椎病。如出现在后半区域，应左右两侧对照：如两侧肺反射区都有反应，可认为是肺的毛病；如仅发生在左脚，应考虑为心血管毛病，如咳嗽哮喘、上呼吸道感染、心律失常等。

②**颗粒：** 颗粒靠近斜方肌反射区可见于背部肌肉损伤；发生在肺反射区，可见于呼吸道的炎症或肺结核的钙化灶。肺和支气管反射区若长有脚垫，60%是早年患过结核病或其他肺病严重感染；如有瘀血点，则多提示肺气肿。

喉与气管反射区

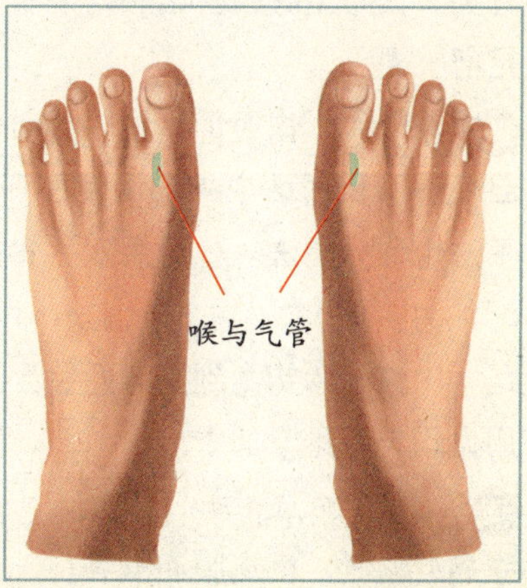

部位 第1跖趾关节外上方，靠足趾端。敏感点偏足背部稍远侧。

按摩手法 扣指法，用拇指指端分别向足拇指侧用力按揉突起处及前、后方的小凹陷5次；再用捏指法沿骨骼边缘由足趾端向足跟推压带状区域5次，逐渐加力。注意：辅助手要扶于足背外侧，使足固定；先要摸准部位，再定点扣捏；用力适度并由轻逐渐加重。

适应证 咽喉疾病，如咽炎、扁桃体炎、喉炎、咽喉肿痛、声音嘶哑、咳嗽、气喘及上呼吸道感染等。

足诊

❶手感：反射区可摸到气感和条索样。有气感表示有咳嗽、感冒、气管炎、肺气肿等疾患；条索样若出现在靠后部位，则表示有气管疾病。

❷外观：此反射区如宽、深、长即为正常，如果出现短、浅、窄则为不正常；反射区饱满膨隆，则表示上呼吸道经常有病。

扁桃体反射区

部位 双足拇指趾背，近端趾骨背面背伸肌两侧的凹陷中。

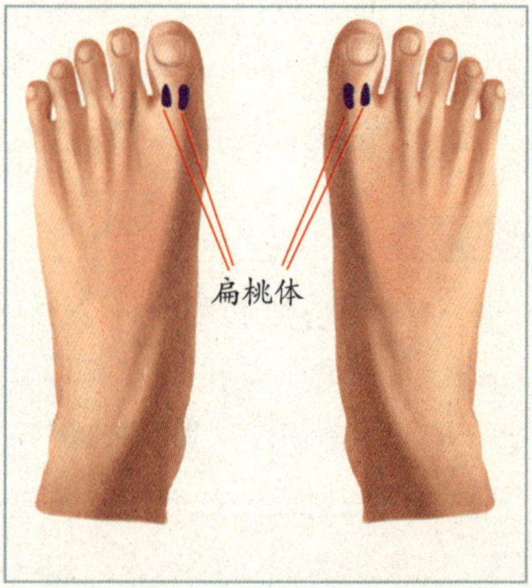

按摩手法 用双手扣指法定点按揉并相对挤压3分钟。注意：双手的食、中两指要在足拇指底面固定足拇指；用力要斜向上方按压，不可向趾端方向挤压。

适应证 上呼吸道感染，如扁桃体炎、咽喉炎、鼻炎、咽喉肿痛，及出现扁桃体肿胀、化脓肿胀、化脓等症状。

横膈膜反射区

部位 足内侧的第1跖楔关节与足外侧的跖趾关节在足背的连线上，可触及一串骨突。其与足底的横结肠几乎首尾相连，围绕足部一圈。

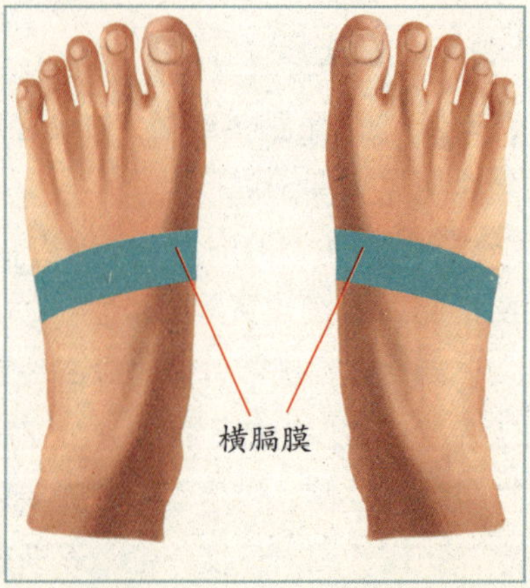

按摩手法 用双拇指捏指法或双食指刮压法自横膈膜反射区中央向两侧刮压5次，此按摩手法也称分隔法。也可用双手食指钩拳法，逐渐加力，做5次。注意：施术时双手食指要从足背中央开始钩刮到足背两侧至足底交界处，用力均匀并逐渐加重。

适应证 呃逆、恶心、呕吐、胸闷、腹胀、腹痛、岔气、横膈膜疝气等。

足诊

仅能遇到颗粒，多表示膈肋患病，如打嗝、胸闷、肋膜炎等。

化痰点反射区

部位 踝关节背侧正前方横纹中点，拇长伸肌腱与趾长伸肌键之间。

生理功能 产生淋巴细胞、增加机体抵抗力、参与机体免疫功能、构成身体防御屏障，还可以阻挡从咽喉部侵袭的病菌。

按摩手法 用捏指法或指压法，将拇指指腹放在该区定点按揉5次。注意：按摩手的拇指指端要扣入解溪穴，辅助手要握住足部并按顺时针和逆时针方向旋转踝关节，各做5次，以出现酸胀感为度。

适应证 腹泻、便秘、足踝部扭伤、痰多、气喘等以及气管炎和腕关节疾病。

足诊

反射区可摸到气泡或者阳性反应物。如果触摸到气泡，则表示患头痛、感冒、头晕、腹泻等；若阳性反应物出现在此部位，则可能是患有气管疾病。

食管反射区

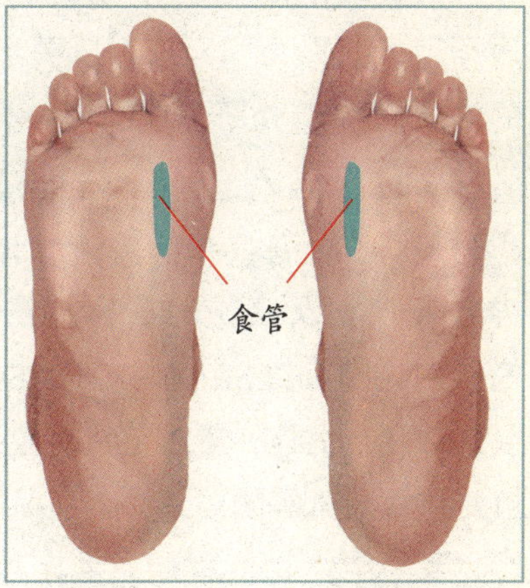

部位 第1跖骨基底外侧，靠足跟端。

生理功能 食物进、出人体的通道。

按摩手法 扣指法，用拇指指端向足拇指侧用力分别按揉突起处及前、后方的小凹陷5次；再用捏指法沿骨骼边缘由足趾端向足跟推压带状区域5次。注意：辅助手要扶持足的前外侧；操作时要向第1跖骨基底的内后方用力，以获得胀痛感为度。

适应证 食管癌、食管炎等食管疾病。

足诊

外观：此反射区宽、深、长为正常现象；若出现短、浅、窄即为不正常现象。

泌尿系统足部反射区

人体要不断地进行新陈代谢，才能维持机体内环境的相对稳定。绝大部分水溶性废物连同水分主要靠肾脏以尿的形式排出。总的来说，在肾脏生成的尿，得不断地经输尿管流入膀胱，在膀胱内暂时贮存，到一定量后，再经尿道排出体外。由于通过肾排出的代谢产物种类多、数量大，而且尿中的成分常会随机体内环境的变动而变动，可见，肾是人体重要的排泄器官之一。

以肾为主体的泌尿系统包括肾、输尿管、膀胱及尿道。足部的泌尿系统反射区有肾、输尿管、膀胱、尿道。另外，生殖腺、腰椎、前列腺或子宫、腹股沟、下腹部等反射区与泌尿系统也有联系，所以刺激上述反射区也可加强泌尿系统功能。下面将详细介绍足部泌尿系统的各个反射区。

肾反射区

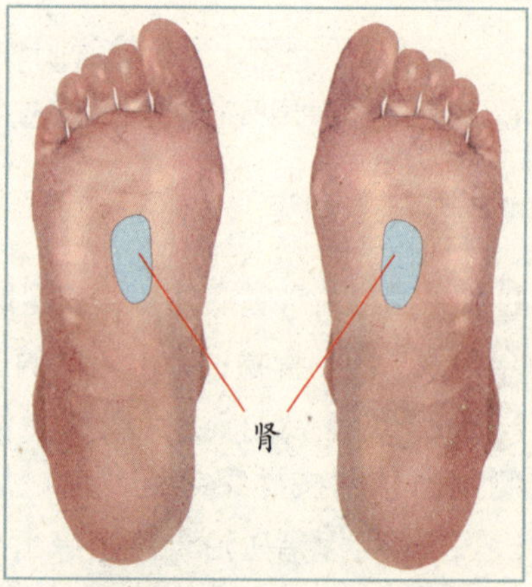

部位 双脚掌第2、3跖骨近端，前脚掌“人”字纹交叉顶点下方的凹陷处，自肾上腺反射区向后延伸约1寸的范围。相当于双足底第2、3足趾之间，在跖趾关节至足跟连线的中上1/3交界处所形成的一个类似椭圆形的区域之间。

生理功能 肾是生成尿液并且借以清除体内代谢产物及废物的器官，主要是排泄器官，对调节和维持人体内环境的平衡起着重要的作用。另外，肾脏还具有重要的内分泌功能，能够分泌肾素、前列腺素、促红细胞生成素等物质。

按摩手法 用单食指扣拳法或握足扣指法，右手食指中节由足趾向足跟方向按摩 5次，长约1寸。要求按摩节奏稍慢，渗透力要强。注意：左手要固定其足背；定位要准确；用力要渗透、均匀，压刮的速度宜缓慢；压刮时要用食指中节背侧压入，避免近侧指间关节着力。

适应证 各种肾脏病及与肾有关的疾病，如急慢性肾炎、肾功能不全、肾结石、水肿、风湿症、关节炎、泌尿系统感染等。生殖系统疾病，如阳痿、早泄、月经不调、痛经、不孕等。其他疾病有高血压、耳鸣、耳聋、腰膝酸软等。

足诊

①手感：如摸到气团状或肿物样，多见于肾炎或肾虚；摸到小颗粒如沙粒物，多为肾结石。

②外观：反射区皮肤出现不同深浅、密集的纹路（病程越长，纹路越深），多见于肾功能不全、肾炎等泌尿系统疾病。

尿道和阴道反射区

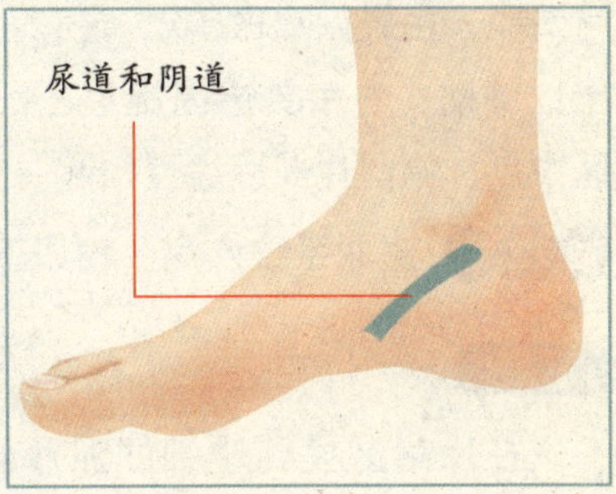

部位 足跟内侧，自膀胱反射区直至内踝后下方的条带状区域。

生理功能 排尿、排精、排出月经、分娩的通道以及性交器官。

按摩手法 足部保持外展姿态，一手固定足前部，另一手用单食指扣拳法从膀胱反射区后下方推向内踝的后下方。当推至内踝后下方时，将手腕内旋，用拇指桡侧锋向内侧后下方的骨缝挤压，以出现酸胀感为度。用力逐渐加重，反复做5次。注意：辅助手要扶持其足部；推压的速度宜缓慢，一定要自膀胱区推至内踝后下方，以产生胀麻感为佳。

适应证 泌尿系统感染、排尿障碍、阳痿、早泄，尤其对尿道炎、阴道炎及性功能不佳更有疗效。

足诊

①手感：反射区摸到颗粒物，可能是尿道结石。

②外观：在尿道、尾骨、骶椎、子宫、前列腺和膀胱等反射区交会处明显突起，并出现小的如半个鹌鹑蛋，大的如半个乒乓球的块状时，男性为肾虚，女性为肾虚或盆腔有慢性疾病。

输尿管反射区

部位 位于双足底肾反射区斜向内后至舟骨内下方，即双足足底自第2跖骨下方（足底人字形交叉下方凹陷处，即肾反射区），经过中间楔骨，至舟骨底部靠近脚弓处（膀胱反射区）为止，呈一长形弧状的条带区。

生理功能 输尿管是一对细长的、连接肾与膀胱的平滑肌管道，位于腹腔下部，左右各一个，全长将近30厘米。管壁的肌肉层经常蠕动，以便输送尿液排出体外。

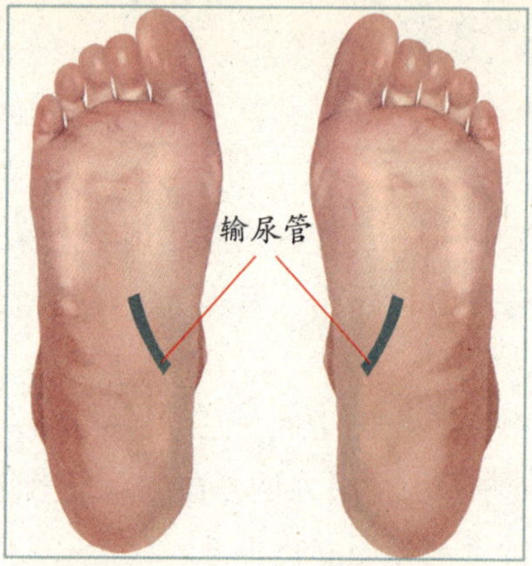

按摩手法 用单食指扣拳法，以右手食指中节背侧自肾反射区中间开始，先压入到合适的深度，再向下压刮至离膀胱反射区约剩1/3的位置。要求力度均匀、稍慢、渗透、不可滑脱，由轻到重做5次。注意：左手握其足予以辅助；右手要边内旋边压刮至膀胱反射区中点，停留片刻后缓慢抬起。

适应证 泌尿系统疾病、输尿管结石、关节炎、高血压、肾积水、尿血症等。

足诊

在反射区摸到较细的泥沙状物，提示有输尿管结石；摸到较长的硬索状物，提示为输尿管有炎症或积水、感染。

膀胱反射区

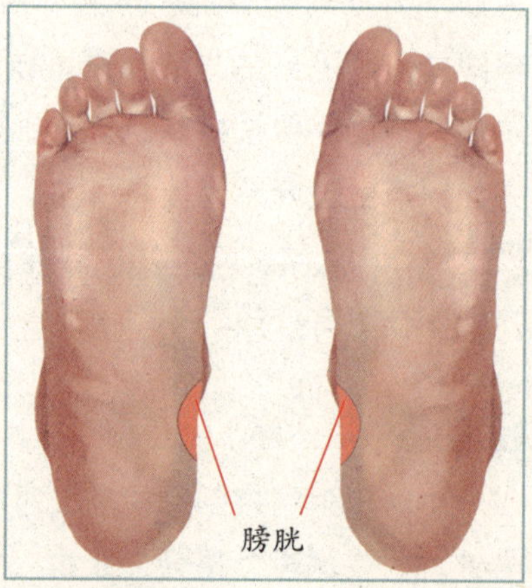

部位 双脚掌内侧舟骨下方的稍突起处，双足底跟骨内侧前缘前方凹陷区域，在跟骨厚角质层和足弓皮肤之间的过渡区域。

生理功能 为暂时储存尿液的器官。它位于盆腔内，接收并且贮存来自肾脏的尿液。

按摩手法 用单食指扣拳法，即以食指中节由足内侧向足外侧呈扇形旋压5次。加适当压力后，稍向内或外旋转约60° 或定点按压，力度由轻渐重。注意：辅助手要扶其足部，使其外展，便于操作；该区较敏感，用力不可过大；旋压时，旋转角度不可超过60° 。

适应证 肾、输尿管及膀胱结石；泌尿系统感染及膀胱疾病等。

足诊

①手感：反射区摸到水珠泡感，可能膀胱有炎症或长期遗尿；反射区摸到沙粒，可能是膀胱结石。

②外观：反射区隆起，有大小不等的“井”字形斜格，色泽淡红，则提示膀胱患病。

神经系统足部反射区

神经系统在人体中起着主导的作用，支配和协调着各系统、器官的活动。其机体由感受器接受内、外环境的各种刺激，通过神经系统的分析、综合，引起各种反应，实现人体各系统、器官之间以及人和环境之间的对立统一。另外，人的神经系统中的大脑是人体的思维器官，使人能够主动地认识世界和改造世界。

按照结构和功能的不同，可以把神经系统分为中枢神经和周围神经两部分。中枢神经包括脑和脊髓。脑位于颅腔内，脊髓在椎管中，脑是由大脑、小脑及脑干组成。其中，脑神经有十二对，它们分别是嗅神经、视神经、动眼神经、滑车神经、三叉神经、展神经、面神经、位听神经、舌咽神经、迷走神经、副神经、舌下神经。周围神经是指把各器官和组织与中枢神经联系起来的神经。其中和脑相联系的称脑神经；与脊髓相连的称脊神经，它们都是成对的，并对称地分布于周围的组织、器官之中。神经系统又根据神经所分布的器官或组织不同，分为躯体神经和内脏神经两部分；又根据功能不同分为感觉神经和运动神经两部分。足部的神经系统反射区有小脑及脑干、大脑（头部）、三叉神经、坐骨神经、腹腔神经丛。另外，颈项、颈椎、斜方肌、胸椎、腰椎、尾椎、内尾骨、髋关节、外尾骨、肩关节、肘关节、膝关节等反射区也都与相应部位的神经有联系，刺激上述反射区也可以改善相应部位的神经系统功能。下面我们将详细介绍足部神经系统的各个反射区。

大脑反射区

部位 双脚拇指趾腹整个螺纹面，即拇指第1节趾腹全部。右侧大脑的反射区在左足趾，左侧大脑的反射区在右足趾。

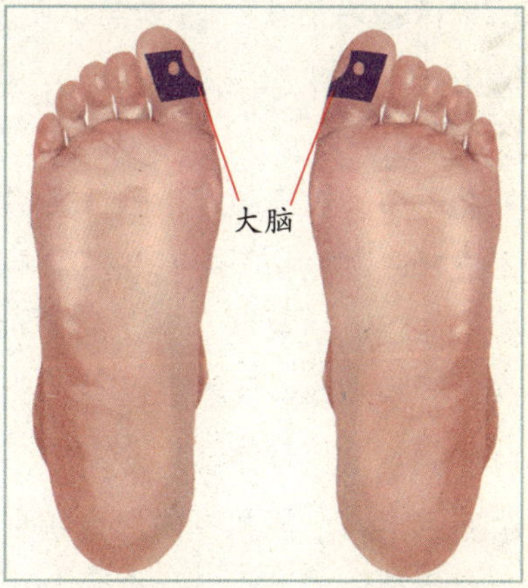

生理功能

◎**大脑皮质功能：**大脑皮质很发达，具有调节躯体运动及内脏活动的功能；具有感觉分析功能以及视觉、听觉、语言、嗅觉和学习、记忆、思维等高级功能。

◎**下视丘功能：**自主神经系统的最高调节中枢。可主管生殖功能、控制饮食行为、控制体温中枢调节、维持体内水分平衡，及影响腺垂体、神经垂体激素的分泌和影响胃肠蠕动。

◎**基底神经节：**修饰大脑皮质运动区所引发的动作、降低肌肉紧张度。此部位受损会造成不能随意运动。

按摩手法 单食指扣拳法，由脚拇指趾端向足跟端压刮5次。

适应证 高血压、低血压、脑中风、脑震荡、脑血管意外（中风）、头痛、头晕、失眠多梦、神经衰弱、耳鸣耳聋、面瘫等。

足诊

此反射区可遇到气感、颗粒与条索，较少遇到块状。

❶**气感：**可出现在足拇指的任何部位，多见于感冒、失眠、头晕、头痛、高血压或低血压。若在拇指趾腹周围一圈出现气感，多与脱发有关。

❷**颗粒：**多见于长期脑血管病、中风后遗症、癫痫、脑炎后遗症、帕金森病等。

❸**条索状：**条索样感觉多见于脑外伤、头部曾经做过手术及头部陈旧性疾患或脑震荡后遗症。脑出血或脑血栓后遗症也可能出现气感或条索。

❹**块状：**边缘出现硬而大的块状，按之无痛感，多见脱发或常因脑血管供血不良而致晕。

小脑、脑干反射区

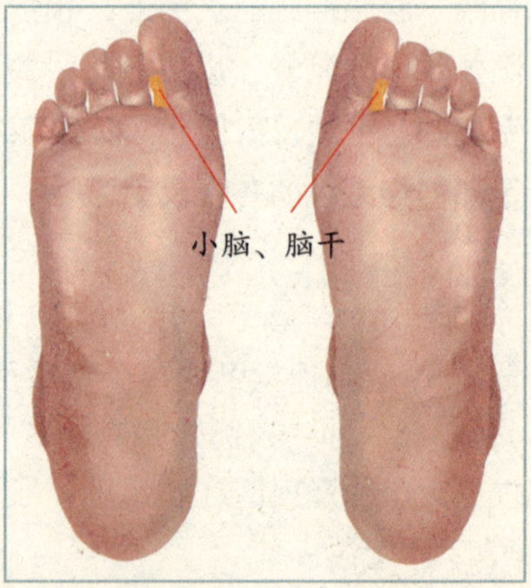

部位 双脚拇指外侧缘下段，即拇指趾腹外下部，下界不超过趾间关节。左半部小脑的反射区在右脚上，右半部小脑的反射区在左脚上。

生理功能

◎**脑干：**大脑皮质、小脑、脊髓之间要通过脑干进行联系。脑干中有许多重要的神经中枢，如心血管运动中枢、呼吸中枢、吞咽中枢以及视、听和平衡等反射中枢。

◎**小脑：**维持人体动作的协调、精确以及平衡；调节肌肉紧张和协调共济运动。

按摩手法 用扣指法、食指拳顶法或捏指法，直接由足尖向足跟按压5次。注意：用食指拳顶法时，辅助手必须扶持于跖趾背侧；施术时按摩手与辅助手应协调配合，相互适度挤压才能获得适宜的刺激。

适应证 头晕、头痛、脑震荡、脑肿瘤、高血压、失眠、脑卒中、半身不遂、肌肉紧张、记忆力减退及运动平衡能力失调等疾病。

足诊

❶手感：反射区摸到颗粒状物，且有酸痛感，表示常做噩梦或平衡失调、内分泌功能紊乱、消化系统功能低下等。

❷外观：反射区皮肤纹路加深，可能是小脑及脑干功能出现了问题。

三叉神经反射区

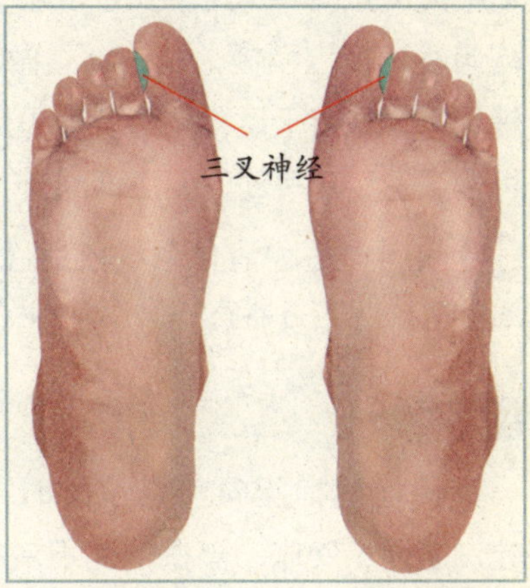

部位 双脚拇指末节外侧缘上中段，远侧与额窦反射区外侧重叠，在小脑反射区上方。右侧三叉神经的反射区在左脚上，左侧三叉神经的反射区在右脚上。

生理功能 三叉神经是头面部的重要感觉神经，也是咀嚼肌的运动神经。它支配眼部、上颌、下颌、口腔、鼻腔及面部皮肤、肌肉的运动及感觉。

按摩手法 用扣指法和推压法。一手握脚，另一手拇指指端施力，先向足拇指外下方推压，以产生疼痛为度，然后稍放松回原位，再向足跟方向推压，重复3次。注意：辅助手要固定其足；因该反射区较为敏感，用力应逐渐加大，但不宜过大，并要及时了解受术者的反应，以便及时调整力度。

适应证 偏头痛、面神经麻痹、三叉神经痛、腮腺炎、眼疾、耳疾、鼻病、牙痛、失眠、面瘫等五官疾病。

足诊

❶气感：用拇指指端向三叉神经反射区推压时，此反射区可出现气感或颗粒。气感多出现在反射区的后1/3处，手感如捻发样；颗粒可出现在反射区的任何部位。牙痛、感冒、偏头痛或面神经麻痹都可能出现气感或颗粒。

❷外观：当足趾互相挤压、二趾把拇指压变形，使三叉神经反射区被压平，最终使足拇指趾端呈三角形时，有可能会出现头痛、偏头痛等症（与额窦反射区外观一致）。

腹腔神经丛反射区

部位 双脚掌中心，在第2、3、4趾骨之间的中央区域，在肾反射区的周围。简易找法：以肾反射区为圆心的一个圆，但不超出第2、3、4跖骨的宽度。

生理功能 腹腔神经丛又称太阳丛，分布于腹腔的内脏器官，是腹腔内最大的植物神经丛。它具有调节和支配腹腔内脏的生理功能，有较强的镇静作用。

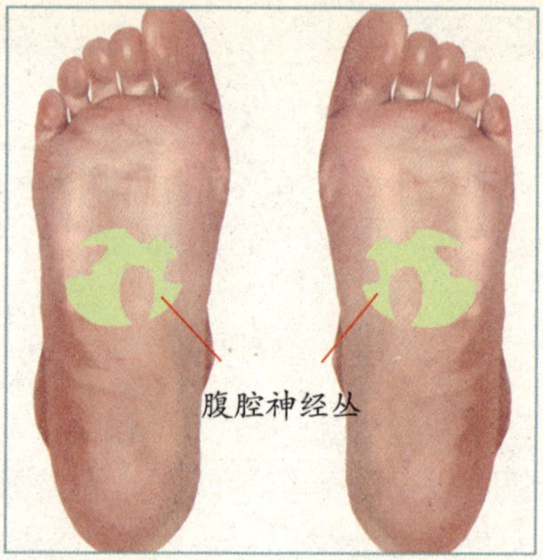

按摩手法 可用双指扣拳法由上向下压刮；也可用单食指扣拳法，即右手食指中节从两侧沿半圆画弧向下刮压。要求按摩手法和力度要均匀，速度应稍慢，由轻渐重做5次。注意：辅助手要扶持于足背并给予反作用力；压刮时可呈弧形；双手动作要协调配合。

适应证 各种消化系统疾病（如腹胀、腹泻）、腹腔内各器官的病症、神经紧张、神经性胃肠病症及气闷、打嗝、烦躁等。

足诊

用拇指指腹向前推该区时，如摸到气感多见于自主神经紊乱、神经性呕吐、呃逆、腹胀、严重消化不良或心律失常；如遇有颗粒物可能是肾脏疾病。

内侧坐骨神经反射区

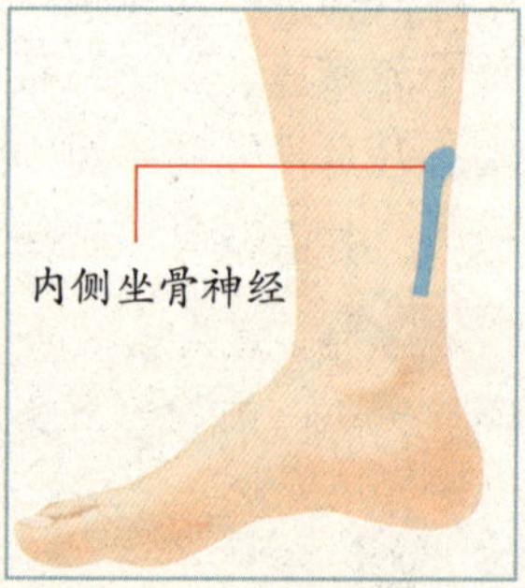

部位 双腿胫骨的延伸部位，即沿胫骨内后缘上行至胫骨内侧下方凹陷处，呈一带状的区域。

按摩手法 以指腹推压法，从下向上滑压3分钟，逐渐加力。注意：辅助手要握住脚掌并使之固定；用力均匀且由轻到重逐渐加力，推的速度宜缓慢；按摩前要涂抹按摩膏，以便于操作和防止皮肤损伤。

适应证 坐骨神经痛与发炎、膝盖和小腿痛、糖尿病等。

外侧坐骨神经反射区

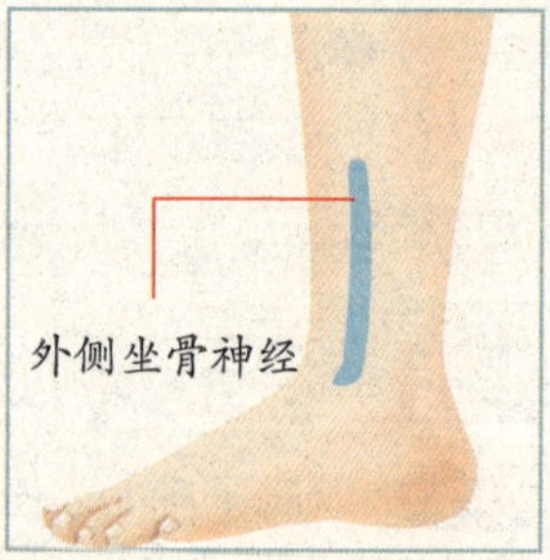

部位 腓骨后方的带状区域，即从脚踝关节起，沿胫骨及腓骨延伸至膝盖窝的部位。

按摩手法 用指腹推压法从跟骨内侧由上而下滑压3分钟或定点施力约10秒。注意：辅助手要扶持足背，使小腿固定；要先压后推，缓慢推动，用力应均匀并逐渐加重。

适应证 坐骨神经痛和发炎、腰腿疼痛、下肢关节炎。

循环系统足部反射区

人体内正常的新陈代谢是一个不断进行着的循环过程。循环一旦停止，新陈代谢也就无法进行。因此，循环是新陈代谢过程中不可缺少的条件之一。人体内有多种循环过程，其中血液循环和淋巴循环就是两个重要的过程。血液循环在心血管系统内环流，淋巴循环在淋巴系统内进行。

心血管系统包括心脏和血管两部分。心脏是人体内重要的功能中心器官，也是心血管系统的动力器官，由于心肌有节律地收缩活动，使心脏内的血液能沿着一定的方向有序流动。血管有动脉、毛细血管、静脉之分。动脉由心脏直接发出，并逐渐分支成大、中、小三种动脉，其将血液分布全身上下各个部位、器官和组织中；毛细血管介于动脉末端和静脉起端之间，并将两者连接起来，其是血液和组织之间进行物质交换的场所；静脉是收集血液向心回流的器官。人体除软骨、毛发、角膜、牙釉质外，全部组织都有血管分布。

足部的循环系统反射区主要是心反射区。足部的其他系统反射区，如神经系统、呼吸系统、泌尿系统、生殖系统、运动系统、消化系统、内分泌系统均与循环系统有联系，刺激以上系统反射区均可加强循环系统功能。下面我们将详细介绍足部循环系统的心反射区。

心反射区

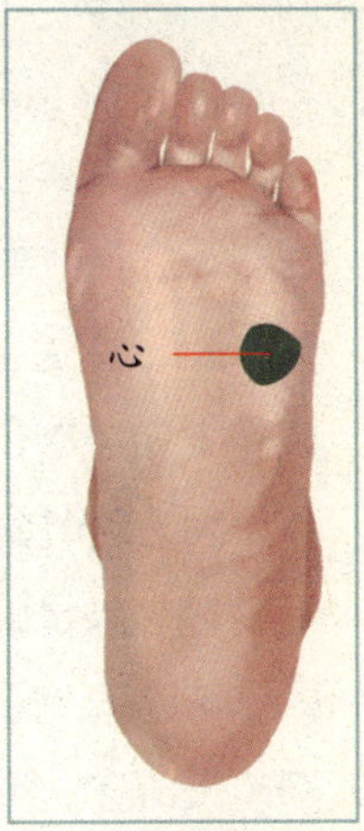

部位 左脚掌第4、5跖骨中段的凹陷中，上界被肺反射区覆盖，下界与脾反射区相邻。敏感点在肺反射区覆盖的部位。

生理功能 心是心血管系统的中枢器官，依靠有节律地收缩推动血液循环，主要作用是“泵血”。

按摩手法 对虚弱的人应用单食指扣拳法，由足跟向足趾方向压刮（补法）。对外表强壮的人，则由足趾向足跟方向压刮（泻法）。注意：辅助手应扶持足背；顶压前应摸准部位，顶压时不要移动或旋转；力度应均匀并由轻逐渐加重；对患有心脏病者，按摩手法宜轻些。

适应证 心脏疾病，如心绞痛、心力衰竭的恢复期、心律不齐、心功能不全；肺部疾病及高血压、静脉曲张、静脉炎、失眠多梦、心烦气躁、神经衰弱、手足心出汗等。

足诊

❶**气感：**心反射区的气感与其他感觉不一样，当用拇指指腹向前横推时，如果感到皮肤有粗糙感，即可认为是气感，多见于心律不齐、心动过快、心动过缓等心脏功能性疾病。

❷**颗粒：**多见于心脏器质性病变，如心肌肥厚、瓣膜病变、陈旧性心肌炎等。

❸**条索状：**多见于大血管的毛病，如主动脉硬化、瓣膜损伤、假腱索、心区曾做过手术、左侧肋骨骨折等。

❹**块状物：**多见于心包积液。

❺**外观：**颜色发白可见于肺心病；若此反射区出现异物、胼胝或鸡眼，多为心脏器质性病变。其颜色应与脚掌接触地面的其他部位颜色一致，若出现紫青色或瘀斑，可见于充血性心脏病、右心衰竭等。

❻**结构改变：**若外形常有凹陷或凸起，多与血压高低有关。

足部按摩巧去鼻部黑头

很多年轻人鼻子和鼻孔两边都有一些黑头，手一摸就油油的，还有一股难闻的味儿，夏天更严重，可以挤出白色的东西，挤了之后皮肤就变得“千疮百孔”，并且毛孔很大，皮肤干燥。鼻头的问题要找脾胃。从五行上来看，脾胃属土，五方中与之相对的是中央，而鼻为面的中央，所以鼻为脾胃之外候。脾土怕湿，湿热太盛时会在鼻头上起反应。季节上，与脾土相对的正是长夏，所以黑头在夏天会更严重。除脾湿最好的穴位就是阴陵泉和足三里。

足三里是胃经上的保健大穴。可用大拇指或者中指按揉3～5分钟，也可用按摩锤之类的东西敲打，使足三里有酸胀、发热的感觉。时间最好在早上7～9点，因为这时胃经气血最旺盛。

阴陵泉是脾经的合穴，从脚趾出发的脾经经气在这儿往里深入，所以此穴可以健脾除湿。它在膝盖下方，沿着小腿内侧骨往上捋，向内转弯时的凹陷，就是阴陵泉所在。可每天要用手指按揉这儿，时间不定，空闲的时候就可以，但要保证一天总共按揉10分钟以上。长期坚持按揉，原本按压的疼痛感会逐渐减轻，这说明脾湿在减轻和缓解。除了随时按摩阴陵泉，还可于晚上睡觉前，用艾条灸两侧阴陵泉穴3～5分钟，最好灸之前先按揉两侧的阴陵泉1～2分钟。

生殖系统足部反射区

生殖系统是完成生殖机能以保证人类种族延续的系统，男女生殖系统都包括生殖腺、输送管道、附属腺体和外生殖器等部分。男性生殖系统的生殖腺为睾丸。睾丸是产生精子和分泌雄激素的器官。睾丸在阴囊内，左右各一。女性生殖系统的生殖腺为卵巢。卵巢是产生卵子和分泌雌激素与孕激素的器官。卵巢左右各一，位于盆腔内，在子宫两侧。足部的生殖系统反射区有生殖腺、前列腺或子宫、胸部、下腹部。另外，肾、肾上腺、输尿管、膀胱、尿道及阴道、腰椎等反射区均与生殖系统有密切联系，刺激上述反射区亦可加强生殖系统功能。

生殖腺反射区

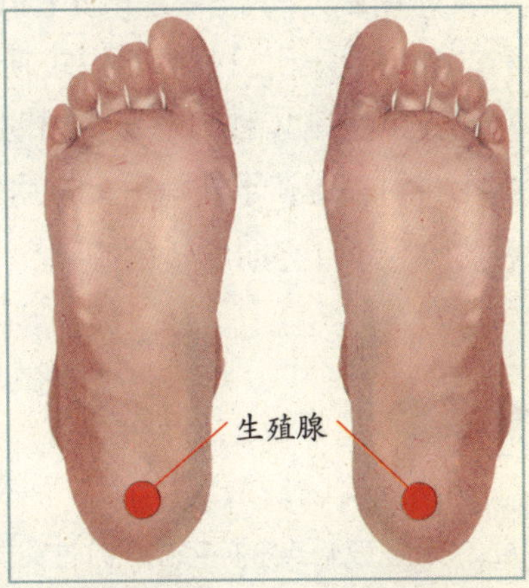

部位 足底，双足足跟正中央处。

生理功能 生殖腺具有制造精子或卵子、分泌激素的强大功效，以致成年人具有正常的生儿育女的能力。另外，女性的生殖腺还能够维持正常的月经周期、促进分泌与妊娠、泌乳等。

按摩手法 单食指扣拳法或握足扣指法，即用食指近侧指间关节背侧突出部位对准生殖腺反射区顶压，也可用按摩棒按压，每次5次。注意：辅助手要扶持并固定足部；顶压时不要移动或旋扭，力度应均匀并逐渐加重。

适应证 男女性功能低下、阳痿、早泄、不育、不孕、月经不调、前列腺增生、子宫肌瘤、痛经、更年期综合征等。

足诊

手感可以遇到颗粒物，大而固定，多为跟骨骨刺，40岁以上中老年人易出现，并且疼痛，经踩压老化后疼痛可以消失，但颗粒不会消失。此反射区为不敏感反射区，虽用力顶压也无明显疼痛。只有植物人、严重类风湿患者、不孕症或严重性功能障碍患者此反射区敏感。具体敏感反应如下：

◎面对植物人时，触压其其他部位皆会毫无反应，只有触压此反射区，病人会躲缩，但并不是疼痛，而是神经反射的存在。

◎敲打严重类风湿痛敏感者的此反射区时，其触之痛热的感觉可传到头或肩部。

◎敲打不孕症或性功能障碍者的此反射区，可使其痛感上传导到鼠溪部（腹股沟）。

另外，有的人脚后跟周围的一圈会很疼，尤其在早晨起床时，脚都不敢落地，但察看脚后跟并无干裂症状，此人群年龄多在40岁以上。此反应多为更年期内分泌失调、自主神经功能障碍、长期习惯性便秘等症的表现。

下腹部反射区

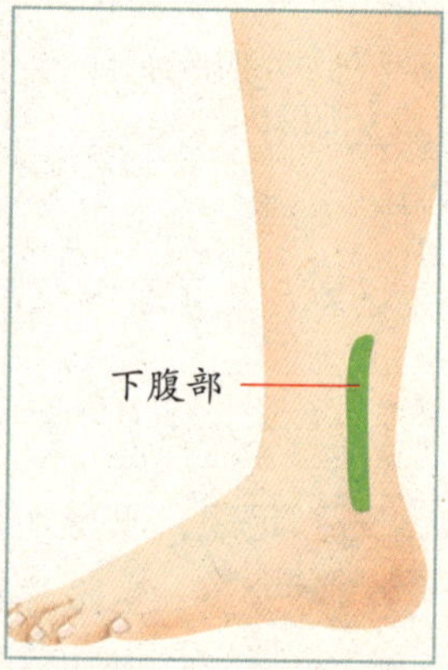

部位 外踝后方的凹陷带状区域，上界不超过外踝上3寸。敏感点在外踝后上方。

按摩手法 以指腹推压法，从双足脚踝骨向上沿着腓骨外侧后方向上，由下而上滑压3分钟或定点施力10秒。如果滑压到反射区组织较硬或面积较大的硬块时，可再定点按压10秒。注意：辅助手要扶持足跟并抬高；向上推时关键在于外踝后上方用力，以获得酸胀感。

适应证 月经期导致的腹痛、性功能低下、盆腔及会阴部等疾病。

足诊

此反射区易触到块状，手感大而软，女性意义较大。多见于痛经、经期不准、闭经或怀孕的早期；男性则表示与内侧的肛门、直肠反射区反应相同。

子宫或前列腺反射区

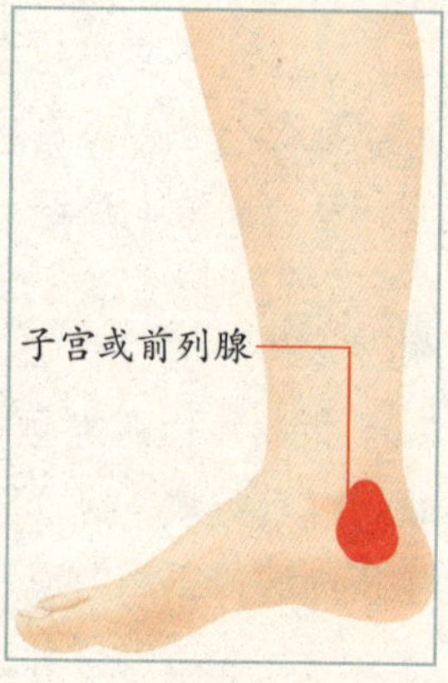

部位 足跟内侧，内踝后下方，为上小下大的梨形区域；其敏感点在直角顶点处。

按摩手法 以单食指刮压法，即拇指固定于足底，用屈曲的食指桡侧缘自足跟向足尖刮压5次；前列腺或子宫的敏感点应用单食指扣拳法着重定点按揉5次。注意：双手的余四指应置于足跟外侧和跖背，并帮助固定足踝；一开始就要用力按压反射区底部，再向后上方推，力度均匀并逐渐加重。

适应证 针对男性，可治前列腺肥大、前列腺炎、尿频、尿急、排尿困难、尿血、尿道疼痛等症；针对女性，可治尿路感染、子宫肌瘤、不孕症、痛经、月经不调、子宫下垂、子宫内膜炎及其他妇科病症。

足诊

如在尿道、尾骨、骶椎、子宫、前列腺和膀胱反射区交汇处有明显的突起，出现小的如半个乒乓球、大的如横卧半个鸡蛋的块状，如男性多为肾虚的表现，如女性多为肾虚或下腹部、盆腔有慢性病等。

手感	子宫（女性）	前列腺（男性）
气感	痛经、尿路感染、尿失禁、经前期反应、子宫位置不正、经期不准、肾虚	前列腺肥大、尿频、尿急、排尿困难、前列腺炎症初期、肾虚
颗粒	宫颈炎、宫颈糜烂、子宫肌瘤、避孕器反应、子宫脱垂	前列腺炎、前列腺癌、前列腺肥大
条索	绝育手术后、子宫手术后、陈旧性疾病。反射区若出现边缘整齐的斜线，多为生育时阴道撕裂或剪切	前列腺炎、疝气、下腹部手术后陈旧性疾病
块状	子宫肌瘤、占位性病变、子宫位置不正、肾虚、痛经	前列腺肿瘤、前列腺肥大、肾虚

睾丸或卵巢反射区

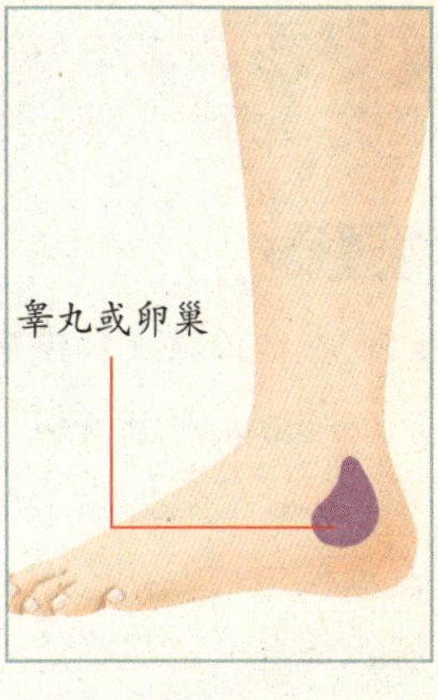

部位 睾丸、卵巢位于双足跟外侧，外踝后下方的梨形区域（与前列腺或子宫的反射区部位相对称）；输精管或输卵管的反射区在直角三角形斜边上。

生理功能 睾丸可产生精子与分泌男性激素。卵巢可产生卵子与分泌女性激素、维持正常的月经周期，以及分泌与妊娠、泌乳有关的性激素。

按摩手法 针对睾丸、卵巢反射区，可用单食指刮压法，即拇指固定于足底，用屈曲的食指桡侧缘自足跟向足尖刮压5次。

针对输精管或输卵管的反射区，可用单食指钩拳法，由足底向踝部斜向上推压5次。注意：辅助手要扶住足内侧，使足部固定；钩刮的力度要均匀并逐渐稍微加力，用力不可太大，以免疼痛过甚；钩刮的方向必须从上后向下前。

适应证 性功能低下、不孕、月经不调、前列腺增生、更年期综合征等。

足诊

如该反射区出现颗粒，多为功能性疾病、炎症，女性可为附件炎、盆腔炎、盆腔结核、月经不调、痛经等；男性可为睾丸及附睾炎症。如出现包块，多为器质性疾病，女性可为卵巢囊肿；男性为疝气、睾丸结核等。男女性患有不育、不孕症时，此反射区会有明显的触痛；当患者心、肺、肾功能不正常时，此反射区会有肿胀现象。

胸（乳房）反射区

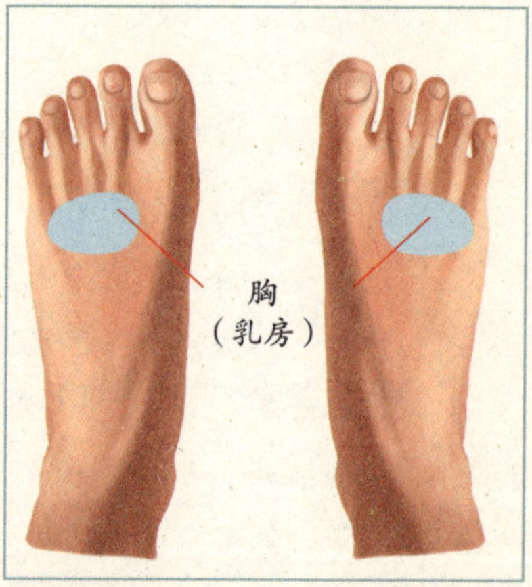

部位 位于双脚背第2、3、4跖骨之间的大片区域。注意：此反射区与足底的腹腔神经丛反射区相对称。

生理功能 保护胸腔脏器。

按摩手法 双拇指捏指法，即双手拇指指腹压住反射区，并由足趾向踝关节方向推压3~5次，此按摩手法也称推胸法。注意：要用双手拇指指腹推，接触面积宜大些；对疲劳、失眠、绝经期综合征者，推摩次数可增至数10次。

适应证 乳腺炎、乳腺增生、乳腺癌、乳汁不足、失眠、绝经期综合征、胸闷、胸痛、食管疾病等。注意：此反射区对于女性的乳房疾病有较好的诊断作用。

足诊

❶外观：如果此反射区明显水肿，多见于心、肺、肾功能障碍，如肺气肿、肺心病、肺癌、慢性肾炎或长期妇科病等。

❷气感：感觉如水泡样，多见于肺气肿、哮喘、咳嗽、气短等。

❸颗粒感：如在此反射区遇有颗粒物，则常见于胸、肺和胸膜的炎症，如肺结核的钙化灶、乳腺炎等。

❹条索：如有条索样，则多见于患过乳腺炎、乳腺小叶增生、胸部做过手术和支气管扩张患者等。

❺块状物：如遇块状物，无论或大或小，都主见于乳腺肿瘤。

感觉系统足部反射区

感觉器官包括眼、耳、鼻、舌以及广泛地分布于身体的各种感受器。感受器可分为外感受器及内感受器。外感受器是指眼、耳、鼻、舌及皮肤，分别感受光、声、嗅、味及触觉。内感受器即内脏及血管的压力、化学、温度、渗透压感受器。足部的感觉系统反射区有眼、耳、内耳迷路、上颌、下颌。神经系统反射区与感觉系统有联系，刺激此反射区亦可加强感觉系统功能。中医学认为：肝开窍于目，肾开窍于耳，所以刺激肝反射区可加强视觉功能，刺激肾反射区可加强听觉功能。

耳反射区

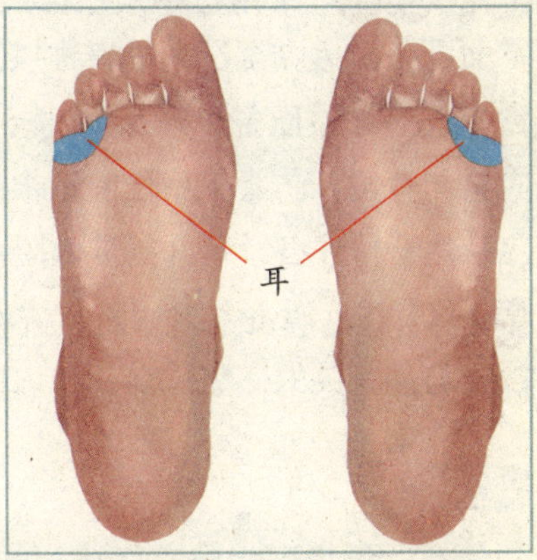

部位 足底，双脚第4、5趾额窦反射区的近心端至第4、5趾部，以及双足背第4、5趾趾蹼联结处所形成的区域，呈一斜横带状区域（包括足底和足背两个位置）。右耳反射区在左脚上，左耳反射区在右脚上。第4、5趾根部两侧及二者根间背侧共有5个敏感点。

生理功能 外界的声波通过外耳道→中耳→内耳→蜗神经→间脑→大脑皮质听觉中枢而产生听觉。

按摩手法 在第2、3趾两侧及掌面，各由远端至近端垂直按推5次；也可用食指扣拳法顶压各敏感点5次。注意：做食指扣拳法顶压时，辅助手应从足背扶住各趾，并找准敏感点，力度应由轻渐重；用拇指指腹推摩趾的内、外侧面时，指尖应斜向背侧，防止指甲伤及趾根部，用力要均匀。

适应证 各种耳病，如中耳炎、耳鸣、重听、耳聋、头晕目眩、晕车、晕船等。

足诊

①**手感：**推按反射区时，会发现粗糙感、气感或颗粒。粗糙感多见于耳鸣、重听；气感多见于感冒、耳鸣、外耳道湿疹等；颗粒多见于中耳炎、耳道疖肿、中毒性耳聋或耳外伤等。

②**外观：**小趾若被第4趾压着并且弯曲不直，听力会逐渐减退；小趾第1趾关节如出现硬茧，表示听力有减退；小趾的跖趾关节外侧如出现老茧，则与肩周炎有关；脚底这面若颜色发青，表示有神经衰弱、低血压或贫血等。

眼反射区

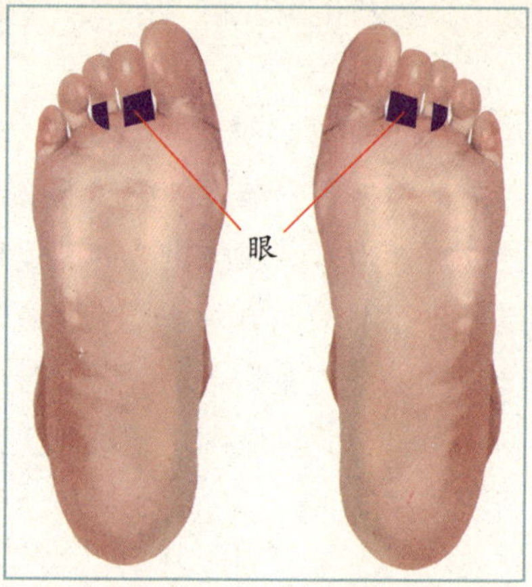

部位 双脚足底第2、3趾根部的横纹区域。右眼反射区在左脚上，左眼反射区在右脚上。在趾根两侧与足底面的斜角处以及第2、3趾背侧趾间各有敏感点。

生理功能 感受光波刺激，并且将其转化为神经冲动，通过视神经等的传导，最终传至大脑皮质的视觉中枢从而产生视觉。

按摩手法 采用捏指法在第2、3趾两侧及掌面，各由远端至近端垂直推按5次；也可用食指扣拳法顶压各敏感点5次。注意：用捏指法推按足趾的内、外侧面时，指尖应斜向背侧，防止指甲伤及趾根部，用力要均匀；用食指扣拳法顶压时，辅助手应从足背扶住各趾，并找准敏感点，用力由轻渐重。

适应证 结膜炎、角膜炎、近视、远视、老花眼、青光眼、白内障、眼底出血以及与肝有关的病症。

足诊

有时能摸到气感或颗粒。若有气感，手感如水珠样，表示眼睛功能异常；若有颗粒，表示眼有器质性病变，如白内障、青光眼、视网膜及眼底病变。在眼反射区各个面上均匀地涂上油膏，当推按时，若发现任何一面有粗糙感，均表示患者有视力疲劳。

内耳迷路反射区

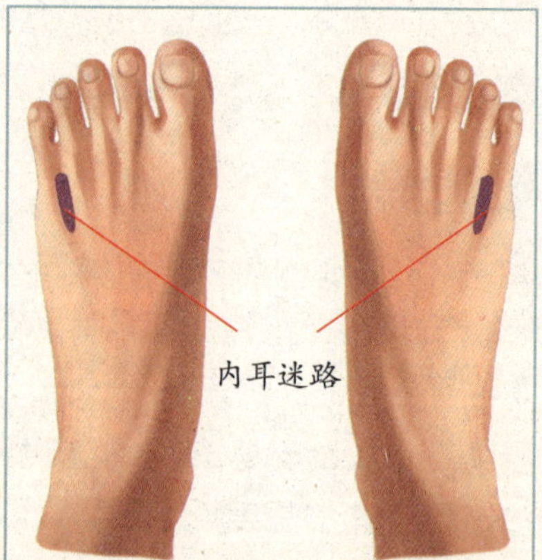

部位 双脚背第4、5跖骨之间的缝隙的前段。

生理功能 人体对运动状态以及对空间位置的感受器，为听觉、位置觉的重要感觉装置所在处。

按摩手法 用单食指刮压法，即拇指固定于足底，用伸直的食指桡侧缘压入反射区，其他手指压在食指上加力，由近心端向足趾方向压刮5次；也可用拇指推掌法，由远而近，逐渐加力，每次操作5次。注意：辅助手应扶持于足掌的内侧；施术时要沿第5跖趾关节内侧向上推，敏感点在靠近第5跖趾关节处；力度要以出现麻胀感为宜；进行保健时，可用双食指刮压法同时刺激胸部淋巴结和内耳迷路，既省时又连贯。

适应证 头晕眼花、晕车、晕船、高血压、低血压、耳鸣、耳聋、平衡障碍、昏迷、梅尼埃综合征等。

足诊

此反射区正常应为宽、大、深、长的凹陷，若出现短、浅、窄、饱满膨隆或平坦的现象，均会有耳鸣、晕船、头晕等症状。经常睡眠不好、长期站立工作的人，此反射区也会膨隆或平坦。

上颌反射区

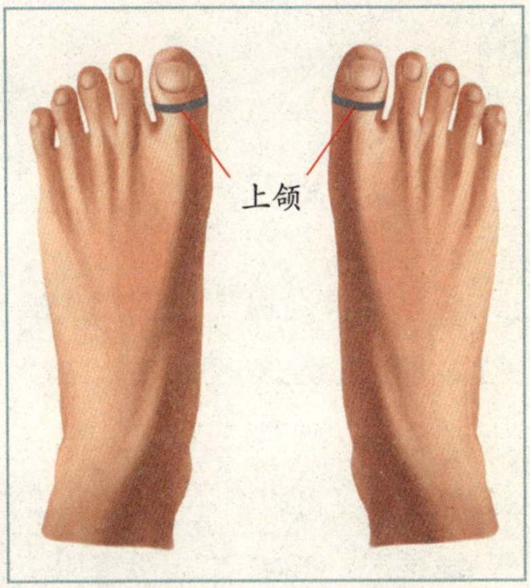

部位 双脚拇指趾间关节的远侧，趾甲根至拇指趾间关节横纹之间近端的带状区域。右侧上颌在左脚上，左侧上颌在右脚上。

生理功能 呼吸、消化系统的通道。

按摩手法 可用拇指推掌法进行按摩，每次操作5次。注意：辅助手的拇、食两指应捏住脚趾末节，使拇指趾间关节屈曲，以暴露趾间关节背侧；要靠紧趾间关节的远侧由内向外推摩，不能来回摩擦；若要增加美容效果，可兼用拇指指端扣掐甲根及甲旁。

适应证 牙痛、颞颌关节炎、口腔溃疡、牙周病、牙龈炎，尤其可治疗上牙痛。

足诊

❶手感：若此反射区触摸到气感或颗粒，提示患有牙痛、牙周炎、口腔黏膜溃疡、舌溃疡等口腔疾病。

❷外观：正常拇指趾甲外形是宽弧形的，并弧度平缓，若弧度变窄，则表示上颌牙槽有慢性疾病。

下颌反射区

部位 双脚拇指趾背，趾背趾间关节横纹后方与上颌等宽、等长的带状区域。右侧下颌在左脚上，左侧下颌在右脚上。

生理功能 呼吸、消化系统的通道。

按摩手法 扣指法，同上颌。注意：与上颌反射区的按摩技巧相同，只是推摩时要紧靠足拇指趾间关节的近侧端。

适应证 牙痛、颞颌关节炎、口腔溃疡、牙周炎、牙龈肿痛等，尤其可治疗下牙痛，并具有美容功效。

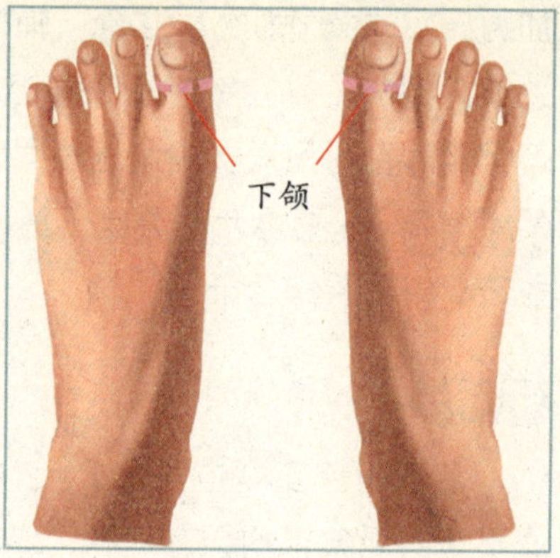

足诊

在下颌反射区如触到气体和颗粒，则表示可能患有牙痛、牙周炎、口腔黏膜溃疡等口腔疾病。

下肢特效穴

随着社会进步，现代人的性行为已经不仅仅是为生育了，它还是享受人生、享受生活的一种方式，有人干脆称之为"性福"。人们当然希望自己享受到的"性福"越多越好。但是，或许许多人并不知道，其实在我们的身体上就广泛分布着许多可以增添"性福"的穴位。

◎涌泉穴：涌泉穴位于足掌心，属于足少阴肾经。每晚临睡前用热水洗脚，并用手指按压该穴；也可放一根小圆木棍，赤脚踏上反复进行滚动等，都可有效地刺激该穴，有助于增强性功能。并且，每晚按摩此穴时，还可夫妻俩互为对方按摩，即夫妻俩坐对面，双方都伸直双脚即可，这样既达到了保健的目的，又增添了情趣。

◎筑宾穴：筑宾穴位于小腿肚内侧，即三阴交穴后上方约2寸，属足少阴肾经，按摩刺激该穴可提高性欲。

◎太溪穴：太溪穴位于足内侧内踝后方，在内踝尖与跟腱之间的凹陷处。该穴具有益气养血、补益肝肾的作用，常用于治疗遗精、阳痿、月经不调等症状，同时它还可以治疗糖尿病、高血压、前列腺肥大等疾病。

◎太冲穴：太冲位于足部第1、2跖骨结合部之前的凹陷处，属肝经原穴。经常按摩这里，能排解郁闷、让人心平气和，充分放松并享受"性福"带来的欢愉。

免疫系统足部反射区

免疫又称免疫性或免疫力，是指生物体通过识别自己、排除非己，以达到维持机体稳定的一种生理功能。免疫功能有免疫防御、自身稳定、免疫监视三大功能。免疫系统由淋巴结、胸腺、脾、扁桃体等组成。其中，脾既属重要的免疫系统，也属重要的消化系统。足部的免疫系统反射区有胸部淋巴结、上身淋巴结、下身淋巴结。另外，神经系统、消化系统、泌尿系统、生殖系统、循环系统等反射区与免疫系统皆有联系，刺激上述反射区亦可加强免疫系统功能。下面我们将详细介绍免疫系统足部的各个反射区。

胸部淋巴腺反射区

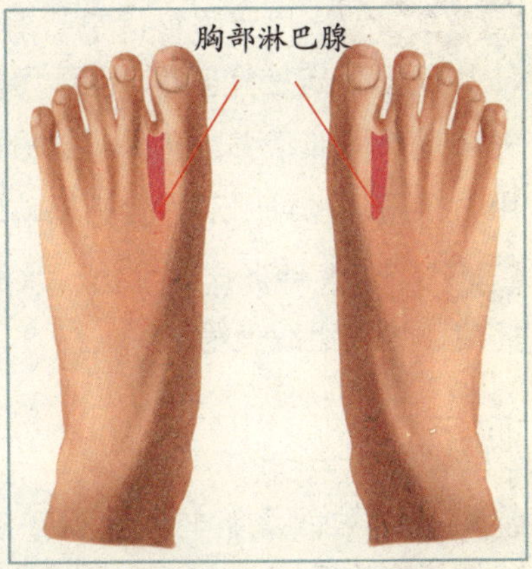

部位 双足背第1、2跖骨之间的间缝处。

生理功能 胸腺既是淋巴器官，又具有内分泌功能。胸腺在细胞免疫功能中起着重要作用。另外，胸腺能产生激素样物质，如胸腺素和胸腺生成素等。

按摩手法 用单食指刮压法，即拇指固定于足底，用伸直的食指桡侧缘压入反射区，其他手指压在食指上加力，由近心端向足趾方向压刮5次。注意：辅助手要固定足背外侧；操作时要沿第1跖骨外侧用力向上推，才会出现麻胀感。被按摩者在此反射区的过程中，如有肿胀的情况发生，可以滑压手法以消除肿胀感。

适应证 各种炎症、发热、风湿、癌症、肿瘤、胸痛、乳房疾病等。

足诊

❶**气感：**若出现气感，多见于咳嗽、感冒、气管炎、肺气肿等。

❷**条索：**条索若出现在靠反射区后方，横向索条，表示有可能患有气管或食管有疾病；若出现在靠脚趾部位，则多见于咽喉疾病，尤以慢性咽炎最为常见。

❸**块状物：**这是一种特殊反应，若在此反射区的中间摸到一柔软的黄豆大块状物，却无明显压痛，则为慢性炎症。

❹**外观：**正常人的此反射区应为宽、深、长，若出现短、浅、窄的情况则为异常。

上、下身淋巴结反射区

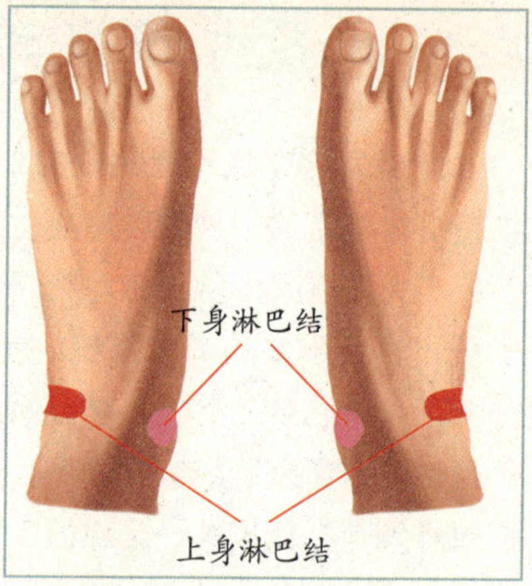

部位 上身淋巴结位于双脚外踝前下方的凹陷中央；下身淋巴结位于双脚内踝前下方的凹陷中央。

生理功能 淋巴结是淋巴系统的重要组成部分，而淋巴系统又是循环系统的一个组成部分，并是静脉的辅助系统，还具有防御功能，使其能形成抗体和抗毒素，从而参与机体的免疫功能。

按摩手法 用双手食指中节指骨背压入凹陷中，以达到有酸胀感而无刺痛感为佳，反复吸定按揉5次。也可用捏指法，即以拇指指腹吸定按揉3分钟。注意：先将足部稍加牵引，在踝部放松时趁机将食指中节近端的桡侧面轻轻挤入，无需用力挤压；也可用双手食指指端轻轻顶入；寻找部位要准，按摩手法宜轻。

适应证 各种炎症、发热、水肿、囊肿、肌瘤、足踝部疼痛肿胀、抗体缺乏、癌症、蜂窝组织炎等。

脾反射区

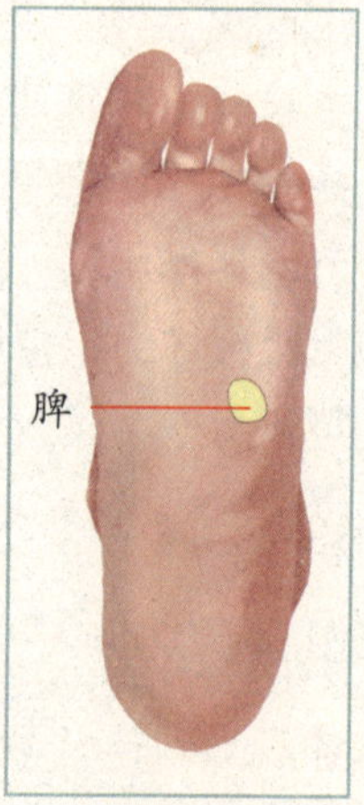

部位 左脚脚掌第4、5跖骨基底部之间，心脏反射区下缘约一横指宽的区域。

生理功能 脾是人体最大的淋巴器官，主要由淋巴组织、血窦和各种血细胞组成。其机能可参与机体免疫反应，进行吞噬细菌和消除血液中的其他异物的工作，还可生血、破坏和消除衰老的血细胞、为红细胞修整结构、贮存血小板等。

按摩手法 用单食指扣拳法吸定按压3分钟或由足尖向足跟压刮3分钟。注意：辅助手要扶持足背；顶压前要摸准部位，顶压时不能移动或旋转；力度要均匀并由轻逐渐加重。

适应证 发热、炎症、贫血、高血压、食欲不振、消化不良、皮肤病等。

足诊

反射区仅能遇到颗粒，有较多颗粒时多见于严重消化不良、贫血、免疫功能低下、体弱多病以及曾经患过结核病、血吸虫病等。此反射区无外观变化。

足部穴位图解

足阳明胃经足部穴位

犊鼻

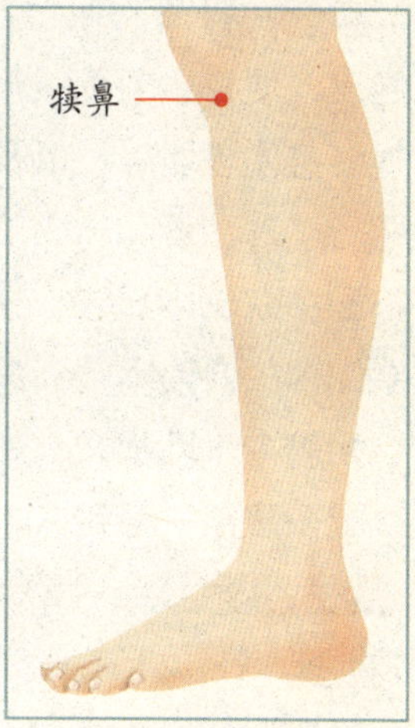

《名解》又名外膝眼。犊，小牛也，脾土也。鼻，牵牛而行的上扪之处。犊鼻，意指流过的胃经经水可带走本穴的地部脾土微粒，保证膝关节的伸缩自如。

《定位》屈膝，在膝部，髌骨与髌韧带外侧凹陷中。

《解剖》在髌韧带外缘，有膝关节动、静脉网，布有腓肠外侧皮神经及腓总神经关节支。

《功能》祛风湿、通经活络、疏风散寒、理气消肿、利关节、止痛等。

《主治》膝痛、下肢麻痹、屈伸不利、脚气。现多用于下肢瘫痪、膝关节及其周围软组织疾病等。

《主穴位配伍》

◎配梁丘、膝眼、委中穴，主治膝关节炎。

◎配膝阳关、足三里、阳陵泉穴，有温经通络的作用，主治膝及膝下病。

◎配梁丘、阳陵泉穴，有舒筋活络的作用，主治膝关节炎。

◎配阳陵泉、委中、承山穴，有行气活血的作用，主治髌骨脂肪垫劳损。

《按摩方法》按、揉犊鼻。

足三里

《名解》又名三里、下三里。足，指穴所在部位为足部，区别于手三里穴之名；三里，意指胃经气血物质在此形成的范围之大可达“理”。本穴物质多为由犊鼻穴传来的地部的稀湿脾土及天部的气态物，至本穴后，散于本穴的开阔之地，经水大量气化上行于天，形成一个较大气血场范围，如三里方圆之地。三里、下三里名意与该穴同。下，指本穴位处于足之下部，别于手三里穴所在之部。

《定位》在小腿前外侧，于犊鼻下3寸，距胫骨前缘一横指（中指），外膝眼下四横指，胫骨连缘。

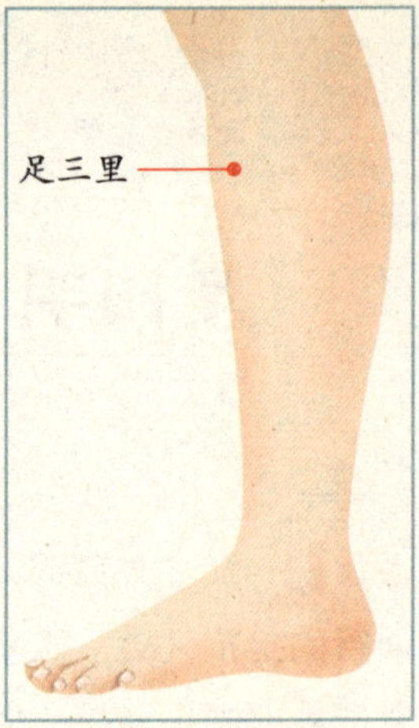

《解剖》在胫骨前肌，趾长伸肌之间；有胫前动、静脉；为腓肠外侧皮神经及隐神经的皮脂分布处，深层为腓深神经。

《功能》燥化脾湿、生发胃气、健脾和胃、扶正培元、通经活络。

《主治》胃痛、呕吐、噎嗝、腹胀、泄泻、阑尾炎、痢疾、便秘、乳痈、肠痈、下肢痹痛、水肿、癫狂、脚气、身体虚弱等，以及各种下肢病症。

《主穴位配伍》

◎配中脘、梁丘穴，主治胃痛。

◎配内关穴治呕吐；配气海穴治腹胀。

◎配膻中、乳根穴，主治乳痈。

◎配阳陵泉、悬钟穴，主治下肢痹痛。

《按摩方法》点、按、掐、揉、搓、擦、推足三里。

《附注》

◎足阳明经所入为“合”。

◎本穴有强壮作用，为保健要穴。

上巨虚

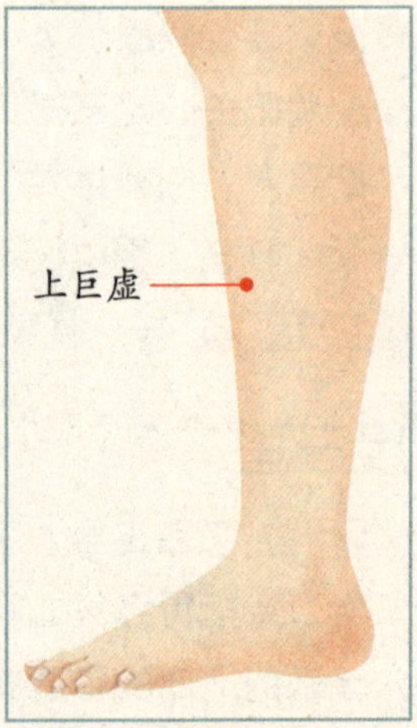

《名解》上，上部也；巨，范围巨大也；虚，虚少也。该穴名意指本穴的气血物质处于较低的天部层次，并较高的天部层次气血物质虚少。本穴物质为足三里穴传来的气化之气，因其气水湿较多而滞重，故至本穴后所处为较低的天部层次，并让天之上部的气血相对处于空虚之状，故名。巨虚、上廉穴等穴名之名意与上巨虚同，如上廉穴，意指上部气血物质虚少、廉洁。

《定位》在小腿前外侧，于犊鼻下6寸，足三里穴下3寸，距胫骨前缘一横指（中指）。

《解剖》在胫骨前肌中；有胫前动、静脉；布有腓肠外侧皮神经及隐神经的皮支，深层为腓深神经。

《功能》调和肠胃、通经活络。

《主治》肠鸣、腹痛、泄泻、痢疾、腹胀、胃胀、胃反酸、便秘、肠痈、下肢痿痹、脚气等。

《主穴位配伍》配足三里、气海穴，主治便秘、泄泻。

《按摩方法》按、揉上巨虚。

《附注》大肠经下合穴。

条口

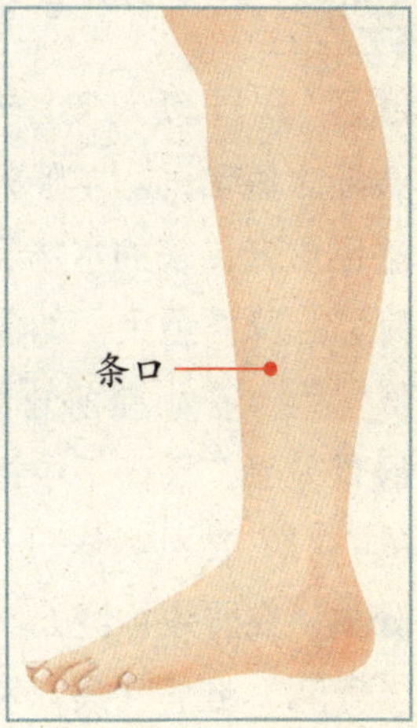

《名解》本穴与两巨虚同在一条缝隙中，上巨虚在缝隙上端，下巨虚在缝隙下端，本穴在其正中，取此穴时只要足尖稍扬，以其关于趾长伸肌即可。扬足尖，三穴处则形成一大条口，故该穴名为“条口”穴。

《定位》在小腿前外侧，于犊鼻下8寸，距胫骨前缘一横指（中指）。

《解剖》在胫骨前肌中；有胫前动、静脉；布有腓肠外侧皮神经及隐神经的皮支，深层为腓深神经。

《功能》舒筋活络、理气和中。

《主治》脘腹疼痛、下肢痿痹、转筋、跗肿、肩臂疼痛。

《主穴位配伍》配肩髃、肩髎穴，主治肩臂疼痛。

《按摩方法》按、揉条口。

下巨虚

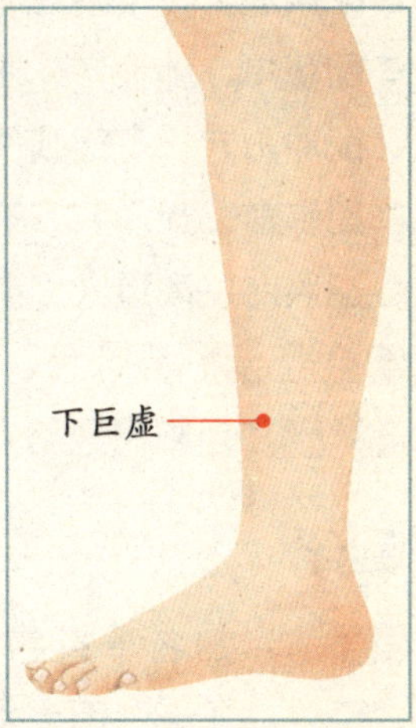

《名解》本穴原名“巨虚下廉”，位于条口之下。为小肠之合，能治小肠诸疾。如治阑尾炎，可取上、下巨虚，或取条口。按此三穴，同在一条缝隙之中，其所治症，大同小异，上巨虚合于大肠，下巨虚合于小肠，条口居二巨虚之间，其与二肠有关，势可知也。以形势而论，三穴均在腿部，故其可治湿痹胫痠等不适。

《定位》在小腿前外侧，于犊鼻下9寸，距胫骨前缘一横指（中指）。

《解剖》在胫骨前肌与趾长伸肌之间，深层为胫长伸肌；有胫前动、静脉；布有腓浅神经分支，深层为腓深神经。

《功能》调肠胃、通经络。

《主治》腹痛、泄泻、痢疾、乳痈、小腿抽筋、脚踝肿痛，以及下肢痿痹、疼痛、无力等。

《主穴位配伍》 配天枢、气海穴，主治腹痛。

《按摩方法》点、按、揉下巨虚。

《附注》小肠经下合穴。

丰隆

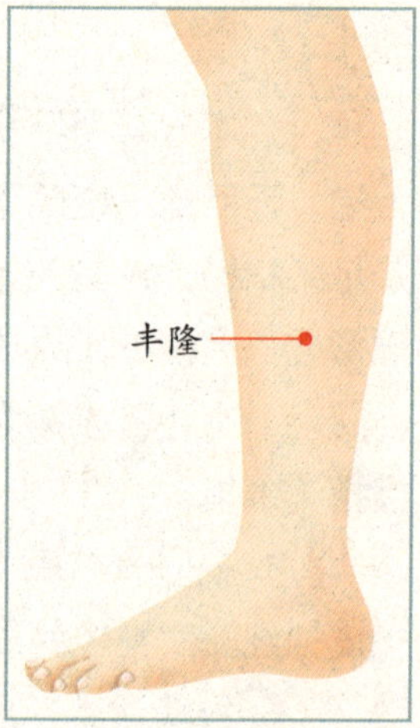

《名解》丰隆穴又名丰拢穴，丰拢、丰隆，象声词，为轰隆之假借词。丰隆穴物质主要为条口穴、上巨虚穴、下巨虚穴传来的水湿云气，至本穴后，水湿云气化雨而降，且降雨量大，如雷雨之轰隆有声，故名。

《定位》在小腿前外侧，于外踝尖上8寸，条口外，距胫骨前缘二横指（中指）。

《解剖》在趾长伸肌外侧和腓骨短肌之间，有胫前动脉分支，在腓浅神经处。

《功能》健脾化痰、和胃降逆。

《主治》痰多咳嗽等痰饮病症、癫狂，及头痛、眩晕、呕吐、便秘、水肿、下肢痿痹或疼痛等症。

《主穴位配伍》

◎配风池穴，主治眩晕。

◎配膻中、肺俞穴，主治痰多咳嗽。

◎配冲阳穴，有豁痰宁神的作用。

◎配肺俞、尺泽穴，有祛痰镇咳的作用，主治咳嗽、哮喘。

◎配照海、陶道穴，有涤痰醒神的作用，主治癫痫。

《按摩方法》点、按、揉丰隆。

《附注》足阳明经络穴。

解溪

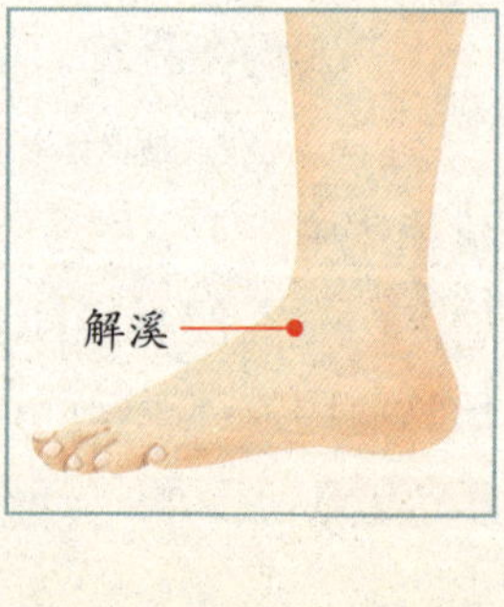

《名解》别名草鞋带穴、鞋带穴。足阳明经所行为“经”。属火，因为本穴为胃经地部经水的外散之处，为胃经经水的输配枢纽，并且由本穴回流胃经的经水能最快地改变胃经的火热性状，故而本穴属火。

◎解溪。解，散也；溪，地面流行的经水也。本穴名意指胃经的地部经水由本穴散解，流溢四方。本穴物质为丰隆穴传来的地部经水，至本穴后，因本穴的通行渠道狭小，地部经水满溢而流散经外，故名。

◎草鞋带穴、鞋带穴。本穴物质为丰隆穴流来的地部经水，至本穴后如鞋带般散解，喻义经水流行无固定的路线，故名草鞋带穴、鞋带穴。

◎胃经经穴。经，经过也。本穴物质为地部经水，从本穴经过而无大的变化，故为胃经经穴。

《定位》在足背与小腿交界处的横纹中央凹陷处，于拇长伸肌腱与趾长伸肌腱之间。

《解剖》在拇长伸肌膜与趾长伸肌胫之间；有胫前动、静脉；浅部为腓浅神经，深层为腓深神经。

《功能》舒筋活络、清胃化痰、分流胃经经水（寒则逆经而刺，热则循经而刺）。

《主治》头痛、眩晕、癫狂、腹胀、便秘、踝关节疼痛、下肢痿痹及下肢麻木、疼痛、无力等。现多用于神经性头痛、消化不良、胃炎、肠炎、癫痫、面神经麻痹、足下垂、踝关节及其周围软组织疾病等。

《主穴位配伍》配阳陵泉、悬钟穴，主治下肢痿痹。

《按摩方法》按、揉、点、掐解溪。

《附注》足阳明经所行为“经”。

冲阳

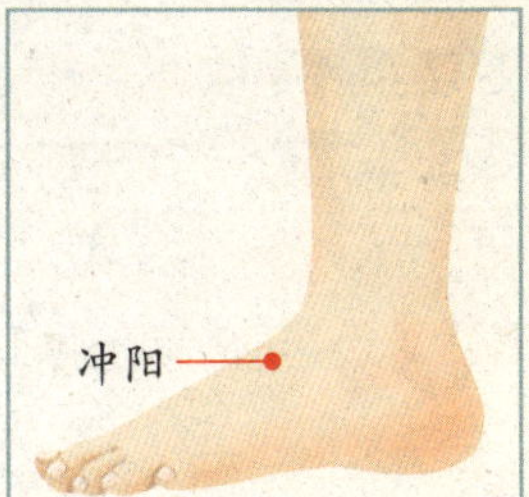

《名解》别名会原穴、趺阳穴、会屈穴、会涌穴、会骨穴。此外，因本穴地部经水的气化之气性合胃经之气血，为胃经气血的重要来源，故为胃经原穴。

◎冲阳穴。穴名源自穴内物质运动之状；阳，阳气。该穴名意指本穴的地部经水气化冲行天部。本穴物质为解溪穴传来的地部经水，因有解溪穴的分流，传至本穴的经水较为稀少，经水受脾土之热而大量气化冲行于天，故名。

◎会原穴。会，聚会；原，本源。会原穴意指本穴气化之气为胃经气血的重要来源。本穴物质为胃经经水的气化之气，其气性温湿热，同合于胃经气血之性，为胃经气血的重要来源，故名。

◎趺阳穴。趺，脚背；阳，阳气。趺阳，意指本穴为脚背阳气的主要供输之处。本穴为胃经之穴，位处脚背，气血物质为气化的阳热之气，较之足部其他经脉各穴提供的阳热之气会更强，故名。

◎会屈穴。会，聚会；屈，亏缺。会屈，意指胃经经水在此亏缺。本穴物质为解溪穴传来的地部经水，在本穴的运行过程中变化为水液，流来的经水因气化而不断亏缺，故名会屈。

◎会涌穴。名意与会屈同，涌指本穴的气化之气涌出穴外。

◎会骨穴。会，聚会；骨，水。会骨意指解溪穴散解的地部经有部分会聚于本穴。

《定位》在足背最高处，于拇长伸肌腱和趾长伸肌腱之间，足背动脉搏动处。

《解剖》在趾长伸肌腱外侧；有足背动、静脉及足背静脉网；在腓浅神经的足背内侧皮神经第二支干处，深层为腓深神经。

《功能》和胃化痰、通络宁神。

《主治》

◎**神经系统疾病：**面神经麻痹、面肿、癫狂、癫痫、眩晕。

◎**消化系统疾病：**胃痉挛、胃炎。

◎**运动系统疾病：**风湿性关节炎，及足痿无力、足扭伤。

◎**其他疾病：**牙痛。

《主穴位配伍》

◎配大椎、丰隆穴，主治癫狂、癫痫。

◎配足三里、仆参、飞扬、复溜、完骨穴，有补益气血、润养经筋的作用，主治足痿步履不收。

◎配丰隆穴，有豁痰宁神的作用。

《按摩方法》按、揉、点、掐冲阳。

《附注》足阳明经所过为“原”。

陷谷

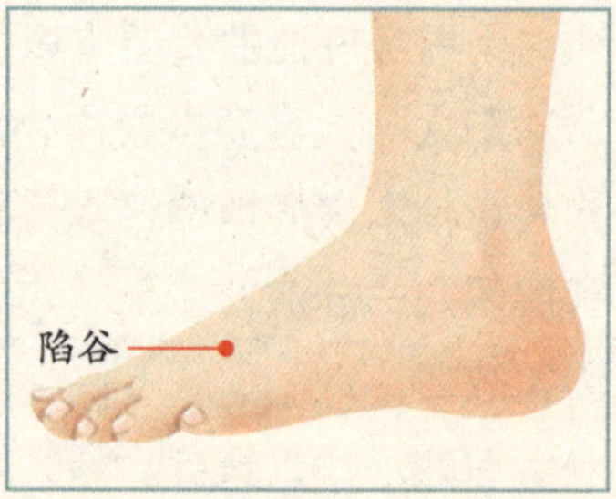

《名解》陷，凹陷之处也；谷，山谷也。该穴名意指本穴为胃经地部经水的聚集之处。本穴物质为冲阳穴传来的地部经水，因本穴位处于肌肉的凹陷处，并且地部经水均在此聚集，故取此名。

《定位》在足背，当第2、3跖骨结合部前方凹陷处。

《解剖》有第2跖骨间肌；有足背静脉网；布有足背内侧皮神经。

《功能》清热解表、和胃行水。

《主治》面目水肿、肠鸣、腹痛、足背肿痛等症。

〈主穴位配伍〉 配陷谷、上星、囟会、前顶、公孙穴，主治面肿。

〈按摩方法〉 按、揉、点、掐陷谷。

〈附注〉 足阳明经所注为“输”。

内庭

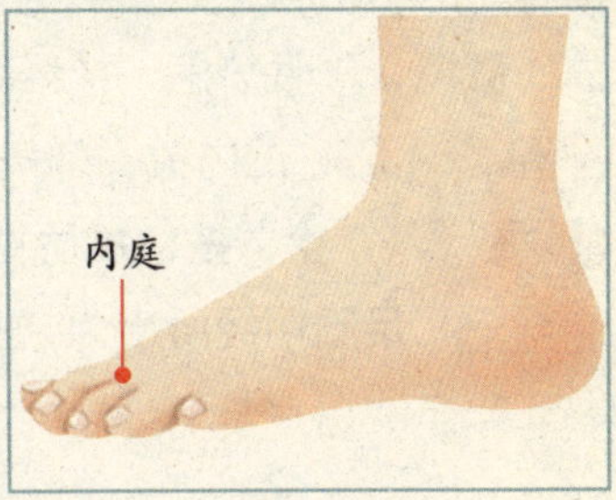

〈名解〉 门内为庭，主屋正室也为庭。本穴之下为厉兑，“兑”于易经为口、为门，本穴犹如在门庭之内；又因其所治病症，多不在穴位近处，而在头脑腹心者居多，其功用均有关于内。于体则庭，于用则内，故名内庭。

〈定位〉 在足背，于第2、3跖骨结合部前方的凹陷处。

〈解剖〉 有足背静脉网；布有腓浅神经。

〈功能〉 清胃泻火、理气止痛。

〈主治〉

◎胃火齿痛、咽喉肿痛、鼻出血等五官热性病症。

◎热病，如中暑、伤寒等。

◎胃病吐酸、腹泻、泄泻、痢疾、便秘等肠胃病症。

◎足背肿痛、跖趾关节痛。

◎现代常用于治疗急慢性胃炎、急慢性肠炎、齿龈炎、扁桃体炎、跖趾关节痛等。

〈主穴位配伍〉

◎配合谷穴，主治齿痛。

◎配地仓、颊车穴，主治口歪。

◎配太冲、曲池、大椎穴，主治热病。

〈按摩方法〉 按、揉内庭。

〈附注〉 足阳明经所溜为“荥”。

厉兑

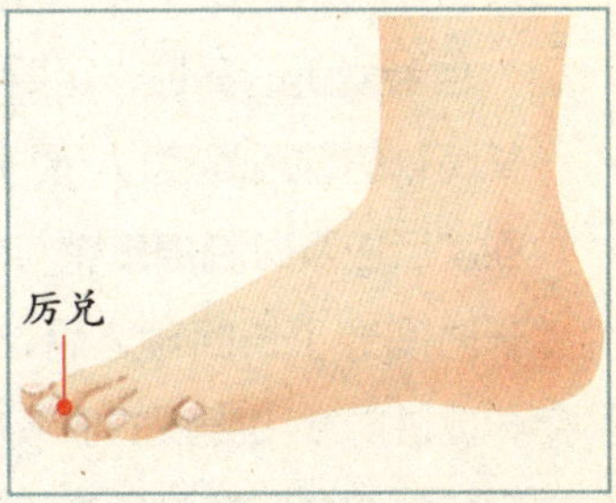

〈名解〉 厉，危岸；兑，口。厉兑，意指胃经的地部经水由本穴回流至胃经的体内经脉。本穴物质为内庭穴传来的地部经水，至本穴后，因本穴有地部通道与胃经体内经脉相通，因此体表经水从本穴的地部通道回流体内，经水的运行如从高处落入危险的深井一般，故名。

《定位》在足第2趾末节外侧，距趾甲角0.1寸。

《解剖》有趾背动脉形成的动脉网；布有腓浅神经。

《功能》清热和胃、苏厥醒神，沟通胃经体表与体内经脉及交换气血物质。

《主治》口腔溃疡、热病、癫痫、癫狂，及鼻出血、齿痛、咽喉肿痛、腹胀、腹痛、腹泻、失眠热病、神经衰弱等症。

《主穴位配伍》配内关、神门穴，主治多梦。

《按摩方法》捻、按、揉厉兑。

《附注》足阳明经所出为“井”。

女性长靴配短裙装扮的危害

由于长靴配短裙的时尚装扮将膝盖暴露了出来，所以女性很怕“着凉”的部位——腰、小腹都会直接受寒，造成腰酸背疼、痛经等症状。另外，皮靴高高的鞋筒限制了膝踝关节的活动，压迫着局部组织的血液循环，时间一久，跟腱周围炎、腱鞘炎、腓浅神经压迫症、脂肪垫炎也会追随而来。到那时，你会发现长靴带来的可不仅仅是美丽，还有那么多欲说还休的痛苦。如果穿着长靴站立过久或步行过多，使内踝后方出现酸胀不舒服的感觉时，这时你就要警惕跖管综合征是否已经盯上了你。冬日的“皮靴病”有时甚至可以影响到足踝的功能，引起轻微的跛行。触摸时，可以在踝关节处感觉到软而富有弹性的波动感，按之有压疼。如果穿了一整天长靴的你，回到家发现脚踝部出现渐进性的疼痛和肿胀，那么踝部滑囊炎已经造访你了。此外，如你选择的长靴后跟超过6厘米，身体自然会前倾，从而走路不稳，导致关节韧带损伤。这也是束缚紧紧的长筒靴容易令你急性崴脚的缘故。穿长筒靴最常见的不适还有脚背的疼痛、压疼和肿胀，这是慢性损伤性腱鞘炎在作祟。时间长了你会觉得整个脚掌僵硬、肿胀、活动不灵活。

但若爱美的女性一定要长靴短裙，也最好注意以下几点。

◎长筒靴的鞋跟高度以3厘米为佳；高筒皮靴的靴腰不宜过紧。

◎回家后应及时脱掉皮靴，换上便鞋，以改善足部的血液循环。

◎长时间穿了长筒靴之后，晚上临睡前应用热水泡脚半小时，可以消除足部疲劳，促进脚掌和脚踝的血液循环，避免脚病的发生。

◎避免整个冬天都与长筒靴为伴，穿靴子的最长时间不宜超过一周。

足少阳胆经足部穴位

阳陵泉

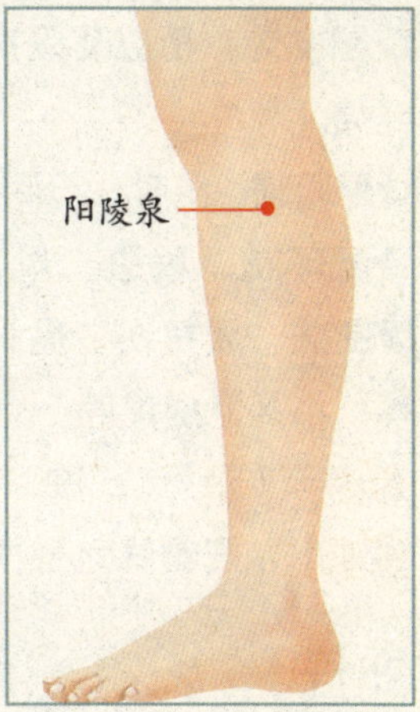

《名解》阳，阳气；陵，土堆；泉，源源不断。该穴名意指胆经的地部经水在此大量气化。本穴物质为膝阳关穴飞落下传的经水及胆经膝下部经脉上行而至的阳热之气，二气交会后，随胆经上扬的脾土尘埃吸湿后沉降于地，胆经上部经脉落下的经水也渗入脾土之中，脾土固化于穴周，脾土中的水湿则大量气化，本穴如同脾土尘埃的堆积之场和脾气的生发之地，故名。阳陵名意与阳陵泉同。

《定位》在小腿外侧，于腓骨小头前下方的凹陷处。

《解剖》在腓骨长、短肌中；有膝下外侧动、静脉；有腓总神经，可分为腓浅神经及腓深神经。

《功能》舒肝利胆、强筋健骨、健胃和中。

《主治》半身不遂、腰痛、膝盖疼痛、下肢疼痛或麻木、脚麻痹、胁肋痛、口苦、胃溃疡、呕吐、黄疸、消化不良、小儿惊风、破伤风、抽筋、坐骨神经痛、胆囊炎、高血压、遗尿等。

《主穴位配伍》

◎配曲池穴，主治半身不遂。

◎配日月、期门、胆俞、至阳穴，主治黄疸、胆囊炎、胆结石。

◎配足三里、上廉穴，主治胸胁痛。

《按摩方法》按、揉阳陵泉。

阳交

《名解》阳，阳气；交，交会。该穴名意指胆经吸热上行的天部阳气在此交会。本穴物质为外丘穴传来的湿热风气，至本穴后，此气吸热胀散上行于天部而成为阳气，与膀胱经飞扬穴扬散于天部的阳气相交会，故名。

《定位》在小腿外侧，于外踝尖上7寸，腓骨后缘。

《解剖》在腓骨长肌附着部；布有腓肠外侧皮神经。

《功能》疏肝理气、安神定志、理气降浊。

【主治】胸胁胀满或疼痛、面肿、惊狂、癫狂、瘈疭、膝股痛、下肢痿痹等。

【主穴位配伍】

◎配支沟、相应节段夹脊穴，主治带状疱疹；主疹之神经痛。

◎配阳辅、绝骨、行间、昆仑、丘墟穴，主治两足麻木。

◎配环跳、秩边、风市、伏兔、昆仑穴，主治风湿性腰腿痛、腰扭伤、坐骨神经痛、中风半身不遂之下肢瘫痪、小儿麻痹症等。

【按摩方法】点、按、揉阳交。

【附注】阳维脉之郄穴。

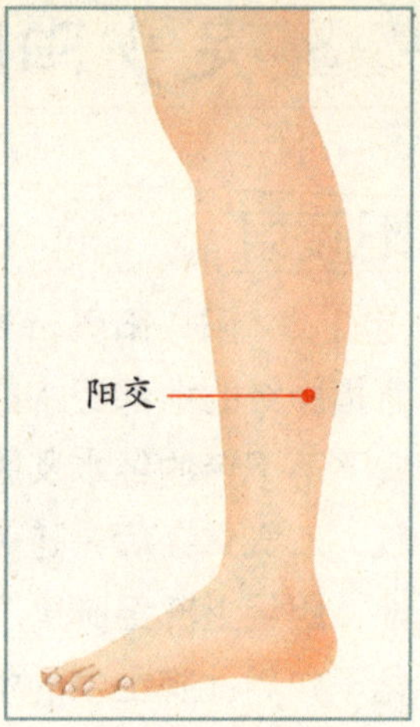

外丘

【名解】本穴物质为光明穴传来的阳热风气，至本穴后，阳热风气势弱缓行并吸热冷降，随阳热风气上扬的脾土尘埃而飘散于胆经之外，故名。

【定位】在小腿外侧，于外踝尖上 7 寸，腓骨前缘，平阳交。

【解剖】在腓骨长肌和趾总伸肌之间，深层为腓骨短肌；有胫前动、静脉分支；布有腓浅神经。

【功能】疏肝理气、通络安神。

【主治】颈项强痛、胸胁痛、疯犬咬伤致伤毒不出、下肢痿痹、癫狂等。

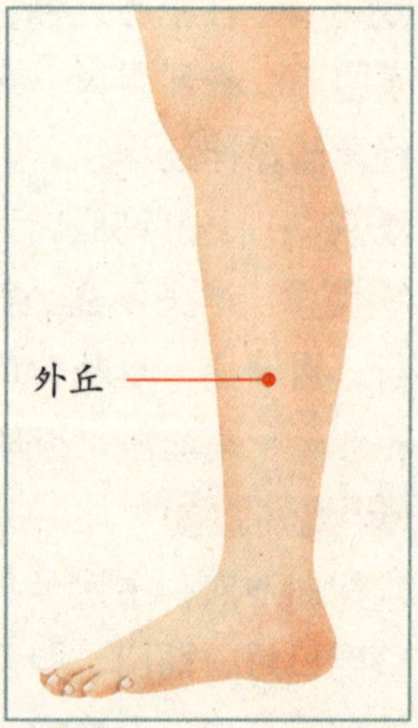

【主穴位配伍】

◎配腰奇、间使、丰隆、百会穴，主治癫痫。

◎配环跳、伏兔、阳陵泉、阳交穴，主治下肢痿、痹、瘫。

◎配陵后（属经外奇穴）、足三里、条口、阳陵泉穴，主治腓总神经麻痹。

【按摩方法】点、按、揉外丘。

【附注】胆经之郄穴。

光明

【名解】光明，光彻明亮。本穴物质为阳辅穴传来的湿热风气，上至本穴后，此气因吸热而变为纯阳之气，并天部的水湿尽散，从而变得光彻明亮，故名。

《定位》在小腿外侧，于外踝尖上5寸，腓骨前缘。

《解剖》在趾长伸肌和腓骨短肌之间；有胫前动、静脉分支；布有腓浅神经。

《功能》疏肝明目、活络消肿、联络肝胆气血。

《主治》眼疾、目痛、夜盲、乳胀痛、膝关节疼痛、下肢痿软无力、颊肿。

《主穴位配伍》配肝俞、肾俞、风池、目窗、睛明、行间穴，主治青光眼和早期白内障。

《按摩方法》点、按、揉光明。

《附注》胆经络穴。

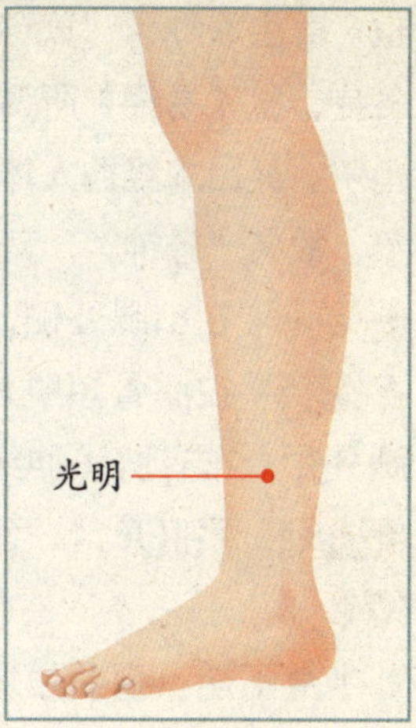

阳辅

《名解》外侧称阳；"辅"指外辅骨，即腓骨。因本穴处小腿外侧面的腓骨前缘，故名。《素问·气穴论》："分肉二穴。"林亿等新校正："按《甲乙经》无分肉穴，详处所疑是阳辅。"《针灸聚英》作阳辅别名。

《定位》在小腿外侧，于外踝尖上4寸，腓骨前缘稍前方。

《解剖》在趾长伸肌和腓骨短肌之间；有胫前动、静脉分支；布有腓浅神经。

《功能》清热散风、疏通经络。

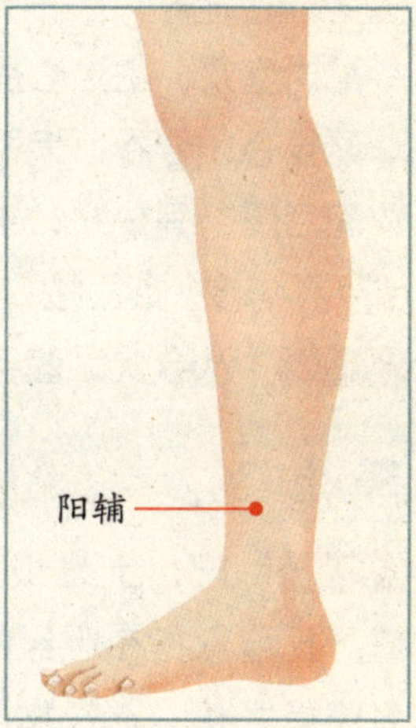

《主治》疟疾和半身不遂、偏头痛、目外眦痛、缺盆中痛、腋下痛、瘰疬，以及胸、胁、下肢外侧痛。

《主穴位配伍》

配陵后（属经外奇穴）、飞扬、金门穴，主治下肢痿痹、足内翻等。

《按摩方法》点、按、揉阳辅。

《附注》胆经经穴。

悬钟

《名解》《白虎通·五行云》云："钟，动也。"阳气动于黄泉之下，动养万物也。养生家称为“黄钟”。本穴位于下肢，而能兼治上焦各症，犹《易经》所谓“乾德之隐，得时飞跃，发挥大用也”。又因本经循人体两侧向下垂行，未及于足，有如悬象，故名“悬钟”，又名“绝骨”。

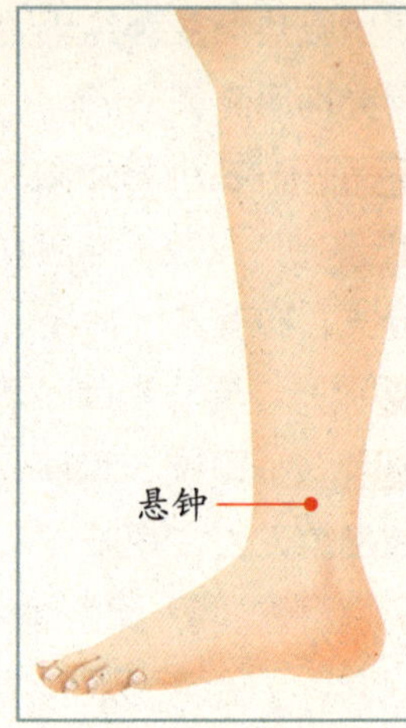

《定位》在小腿外侧，于外踝尖上3寸，腓骨前缘。

《解剖》在腓骨短肌与趾长伸肌分歧处；有胫前动、静脉分支；布有腓浅神经。

《功能》平肝息风、舒肝益肾。

《主治》

◎半身不遂、颈项强痛、腰膝腿痛、下肢痿痹。

◎胸腹胀满、胁肋疼痛、脚气、腋下肿。

◎痴呆、脑卒中。

《主穴位配伍》

◎配内庭穴，主治心腹胀满。

◎配昆仑、合谷、肩髃、曲池、足三里穴，主治中风、半身不遂。

◎配后溪、列缺穴，主治项强、落枕。

《按摩方法》点、按、揉悬钟。

《附注》八会穴之髓会。

丘墟

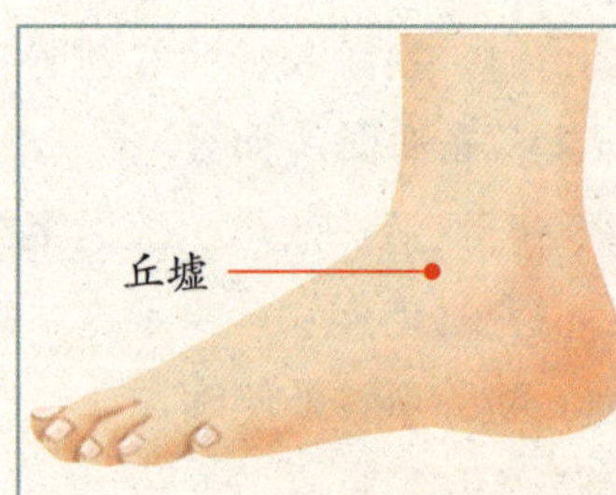

《名解》丘，土堆或土坡；墟，故城遗址或废墟。丘墟意指在胆经的风气作用下，地部的脾土为空虚之状。本穴物质为悬钟穴降行而至的水湿风气，在风气的吹刮下穴内脾土为空虚之状，只有皮骨而无脾土（肌肉），故名。

《定位》在外踝的前下方，于趾长伸肌腱的外侧凹陷处。

《解剖》在趾短伸肌起点；有外踝前动、静脉分支；布有足背中间皮神经分支及腓浅神经分支。

《功能》健脾利湿、泻热退黄、舒筋活络。

《主治》颈项痛、腋下肿、胸胁痛、下肢痿痹、外踝肿痛、痢疾、疝气、目赤肿痛、目生翳膜、脑卒中偏瘫等。

《主穴位配伍》

◎配昆仑、绝骨穴，主治踝跟足痛。

◎配中渎穴，主治胁痛。

◎配大敦、阴市、照海穴，主治疝气。

◎配日月、期门、肝俞、胆俞、阳陵泉、腕骨穴，主治黄疸、胆道等疾病。

《按摩方法》

◎使头脑清晰的指压法：先将肌肉放松，一边缓缓吐气一边强压6秒钟，如此重复10次。

◎排除心理压力的指压法：指压时一面吐气一面用手掌劈打，如此重复30次。只要有始有终地进行，则能收到去除大脑疲劳、恢复精神状态的效果。

《附注》胆经原穴。

足临泣

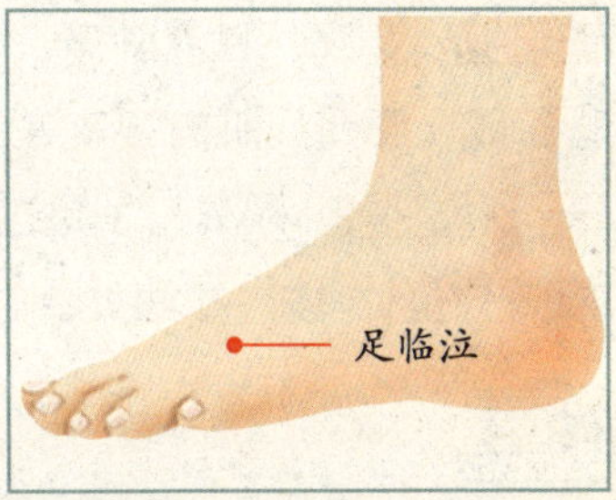

《名解》足，指穴在足部；临，居高临下之意；泣，指眼泪。该穴名意指胆经的水湿风气在此化雨冷降。本穴物质为丘墟穴传来的水湿风气，至本穴后水湿风气化成雨冷降，气血的运行变化如泪滴从上滴落一般，故而得名。

《定位》在足背外侧，于足4趾本节（第4趾关节）的后方，小趾伸肌腱的外侧凹陷处。

《解剖》有足背静脉网，第4趾背侧动、静脉；布有足背中间皮神经。

《功能》舒肝熄风、化痰消肿。

《主治》头痛、目外眦痛、目眩、乳痈、瘰疬、胁肋痛、疟疾、脑卒中偏瘫、痹痛不仁、足跗肿痛、腰痛、肌肉痉挛、胆囊炎、神经官能症等。

《主穴位配伍》

◎配三阴交穴，主治痹证。

◎配三阴交、中极穴，主治月事不利。

◎配丘墟、解溪、昆仑穴，有通经活络、消肿止痛的作用，主治足跗肿痛。

◎配风池、太阳、外关穴，有祛风、活络、止痛的作用，主治偏头痛。

◎配乳根、肩井穴，有清热解毒、消肿止痛的作用，主治乳痈。

《按摩方法》按、揉足临泣。

《附注》胆经腧穴，八脉交会穴，通带脉。

地五会

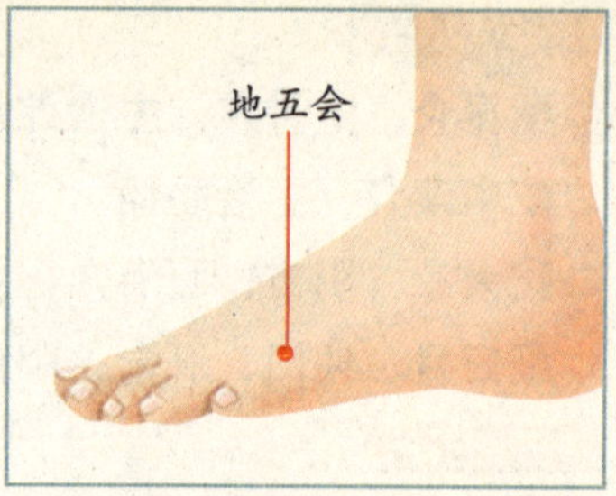

〈名解〉地，地部；五，五脏六腑；会，交会。该穴名意指天、地二部的寒湿水气在此交会。本穴所处为足背外侧凹陷中，胆经上部经脉足临泣穴传来的气血又为天部的寒湿风气及地部的寒冷水湿，穴外天部的飘散阳气至此后，因本穴气血的寒冷收引而化雨冷降穴内，同时穴外地部的溢流水液也汇入本穴，所以说本穴是由五脏六腑的气血汇合而成，且气血为地部经水，故名。五会名意与地五会同。

〈定位〉在足背外侧，于足4趾本节（第4趾关节）的后方，第4、5趾骨之间，小趾伸肌腱的内侧缘。

〈解剖〉有足背静脉网，第4跖趾背侧动、静脉；布有足背中间皮神经。

〈功能〉舒肝消肿、通经活络、收降水液。

〈主治〉头痛、目赤肿痛、耳鸣、耳聋、胸满、胁痛、腋肿、乳痈、足跗肿、头昏目眩、腰痛、肌肉痉挛等。

〈主穴位配伍〉配耳门、足三里穴，主治耳鸣、腰痛。

〈按摩方法〉按、揉地五会。

侠溪

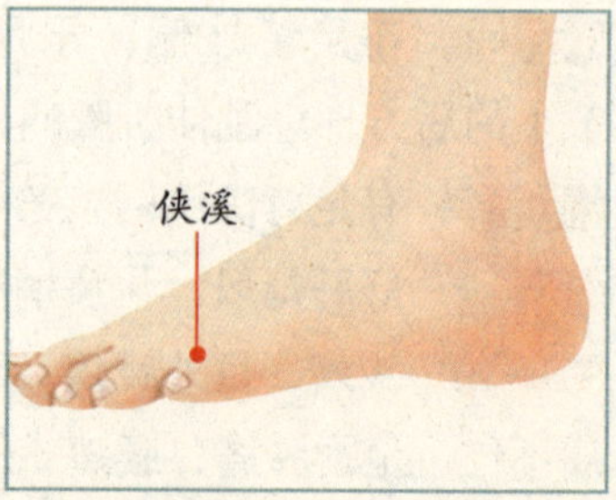

〈名解〉侠，通“夹”，被夹于中间之意；溪，地部流行的经水。该穴名意指胆经经水在此循地部渠道回流井穴。本穴物质为地五会穴传来的地部经水，侠溪穴只是对其起了一个循经传输的作用，地部的经水并没有流失，只是被夹于渠道之中，后下传至足窍阴穴，故名。

〈定位〉在足背外侧，于第4、5趾间，趾蹼缘后方赤白肉际处。

〈解剖〉有趾背侧动、静脉；布有足背中间皮神经之趾背侧神经。

〈功能〉平肝息风、消肿止痛。

〈主治〉头痛、眩晕、惊悸、耳鸣、耳聋、目外眦痛、颊肿、胸胁痛、下肢疼痛、膝股痛、足跗肿痛、疟疾。

〈主穴位配伍〉配太阳、太冲、阳白、风池、头临泣穴，具有通窍、止痛、祛热的作用，主治眩晕、偏头痛、耳鸣、耳聋、目外眦痛等。

《按摩方法》按、揉侠溪。

《附注》胆经之荥穴。

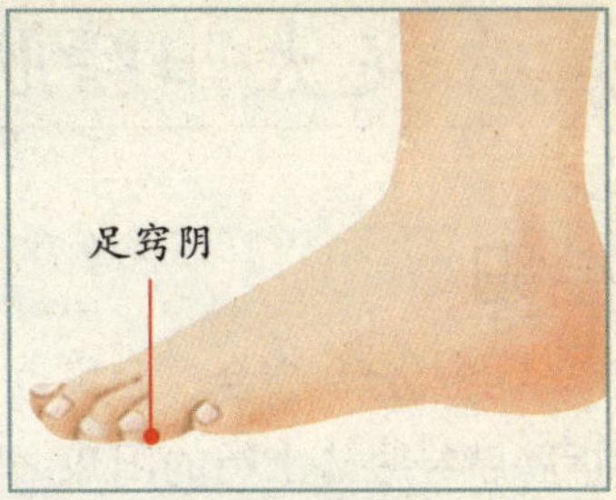

足窍阴

《名解》足，指穴在足部；窍，空窍之意；阴，指穴内物质为阴性水液。该穴名意指胆经经水由此回流至体内的空窍之处。本穴为胆经体内与体表经脉的交会点，因胆经体表经脉的气血物质为地部经水，所处为高位，因而会循本穴的地部孔隙回流至体内，故名。

《定位》在第4趾末节外侧，距趾甲角0.1寸。

《解剖》有趾背侧动、静脉和跖趾动脉形成的动脉网；布有趾背侧神经。

《功能》疏肝解郁，通经活络，沟通内外经脉气血。

《主治》偏头痛，目眩，目赤肿痛，咽喉肿痛，耳聋，耳鸣，喉痹，胸胁痛，足跗肿痛，失眠多梦，热病等。

《主穴位配伍》

◎配太冲、太溪、内关、太阳、风池、百会穴，主治神经性头痛、高血压、肋间神经痛、胸膜炎、急性传染性结膜炎、神经性耳聋等。

◎配阳陵泉、期门、支沟、太冲穴，主治胆道疾病。

◎配水沟、太冲、中冲、百会、风池穴，可急救中风引起的昏迷。

《按摩方法》捻、按、揉足窍阴。

《附注》胆经经穴。

寒从脚起，热水泡脚好处多

俗话说“寒从脚下起”、“人老脚先衰”。天气变冷之时，只要你动一动，便可享受“足疗”带来的好处。足部是人体经络分布最丰富的部位之一，同时也是全身神经数目最丰富的地方。在热水浸泡的过程中，水温对足部穴位的温热刺激，可以使气血循行顺畅、脏腑精气充盈；同时使血管扩张，养料供应充分，代谢废物被彻底清理，受热的大脑代谢也会变得十分活跃，以致分泌一些令人愉快的物质，以缓解疲劳。除此之外，热水泡脚对头痛、失眠等也有着较好的改善作用。

足太阳膀胱经足部穴位

合阳

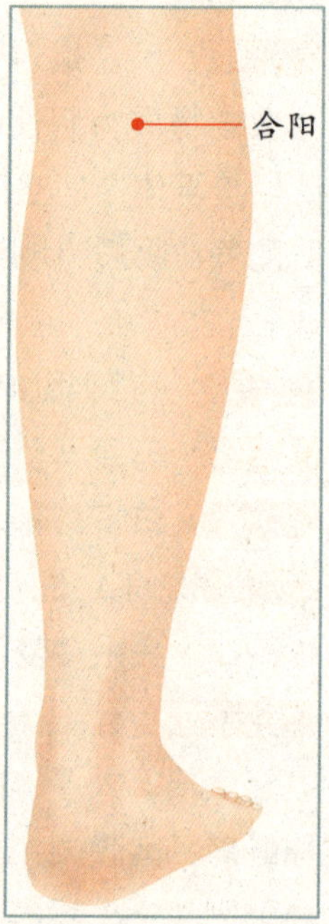

〈名解〉合，会合、会集也；阳，阳热之气也。该穴名意指膀胱经吸热上行的阳热之气在此聚集。本穴物质为膀胱经膝下部各穴上行的阳气聚集而成，故名。

〈定位〉在小腿后面，于委中与承山的连线上，委中下2寸。

〈解剖〉穴下为皮肤、皮下组织、小腿三头肌、跖肌、腘肌。皮肤由股后皮神经分布。皮下筋膜内，小隐静脉经外踝后下方升至小腿后面，穿腘筋膜注入腘静脉。小腿三头肌由腓肠肌的内、外侧头和比目鱼肌相结合形成。前肌内、外侧头起于股骨的内、外侧髁，两头在小腿中上部互相汇合，向下移行至腱膜，汇合处表面凹陷，即为该穴取穴的标志。比目鱼肌位于腓肠肌的深面，起于胫、腓骨的后面，肌束向下移行于肌腱。庐肌腱与腓肠肌腱膜合成跟腱，止于跟骨后面的跟结节。小腿三头肌使足跖屈（上提足跟），对维持人体直立姿势起重要作用。

〈功能〉舒筋通络，强健腰膝，祛风除湿，散热降浊。

〈主治〉

◎**妇产科系统疾病：**功能性子宫出血，月经不调，子宫内膜炎等。

◎**泌尿生殖系统疾病：**睾丸炎，前列腺炎，疝气等。

◎**其他疾病：**脑血管病后遗症，肠出血，腰脊强痛，下肢酸痛、麻木、僵直，腰痛，腓肠肌痉挛等。

〈主穴位配伍〉配腰阳关穴，主治腰痛。

〈按摩方法〉拿、按、揉合阳。

承筋

〈名解〉承，承受也；筋，肝所主的风也。该穴名意指膀胱经的上行阳气在此化风而行。本穴的物质为膀胱经足下部各穴上行的阳热之气，至本穴后为风行之状，故名。

〈定位〉在小腿后面，于委中与承山的连线上，腓肠肌肌腹中央，委中下5寸。

〈解剖〉穴下为皮肤、皮下组织、小腿三头肌、胫骨后肌。皮肤有股后皮神经分布。胫神经在腘窝上角处由坐骨神经分出，然后垂直下降至腘窝下角，在腘窝内的位置最浅，即在腘动、静脉的浅层。神经和血管穿过比目鱼肌腱弓，进入小腿深、浅两群肌肉之间。神经由腘动脉的后方，渐行至动脉外侧下降，沿途发出若干分支，支配小腿后肌群、膝关节及小腿皮肤。胫神经和腘动脉的体表投影在股骨内、外侧髁连线中点，至内踝与跟腱连线中点的连线。

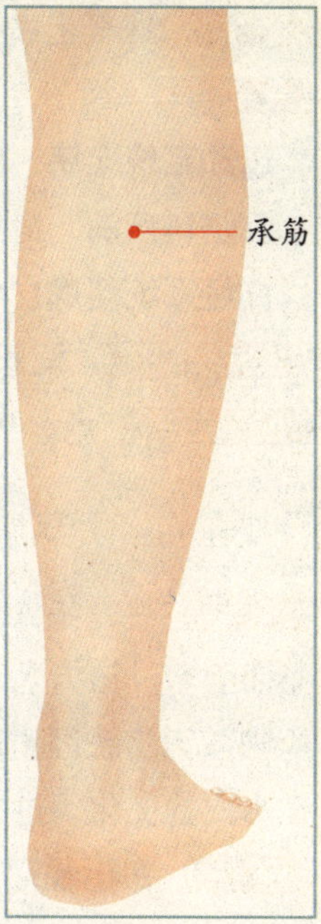

〈功能〉舒筋活络，通肠提肛，强健腰膝，清泻肠热，强筋健骨，通畅气血等。

〈主治〉

◎**运动系统疾病：**急性腰扭伤，小腿麻木、疼痛、抽筋，腓肠肌痉挛或麻痹等。

◎**肛肠科疾病：**脱肛，痔疮，便秘等。

〈主穴位配伍〉配委中穴，主治下肢挛痛。

〈按摩方法〉拿、按、揉承筋。

承山

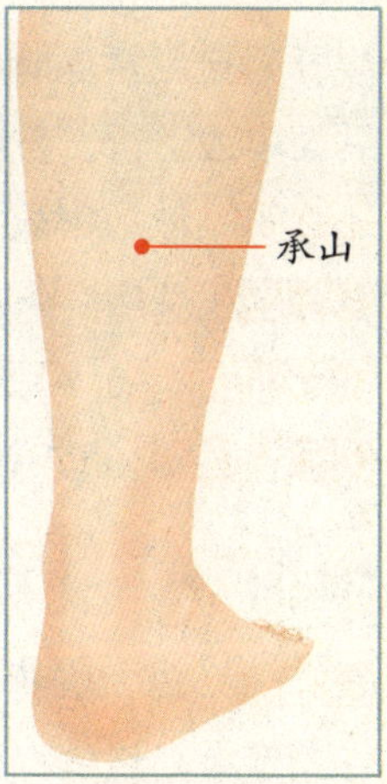

〈名解〉承，承受、承托也；山，土石之大堆也，指穴内物质为脾土。承山意指随膀胱经经水下行的脾土微粒在此固化。本穴物质为随膀胱经经水上行而来的脾土与水液的混合物，行至本穴后，水液气化成干燥的脾土微粒而沉降穴周，沉降的脾土堆积如大山之状，故名承山。

〈定位〉在小腿后面正中，委中与昆仑之间，当伸直小腿或足跟上提时，腓肠肌肌腹下出现尖角凹陷处。

〈解剖〉穴下为皮肤、皮下组织、小腿三头肌、（拇）长屈肌、胫骨后肌。皮肤由腓肠神经和股后皮神经重叠分布。前神经由胫神经发出的腓肠内侧皮神经，走在腓肠肌内、外侧头之间的沟内，约在小腿中部穿出深筋膜，接受来自腓总神经发出的腓肠外侧皮神经的交通支脉，组成腓肠神经。腓肠神经伴随小隐静脉，经外踝与跟骨之间，行于足背外侧缘。腓肠肌的内、外侧头汇合向下形成腱膜，腱膜处皮肤表面形成一凹陷，作为取穴的体表标志。

《功能》理气止痛，舒筋活络，理肠疗痔。

《主治》

◎**运动系统疾病：**腰肌劳损，肩周炎，腿痛转筋，腓肠肌痉挛，下肢瘫痪等。

◎**肛肠科疾病：**痔疮，便秘，脱肛等。

◎**神经系统疾病：**坐骨神经痛，小儿惊风等。

《主穴位配伍》配长强穴，主治痔疮。

《按摩方法》点、按、揉承山。

飞扬

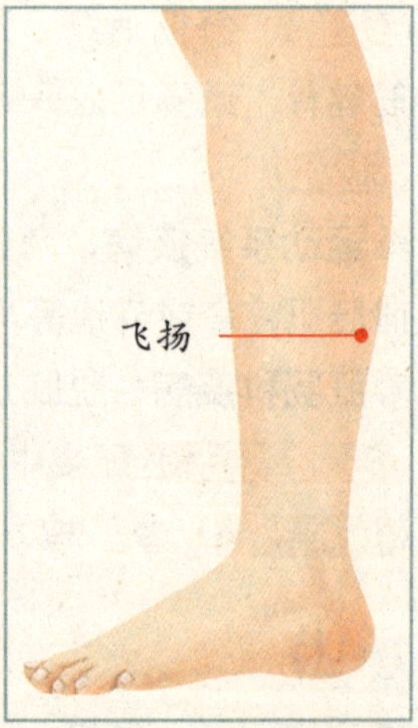

《名解》飞，指穴内物质为天部之气；扬，指穴内物质扬而上行。该穴名意指膀胱经气血在此吸热上行。本穴的物质为膀胱经跗阳至至阴各穴吸热上行的水湿之气，在本穴的变化为进一步的吸热蒸升，故名飞扬。

《定位》在小腿后面，于外踝后，昆仑穴直上7寸，承山外下方1寸处。

《解剖》穴下为皮肤、皮下组织、小腿三头肌、胫骨后肌；皮肤由腓总神经的分支腓肠外侧皮神经分布；小隐静脉起自足背静脉网的外侧部，经外踝后下方，至小腿后面中线上行，与腓肠神经伴行。

《功能》散风解表，疏经活络，清热安神，利湿。

《主治》头痛，目眩，鼽衄，腿软无力，腰背疼痛，风湿性关节炎，痔疮，癫痫等。

《主穴位配伍》配委中穴，主治腿痛。

《按摩方法》点、按、揉飞扬。

跗阳

《名解》跗，脚背也；阳，阳气也。该穴名意指足少阳、足阳明二经的阳气在此带动足太阳经的气血上行。膀胱经足部上行的阳气至本穴后散热而化风为湿冷的水气，由于有足少阳、足阳明二经上行的阳气为其补充热量，足太阳膀胱经的水湿之气才得以继续上行，故名。付阳、附阳穴名意与跗阳同。为什么足少阳、足阳明经的气血交会于本穴，而经书却不说本穴为足三阳之会呢？这是因为本穴在人体重力场中是处于肌肉隆起的高地势，所以足少阳、足阳明二经的上行阳气会交于本穴，阳者向上、向外而行。但是，足少阳、足阳明二经上行至本穴的阳气有名无实，只是虚热之气，热多而气少。

《定位》在小腿后面，外踝后，昆仑直上3寸。

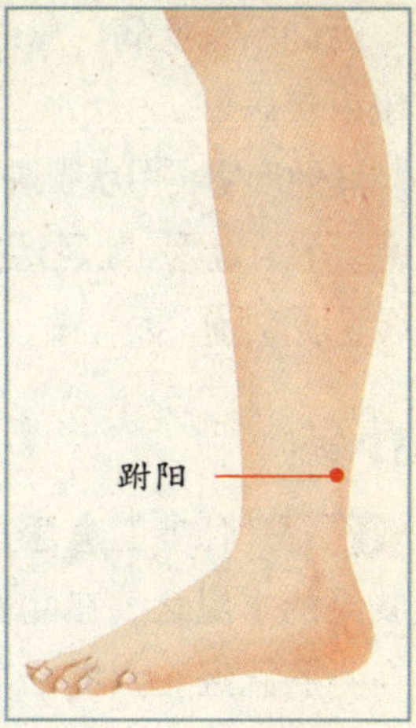

《解剖》穴下为皮肤、皮下组织、腓骨短肌、(拇)长屈肌。皮肤由腓肠外侧皮神经分布。该神经为腓总神经自腘窝内发出，向下走行于小腿后面外侧，并没途发出分支，分布于小腿外侧的皮肤。腓肠外侧皮神经在小腿中、下1/3交界处，与腓肠内侧皮神经会合成腓肠神经，伴小隐静脉向下方行至足背外侧缘。曲张的小隐静脉和皮神经可以反复交叉，形成四通八达的脉网。

《功能》舒筋活络，退热散风，清利头目。

《主治》

◎**运动系统疾病：**急性腰扭伤，下肢瘫痪，腰骶疼痛，腓肠肌痉挛，外踝肿痛等。

◎**神经系统疾病：**面神经麻痹，三叉神经痛，头痛，头重等。

《按摩方法》点、按、揉跗阳。

昆仑

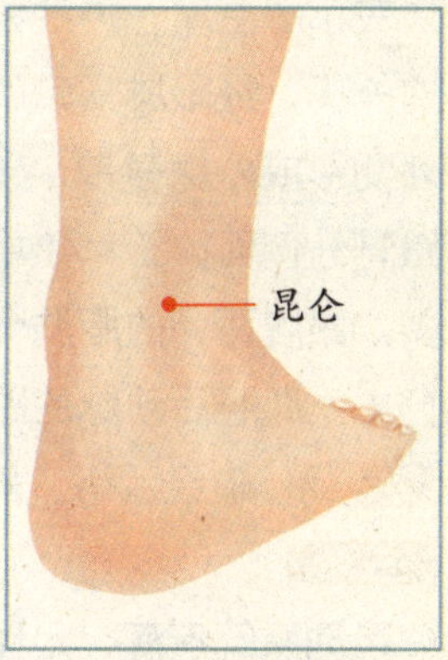

《名解》昆仑，广漠无艮也。昆仑名意指膀胱经的水湿之气在此吸热上行。本穴物质为膀胱经经水的气化之气，性寒湿，由于足少阳、足阳明二经的外散之热作用，寒湿水气吸热后也上行并充盈于天部，穴内的各个层次都有气血物存在，如同广漠无艮之状，故名昆仑。

《定位》在足部外踝后方，于外踝尖与跟键之间的凹陷处。

《解剖》穴下为皮肤、皮下组织、腓骨长、短肌。皮肤由腓肠神经分布。该穴深层结构的血液营养来自腓肠动脉。该动脉是胫后动脉在腘肌下方2~3厘米发出的，经胫骨后面与(拇)长屈肌之间下降至外踝，止于跟外侧皮。在外踝上方4~6厘米处发出分支，穿经肌肉和小腿肌腱膜至小腿前面，与胫前动脉的分支吻合。该吻合对于小腿侧支循环的形成和血液供应有实际应用意义。

《功能》安神清热，舒筋活络，清利头目。

《主治》

◎**神经系统疾病：**坐骨神经痛，神经性头痛，眩晕，项强。

◎**运动系统疾病：**急性腰痛，下肢瘫痪，膝关节炎，踝关节扭伤，膝关节周围软组织疾病等。

◎**其他疾病：**甲状腺肿大，脚气，鼻出血，胎盘滞留，痔疮，小儿惊风，难产等。

《主穴位配伍》 配风池穴，主治目眩。

《按摩方法》 拨、按、揉昆仑。

仆参

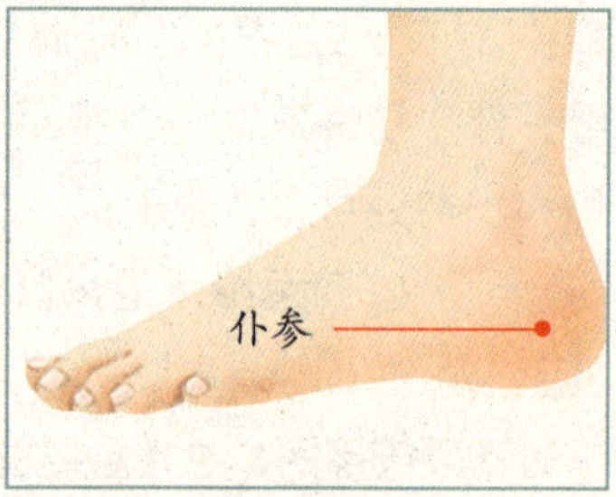

《名解》 仆参的意思是奴仆参拜。该穴名意指膀胱经的水湿之气在此有少部分吸热上行。本穴所在为膀胱经，穴内物质为寒湿水气，水为主，火为仆，穴外传来的火热之气仅能使较少部分的水湿之气气化上行于天，火热之气相对于本穴的寒湿水气来说就如同奴仆一般，故而得名仆参。

《定位》 在足外侧部，外踝后下方，昆仑直下，跟骨外侧，赤白肉际处。

《解剖》 穴下为皮肤、皮下组织、跟腓韧带。外踝后区的皮肤活动性大，角化层较小腿更厚，神经由腓肠神经分布。皮下筋膜疏松，小隐静脉起于足背静脉网的外侧，经跟腓韧带的浅面上升。踝后区的深筋膜在踝与跟骨之间形成韧带。在外侧形成外侧韧带，该韧带起自外踝，以三束分别止于距骨前外侧，距骨后方和跟骨外侧面，三束集中总称外侧韧带。此韧带较内侧薄弱，故损伤的机会也比较多。跟腱两侧的脂肪增多。跟结节周围的动脉称跟网，其形成包括外、内踝网的分支，即胫后动脉的跟内侧支和腓动脉的跟外侧支。

《功能》 疏经活络，舒筋健骨。

《主治》

◎**运动系统疾病：**足跟痛，膝关节炎，下肢瘫痪。

◎**其他疾病：**尿道炎，癫痫，鼻出血。

《主穴位配伍》 配太溪穴，主治足跟痛。

《按摩方法》 拨、按、揉仆参。

申脉

《名解》 申，八卦中属金，此指穴内物质为肺金特性的凉湿之气；脉，脉气也。该穴名意指膀胱经的气血在此变为凉湿之性。本穴物质为来自膀胱经金门穴以下各穴上行的天部之气，其性偏热（相对于膀胱经而言），与肺经气血同性，故名申脉。

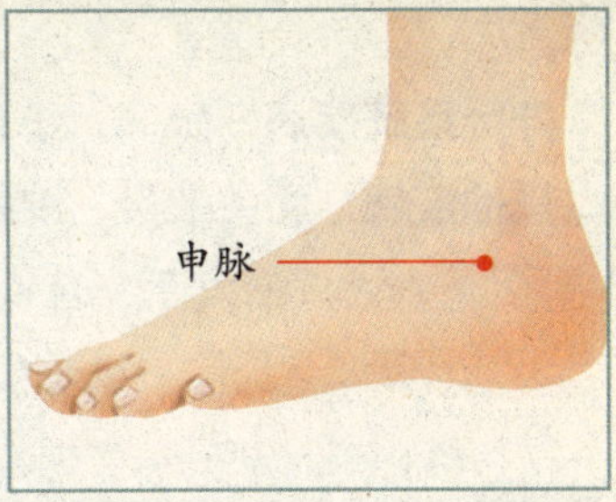

《定位》在足外侧，于外踝直下方凹陷处。

《解剖》穴下为皮肤、皮下组织、腓骨肌下支持带、腓骨长（短）肌。皮肤由腓肠神经分布。深筋膜形成腓骨肌下支持带，限制腓骨长、短肌（腱）于外踝下方的踝沟内。二肌腱穿经支持带的内面时，有一总腱鞘包绕，以减少肌腱在运动过程的摩擦。二肌由腓浅神经支配。血液供应来自外踝前后动脉、跗外侧动脉、腓动脉的跟外侧支，以及足底外侧动脉的分支等形成的外踝网供应。

《功能》疏经活络，宁心安神，利腰膝。

《主治》

◎**神经系统疾病：**头痛，项强，内耳性眩晕，失眠，癫痫，癫狂，精神分裂症，脑血管病后遗症。

◎**运动系统疾病：**腰肌劳损，下肢瘫痪，关节炎，足外翻，踝关节扭伤。

◎**其他疾病：**眼睑下垂，失眠。

《主穴位配伍》配肾俞、肝俞、百会穴，主治眩晕。

《按摩方法》拨、按、揉申脉。

金门

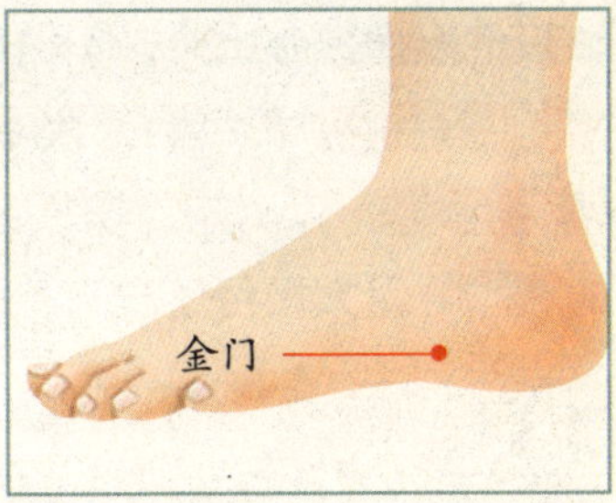

《名解》金，肺性之气也；门，出入的门户也。该穴名意指膀胱经气血在此变为温热之性。本穴物质为膀胱经下部经脉上行的阳气，性温热，与肺金之气同性，故名金门。

《定位》在足外侧，于外踝前缘直下，骰骨下缘处。

《解剖》穴下为皮肤、皮下组织、小趾展肌、跟骨膜。皮肤坚厚致密，由足背外侧皮神经分布。皮下筋膜有致密的结缔组织和脂肪组织。致密的结缔组织形成纤维束，连于皮肤与足底深筋膜。足底深筋膜外侧厚于内侧，覆盖于小趾展肌表面。针由皮肤、皮下筋膜穿足底筋膜的外侧，在腓骨长、短肌腱的下方，于跟骨和骰骨之间，刺入足底外侧的小趾展肌，该肌由足底外侧动脉伴行的足底外侧神经支配。

《功能》疏经活络，宁神熄风，安神开窍。

《主治》

◎**神经系统疾病：**癫痫，小儿惊风，头痛等。

◎**其他疾病：**膝关节炎，踝扭伤，足底痛，疝气等。

《主穴位配伍》配太阳、合谷穴，主治头痛。

《按摩方法》点、按、揉金门。

京骨

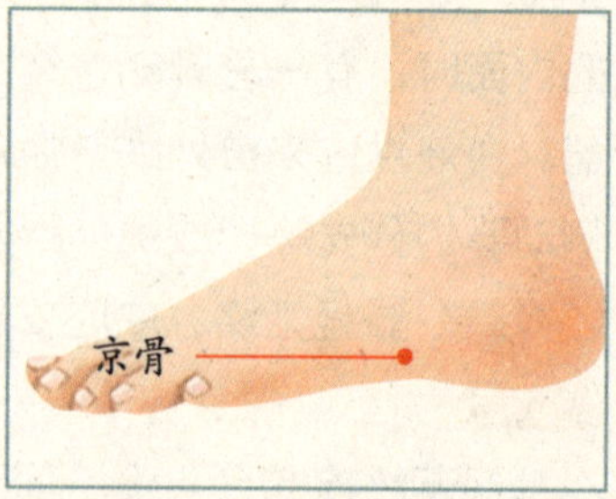

《名解》京，古指人工筑起的高丘或圆形的大谷仓。骨，水也。该穴名意指膀胱经的湿冷水气在此聚集。本穴物质为膀胱经吸热蒸升的水湿之气，性寒凉，在本穴为聚集之状，如同储存谷物的大仓，故名京骨。

《定位》本穴在足外侧部，于第5跖骨粗隆下方，赤白肉际处。

《解剖》穴下为皮肤、皮下组织、小趾展肌、第5跖骨（骨膜）。皮肤由足背外侧皮神经分布。

《功能》疏经活络，散风清热，宁神清脑，清热止痉，明目舒筋，生发气血。

《主治》

◎**神经系统疾病：**脑膜炎，脑溢血，癫痫，小儿惊风等。

◎**其他疾病：**心肌炎，佝偻病，疟疾，头痛，项强，腰腿痛，目翳等。

《主穴位配伍》配百会、太冲穴，主治头痛。

《按摩方法》点、按、揉京骨。

《附注》足太阳经所过为“原”。

束骨

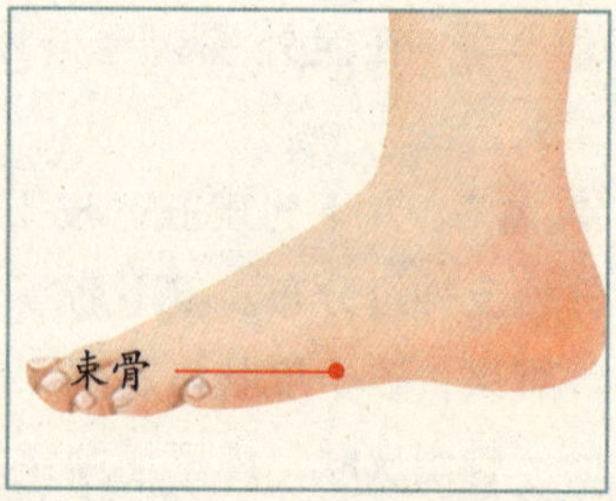

《名解》束，捆也、束缚也；骨，水也。该穴名意指膀胱经的寒湿水气在此聚集不能上行。本穴物质为膀胱经上部经脉下行的寒湿水气和下部经脉上行的阳气，二气交会后聚集穴内，既不能升，也不能降，如被束缚一般，故名束骨。

《定位》在足外侧，第5跖趾关节的后方，赤白肉际处。

《解剖》穴下为皮肤、皮下组织、小趾展肌、小趾短屈肌、第5跖骨骨膜。皮肤由足背外侧皮神经分布。腓肠神经沿跟腱外侧缘下降，经外踝与跟骨之间，在外踝下方转向前行，改称为足背外侧皮神经，沿足及小趾外侧缘，达小趾末节基底部。

《功能》疏经活络，散风清热，清利头目。

《主治》

◎**神经系统疾病：**神经性头痛，头晕，项强，癫痫，精神病。

◎**五官科系统疾病：**耳聋，眼结膜炎，泪管狭窄。

◎**其他疾病：**高血压，腓肠肌痉挛，疔疮，肛门手术后疼痛。

《主穴位配伍》配肾俞、太冲穴，主治目眩。

《按摩方法》点、按、揉束骨。

《附注》足太阳经所注为“输”。

足通谷

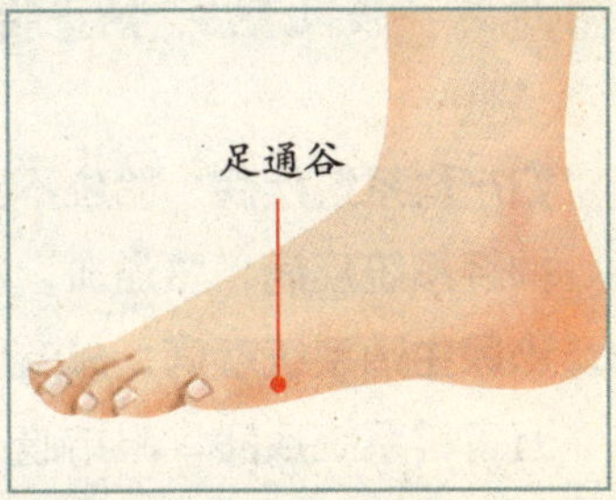

《名解》通，通道、通行也；谷，肉之大会也，指两山中间的空旷之处。该穴名意指膀胱经经气在此冷降归地。本穴物质一为膀胱经上部经脉下行的寒湿水气，二为至阴穴上传于此的天部湿热水气，二气交会后的运行变化主要是散热缩合冷降，冷降之水循膀胱经回流至阴穴，故名足通谷。

《定位》在足外侧，第5跖趾关节的前方，赤白肉际处。

《解剖》穴下为皮肤、皮下组织、趾短肌腱、长屈肌腱、小趾近节趾骨骨膜。皮肤为足背和足底皮肤移行部位，皮厚，由足背外侧皮神经和足底外侧神经的浅支重叠分布。皮下筋膜内，足趾的浅静脉注入足背静脉网的外侧，并有纤维束连于皮肤和足筋膜。针由皮肤、皮下筋膜穿足底深筋膜，在小趾近节趾骨下方，经趾骨和趾长、短肌（腱）之间，该肌由胫后神经及其分支足底外侧神经支配。

《功能》疏经活络，散风清热，清热安神，清头明目。

《主治》

◎**神经系统疾病：**头痛，目眩，精神病，癫痫，项强。

◎**其他疾病：**颈椎病，哮喘，慢性胃炎，功能性子宫出血。

《主穴位配伍》配大椎穴，主治项强。

《按摩方法》按、揉足通谷。

《附注》足太阳经所溜为“荥”。

至阴

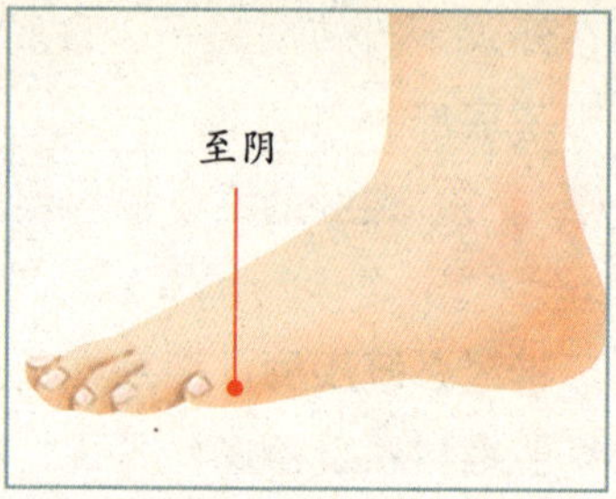

《名解》至，极也；阴，寒也、水也。该穴名意指体内膀胱经的寒湿水气由此外输体表。本穴物质为来自体内膀胱经的寒湿水气，它位于人体的最下部，是人体寒湿水气到达的极寒之地，故名至阴。

《定位》在足小趾末节外侧，距趾甲角0.1寸。

《解剖》穴下为皮肤、皮下组织、骨膜。皮下筋膜致密，由纤维束和脂肪组织形成。小趾趾端的动脉来自第4跖背动脉在跖趾关节附近分出的趾背动脉；跖骨底动脉在跖趾关节底面分出的趾底动脉以及弓状动脉发出至小趾的趾背动脉，在趾端这些动脉与对侧同外动脉互相吻合，形成丰富密集的血管网。

《功能》 疏风清热，矫正胎位， 正胎催产，理气活血，清头明目。

《主治》

◎**妇产科系统疾病：**胎位不正，难产，胎盘滞留。

◎**神经系统疾病：**脑溢血，神经性头痛，脑血管病后遗症。

◎**泌尿生殖系统疾病：**尿潴留，遗精。

◎**五官科系统疾病：**眼结膜充血，角膜白斑，鼻塞，鼻出血。

《主穴位配伍》配太冲、百会穴，主治头痛。

《按摩方法》捻、按、揉至阴。

《附注》足太阳经所出为“井”。

明目益智保健法

为提高青少年的身体素质，特别是提高视力、开发智力，下面介绍一个对防治青少年假性近视大有帮助的足趾按摩法。

◎操作方法：先用右手拇指指腹按摩左脚第1、2、3、5趾掌面（每个足趾1个8拍），然后交换按摩右脚的第1、2、3、5趾掌面（每个足趾1个8拍）。

◎原理作用：足趾掌面分别为大脑、眼反射区，通过按摩这些反射区，可改善眼区的血液循环，提高视力范围，改善和缓解眼疾，并进一步对双眼起到一定的保健作用。

足太阴脾经足部穴位

隐白

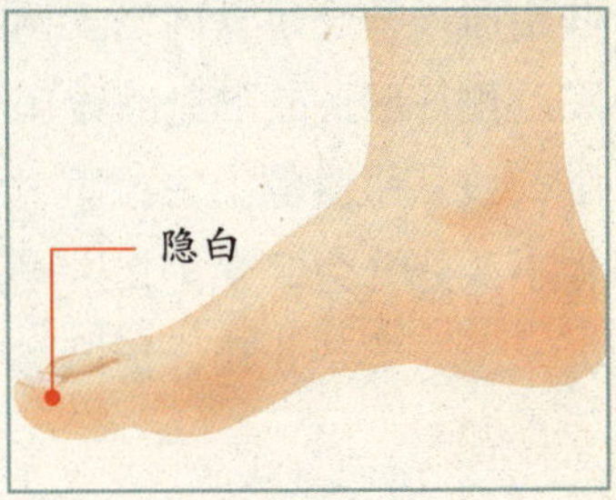

〈名解〉隐，隐秘、隐藏也；白，肺之色、气也。该穴名意指脾经体内经脉的阳热之气由本穴外出脾经体表经脉。本穴有地部孔隙与脾经体内经脉相连，穴内气血为脾经体内经脉外传之气，因气为蒸发外出，有不被人所觉察之态，如隐秘之象，故名隐白。

〈定位〉在足大趾末节内侧，距趾甲角0.1寸。

〈解剖〉穴下为皮肤、皮下组织、（拇）趾纤维鞘、（拇）长伸肌腱内侧束。皮肤为（拇）趾背侧与其跖侧骨皮肤移行处，其神经分布为腓浅神经的足背内侧皮神经的内侧支。在趾背筋膜的深面有第1跖骨动脉内侧支，经（拇）长伸肌腱的深面，该动脉至（拇）趾的内侧缘。（拇）长伸肌腱由腓深神经支配。若斜刺，针行于末节趾骨与（拇）趾纤维鞘终止部之间，该处神经、血管分布丰富，均来自足底内侧神经及血管。

〈功能〉调经统血，健脾回阳。

〈主治〉为十三鬼穴之一，统治一切癫狂病，临床上治血崩较好。

◎**妇产科系统疾病：**功能性子宫出血，子宫痉挛等。

◎**五官科系统疾病：**牙龈出血，鼻出血等。

◎**神经系统疾病：**小儿惊风，症病，昏厥等。

◎**消化系统疾病：**消化道出血，腹膜炎，急性胃肠炎等。

◎**其他疾病：**尿血，便血等。

〈主穴位配伍〉配地机、三阴交穴，可治疗出血症。

〈按摩方法〉捻、按、揉隐白。

大都

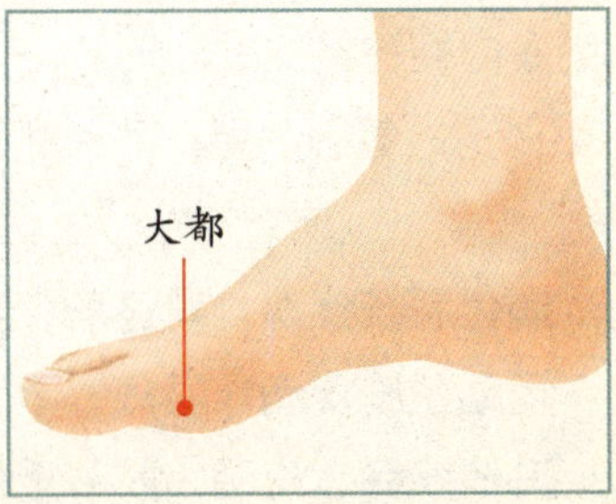

〈名解〉又名“太都”。大，指穴内气血场的范围大；都即都市，专指物质的集散之所。该穴名意指脾经的气血物质在此聚集。本穴物质为隐白穴传来的生发之气，至本穴后聚集一块儿，就像都市的所有物质聚散在一起，故名大都。

《定位》在足内侧缘，于足大趾本节（第1跖趾关节）前下方，赤白肉际凹陷处。

《解剖》穴下为皮肤、皮下组织、跖趾侧筋膜、趾纤维鞘、（拇）长屈肌腱。皮肤由腓浅神经足背内侧皮神经的内侧支分布。按摩的渗透力由皮肤、皮下组织经跖趾侧筋膜形成的趾纤维鞘的环部，进入该鞘内，由胫神经支配的（拇）长屈肌腱，或从肌腱的上方或下方经过。第1跖骨背动脉由足背动脉发出，在第1、2跖骨小头处分为二支，其中一支分布到脚趾背面的内侧缘。

《功能》泻热止痛，健脾和中。

《主治》

◎**消化系统疾病：**胃炎，胃痉挛，腹胀，腹痛，急慢性肠炎。

◎**其他疾病：**脑血管病后遗症，小儿抽搐，足趾痛。

《主穴位配伍》配足三里穴，主治腹胀。

《按摩方法》捻、按、揉大都。

《附注》大都穴为荥穴，属火。

太白

《名解》太，大也；白，肺之色、气也。该穴名意指脾经的水湿云气在此吸热蒸升，化为肺金之气。本穴物质为大都穴传来的天部水湿云气，至本穴后受长夏热燥气化蒸升，在更高的天部层次化为金性之气，故名太白。

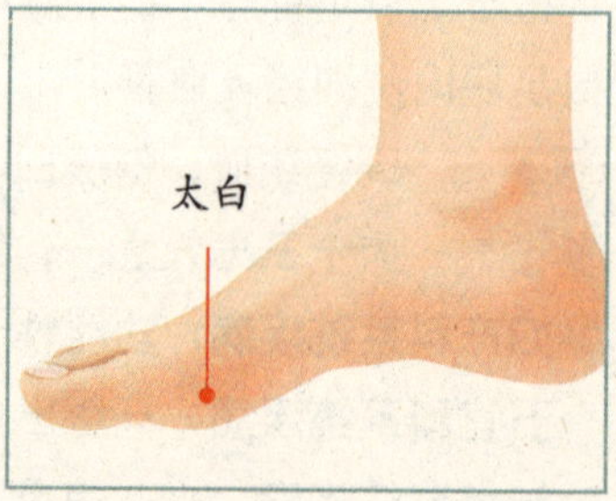

《定位》在足内侧缘，于足大趾本节（第1跖趾关节）后下方，赤白肉际凹陷处。

《解剖》穴下为皮肤、皮下组织、趾纤维鞘、拇展肌腱、拇短屈肌。皮肤由腓浅神经的足背内侧皮神经的内侧支分布。按摩的渗透力由皮肤、皮下筋膜进入跖趾侧筋膜及其形成的趾纤维鞘的十字部，再进入拇展肌腱和拇短屈肌腱，该二肌由足底内侧神经支配。

《功能》健脾和胃，清热化湿。

《主治》

◎**消化系统疾病：**胃痉挛，胃炎，消化不良，腹胀，便秘，痔疮等。

◎**运动系统疾病：**腰痛，下肢麻痹或疼痛。

◎**其他疾病：**痔漏，肢节重痛等。

《主穴位配伍》配中脘、足三里穴，主治胃痛。

《按摩方法》按、揉太白。

《附注》俞穴，属土，足太阴之原穴。

公孙

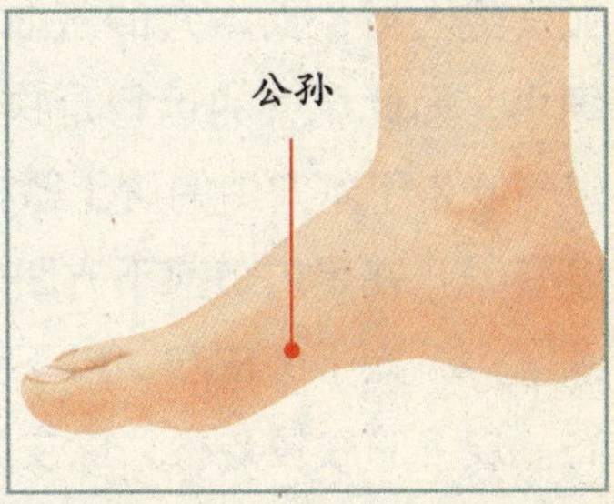

《名解》公孙，公之辈与孙之辈也，指穴内气血物质与脾土之间的关系。脾经物质五行属土，其父为火，其公为木，其子为金，其孙为水。该穴名意指本穴物质为脾经与冲脉的气血相会后化成了天部的水湿风气。本穴物质来源于两个方面，一是太白穴传来的天部之气，二是由地部孔隙传来的冲脉高温经水。冲脉的高温地部经水出体表后急速气化与天部的气态物相合，形成了本穴天部中的水湿风气，故名公孙（冲脉为经脉之海，其特点是“主渗灌溪谷”，其来源是位于人体重力场中心部的高温区胞宫，故其气血物质温压较高。而本穴位处人之足部，在地球重力场的制约下，冲脉流行至公孙的物质为下行的水液，流行的通道是冲脉的体内经脉，故冲脉气血出公孙后会急速气化）。

《定位》在足内侧缘，第1跖骨基底的前下方。

《解剖》穴下为皮肤、皮下组织、拇展肌腱、拇短屈肌。皮肤由腓浅神经的分支，足背内侧皮神经的内侧支和隐神经双重分布。皮下筋膜内有血管网及少量的脂肪。跖趾侧筋膜在足底部形成跖腱膜，前方止于跖趾关节囊和屈肌腱鞘。

《功能》健脾胃，调冲任。

《主治》

◎**消化系统疾病：**胃痉挛，急慢性胃肠炎，胃溃疡，消化不良，痢疾，肝炎，腹水，胃癌，肠痉挛等。

◎**妇产科系统疾病：**子宫内膜炎，月经不调等。

◎**其他疾病：**心肌炎，胸膜炎，癫痫，足跟痛等。

《主穴位配伍》

◎配中脘、内关穴，主治胃酸过多、胃痛。

◎配足三里穴，主治消化性溃疡。

《按摩方法》按、揉公孙。

商丘

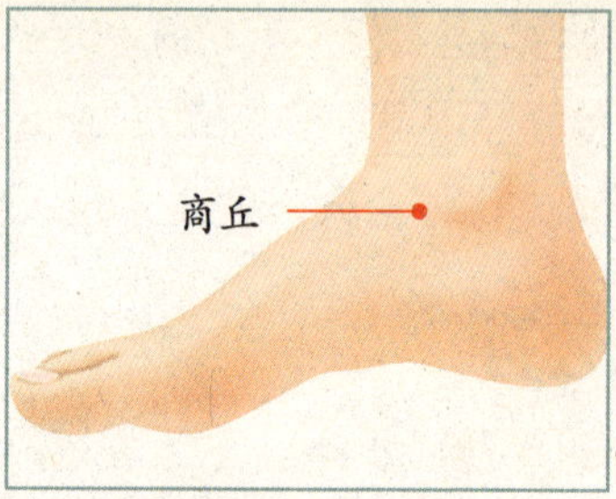

《名解》商，古指漏刻，计时之气也；丘，废墟也。该穴名意指脾经的热散之气由此快速通过。本穴物质为公孙穴传来的水湿风气，其性湿热且循脾经上行，而本穴的气血通道又如漏刻滴孔般细小，因此风气的运行是快速通过本穴，强劲的风气吹走了本穴中的脾土微粒，地部脾土如废墟一般，故名商丘。

《定位》在足内踝前下方凹陷中，舟骨结节与内踝尖连线的中点处。

《解剖》穴下为皮肤、皮下组织、屈肌支持带。皮肤由股神经的皮支、隐神经分布。皮下筋膜较疏松，除皮神经外，还有足静脉网及大隐静脉属支的起始部。足背筋膜深面有内踝（动脉）网。该网位于内踝的表面，由内踝前后动脉、跗内侧动脉、跟内侧支及足底内侧动脉的分支组成。按摩的渗透力由皮肤、皮下筋膜穿足背筋膜后，在胫骨前肌腱的内后方，小腿十字韧带的内侧上、下支之间深进到距骨内侧面骨膜。

《功能》健脾化湿，通调肠胃。

《主治》

◎**消化系统疾病：**胃炎，肠炎，消化不良，便秘，痔疮，黄疸等。

◎**运动系统疾病：**腓肠肌痉挛，踝关节及周围软组织疾病等。

◎**其他疾病：**小儿惊厥，百日咳，水肿等。

《主穴位配伍》配气海、足三里穴，主治腹胀，肠鸣。

《按摩方法》拨、按、揉商丘。

三阴交

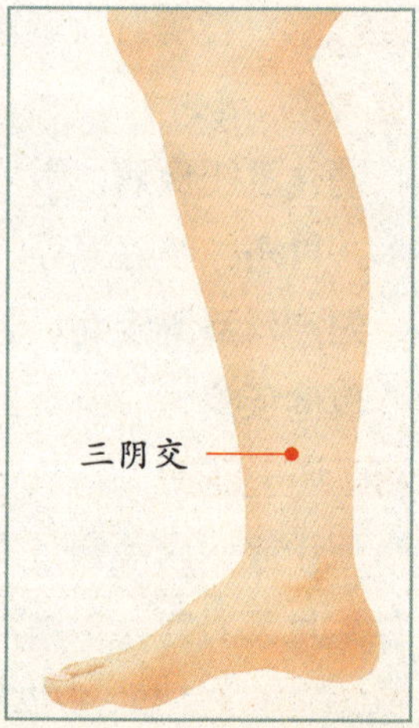

《名解》三阴，足三阴经也；交，交会也。该穴名意指足部的三条阴经中气血物质在本穴交会。本穴物质有脾经提供的湿热之气，有肝经提供的水湿风气，有肾经提供的寒冷之气，三条阴经气血交会于此，故名三阴交。

《定位》在小腿内侧，足内踝尖上3寸，胫骨内侧缘后方。

《解剖》穴下为皮肤、皮下组织、趾长屈肌腱、拇长屈肌腱。皮肤由隐神经分布。皮下组织内有隐神经和起于足背静脉网内侧的大隐静脉，神经和静脉并行。按摩的渗透力由皮肤、皮下筋膜穿小腿深筋膜后，在小腿三头肌腱的前方，进入趾长屈肌腱和拇长屈肌腱。在趾长屈肌腱后方，有胫后动、静脉和胫神经经过。以上诸肌腱均由胫神经支配。

《功能》健脾胃，益肝肾，调经带。

《主治》

◎**消化系统疾病：**急慢性肠炎，细菌性痢疾，肝脾肿大，腹水，肝炎，胆囊炎等。

◎**泌尿生殖系统疾病：**肾炎，尿路感染，尿潴留，尿失禁，乳糜尿等。

◎**妇产科系统疾病：**月经失调，功能性子宫出血，痛经，带下，更年期综合征，阴道炎，盆腔炎，前阴瘙痒，胎位异常，子宫下垂，难产等。

◎**神经系统疾病：**癫痫，精神分裂症，神经衰弱等。

◎**循环系统疾病：**高血压，血栓闭塞性脉管炎等。

◎**其他疾病：**荨麻疹，神经性皮炎，膝、踝关节及其周围软组织病变，糖尿病等。

《主穴位配伍》

◎配足三里穴，主治肠鸣、泄泻。

◎配中极穴，主治月经不调。

◎配子宫穴，主治阴挺。

◎配大敦穴，主治疝气。

◎配内关、神门穴，主治失眠。

《按摩方法》拨、按、揉三阴交。

漏谷

《名解》漏，漏落也；谷，五谷也、细小之物也。该穴名意指脾经中的浊重物质在此沉降。

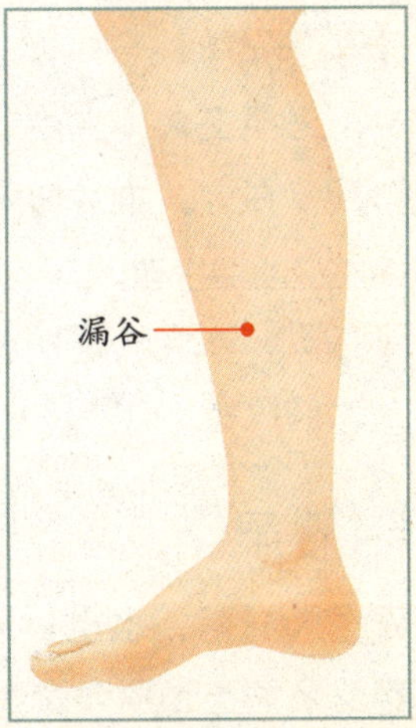

《定位》在小腿内侧，内踝尖与阴陵泉的连线上，距内踝尖6寸，胫骨内侧缘后方。

《解剖》穴下为皮肤、皮下组织、三头肌、趾长屈肌、胫骨后肌。皮肤由隐神经分布。皮下组织内的脂肪组织增多，有隐神经和大隐静脉伴行经过。按摩的渗透力由皮肤、皮下筋膜穿小腿深筋膜，在小腿三头肌（腱）前方进入趾长屈肌和胫骨后肌。在趾长屈肌的后方有胫后动、静脉和胫神经并行经过，营养并支配以上诸肌。

《功能》健脾和胃，利尿除湿。

【主治】

◎**消化系统疾病**：急慢性肠胃炎，肠鸣音亢进，消化不良等。

◎**运动系统疾病**：肩胛部疼痛，下肢麻痹等。

◎**其他疾病**：尿路感染，精神病等。

【主穴位配伍】配足三里穴，主治腹胀、肠鸣。

【按摩方法】搓、按、揉漏谷。

【附注】足太阴之络穴。

地机

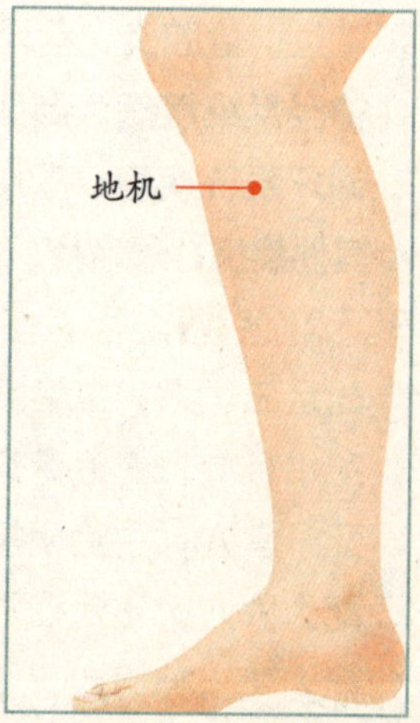

【名解】地，脾土也；机，机巧、巧妙也。该穴名意指本穴的脾土微粒随地部经水运化到人体各部，运化过程十分巧妙。本穴物质为漏谷穴传来的降地之雨，雨降地部后，地部的脾土微粒也随雨水的流行而运化到人体各部。脾土物质的运行十分巧妙，故名地机。

【定位】在小腿内侧，内踝尖与阴陵泉的连线上。

【解剖】穴下为皮肤、皮下组织、趾长屈肌、胫骨后肌；皮肤由隐神经分布。

【功能】健脾渗湿，调经止带。

【主治】

◎**妇产科系统疾病**：月经不调，痛经，功能性子宫出血，阴道炎等。

◎**泌尿生殖系统疾病**：腰痛，遗精，精液缺乏等。

◎**其他疾病**：胃痉挛，乳腺炎，下肢痿痹等。

【主穴位配伍】

◎配三阴交穴，主治痛经。

◎配隐白穴，主治崩漏。

【按摩方法】拨、按、揉地机。

【附注】本穴出现压痛，多提示有胰腺疾病，与胰俞、中脘、水分穴互参可诊断急性胰腺炎。

阴陵泉

【名解】阴，水也；陵，土丘也；泉，水泉穴也。该穴名意指脾经地部流行的经水及脾土物质混合物在本穴聚合堆积。本穴物质为地机穴流来的泥水混合物，因本穴位处肉之陷处，泥水混合物在本穴沉积，水液溢出，脾土物质沉积为地之下部翻扣的土丘之状，故名阴陵泉。

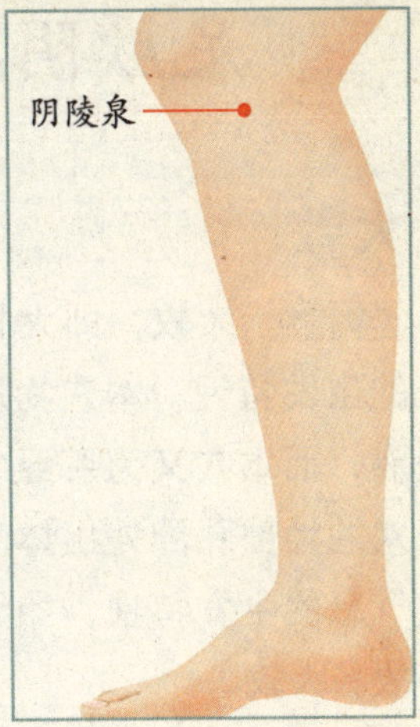

《定位》在小腿内侧，于胫骨内侧髁后下方凹陷处。

《解剖》穴下为皮肤、皮下组织、缝匠肌（腱）、半膜肌及半腱肌（腱）。皮肤由隐神经分布。皮下组织内除隐神经之外，还有与神经伴行的大隐静脉。该静脉正行于该穴的皮下，按摩的渗透力由小腿深筋膜，经胫骨粗隆内侧的缝匠肌、半膜肌及半腱肌等各肌附着处的肌腱，向后经胫骨内侧缘进入腘肌。以上诸肌由股神经、坐骨神经等支配。

《功能》清利温热，健脾理气，益肾调经，通经活络。

《主治》

◎**泌尿生殖系统疾病：**遗尿，尿潴留，尿失禁，尿路感染，小便不利，肾炎，遗精，阳痿等。

◎**消化系统疾病：**腹膜炎，消化不良，腹水，肠炎，痢疾等。

◎**妇产科系统疾病：**阴道炎，月经不调等。

◎**其他疾病：**失眠，膝关节炎，下肢麻痹等。

《主穴位配伍》

◎配肝俞、至阳穴，主治黄疸。

◎配阳陵泉穴，主治膝痛。

◎配中极、膀胱俞、三阴交穴，主治小便不利。

《按摩方法》捻、按、揉阴陵泉。

快速摆脱足部疲劳的妙法

◎用大拇指画圈捏揉第1跖骨（即足底的球形部位），按的时候要用力，但注意不要用力过度而产生不适感。

◎双手拇指放于足底第1跖骨部位，其他手指放在脚面上；从脚趾向脚跟方向按压（拇指保持不动），摆动跖骨。如果你的脚趾动了，说明这个动作正确。每个动作做3～5分钟，以有效减轻足部肌肉的紧张感。

足厥阴肝经足部穴位

大敦

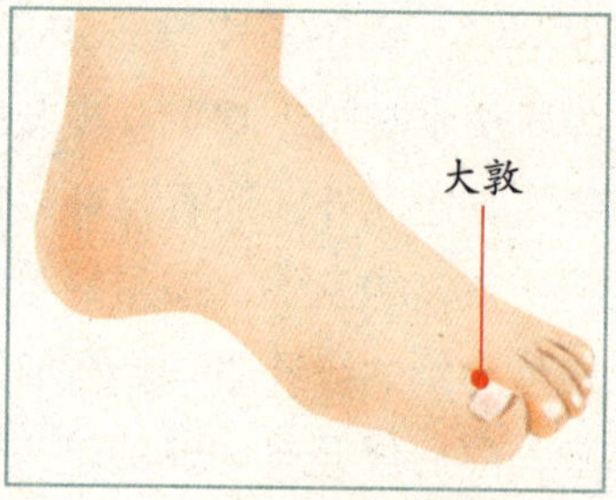

《名解》大敦，即大树墩也，在此意指穴内气血的生发特性。本穴物质为体内肝经外输的温热水液，而本穴又为肝经之穴，时值为春，水液由本穴的地部孔隙外出体表后蒸升扩散，表现出春天气息的生发特性，如大树在春天生发新枝一般，故名大敦。

《定位》在足大趾末节外侧，距趾甲角0.1寸。

《解剖》穴下为皮肤、皮下组织、趾骨骨膜。皮肤由腓深神经终末支的侧支分出两条趾背支，分布于第1、2趾相对的皮肤。

《功能》回阳救逆，调经通淋。

《主治》

◎**生殖系统疾病：**疝气，少腹痛，睾丸炎，阴茎痛，功能性子宫出血，月经不调，子宫脱垂等。

◎**神经系统疾病：**脑出血后遗症，癫痫，嗜睡等。

◎**消化系统疾病：**胃脘痛，便秘等。

◎**心血管疾病：**心绞痛，冠心病等。

◎**其他疾病：**糖尿病等。

《主穴位配伍》

◎配内关、水沟穴，主治癫狂、癫痫和中风昏迷。

◎配膻中、天突、间使穴，主治梅核气。

《按摩方法》捻、按、揉大敦。

行间

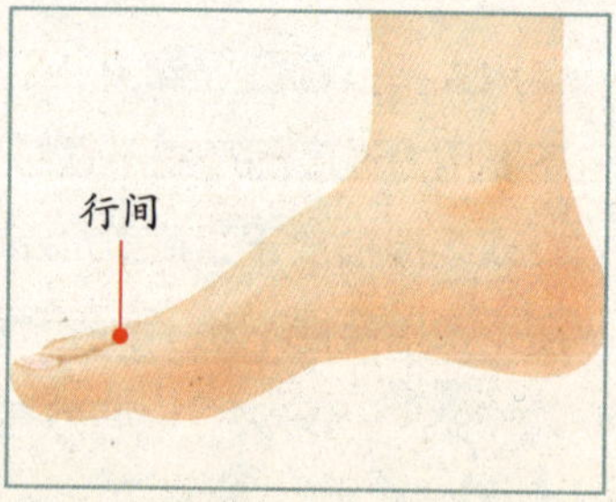

《名解》行，行走、流动、离开也；间，二者当中也。该穴名意指肝经的水湿风气由此顺传而上。本穴物质为大敦穴传来的湿重水气，至本穴后吸热并循肝经向上传输，气血物质遵循其应有的道路而行，故名行间。

《定位》在足背部，第1、2趾间，趾蹼缘的后方赤白肉际处。

《解剖》穴下为皮肤、皮下组织、骨间背侧肌。皮肤由腓深神经终末支的内侧支分布。趾蹼外足背与足底的皮肤和皮下筋膜互相移行。按摩的渗透力由皮肤、皮下筋穿足背深筋膜，在拇长、短伸肌腱的外侧，穿经腓深神经的末支，继入第1骨间背侧肌。该肌由足底外侧神经的深支支配。

《功能》清肝泄热，凉血安神，熄风活络。

《主治》

◎**生殖系统疾病：**睾丸炎，阴茎痛，疝气，功能性子宫出血，痛经等。

◎**神经系统疾病：**小儿惊风，精神分裂症，神经衰弱，脑血管后遗症等。

◎**泌尿系统疾病：**遗尿，淋疾等。

◎**消化系统疾病：**消化不良，便秘，胃脘胀痛，呃逆，腹胀等。

◎**运动系统疾病：**急慢性腰腿痛，足跟痛，膝部扭伤及慢性劳损等。

◎**呼吸系统疾病：**咳嗽，气喘，齿痛喉痹等。

◎**心血管系统疾病：**心绞痛，心悸，胸闷气短等。

◎**其他疾病：**高血压，青光眼，肋间神经痛，腹膜炎，糖尿病，牙痛，失眠等。

《主穴位配伍》

◎配睛明穴，主治青光眼，并降眼压。

◎配太冲、合谷、风池、百会穴，主治肝火上炎、头痛、眩晕、鼻衄等。

◎配中脘、肝俞、胃俞穴，主治肝气犯胃之胃痛等。

◎配中府、孔最穴，主治肝火犯肺引起的干咳或咯血等。

《按摩方法》按、揉行间。

太冲

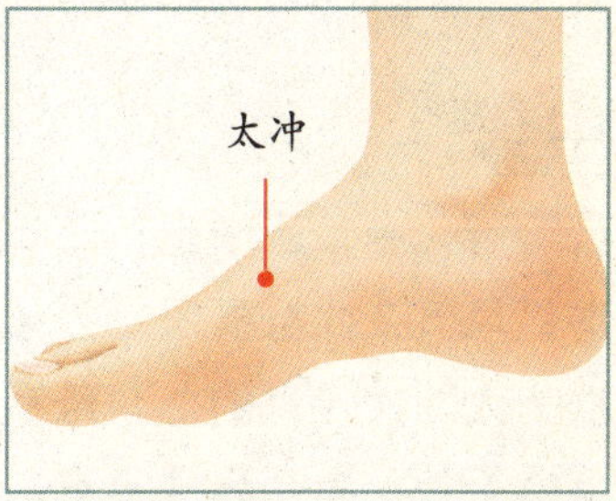

《名解》太，大也；冲，冲射之状也。该穴名意指肝经的水湿风气在此向上冲行。本穴物质为行间穴传来的水湿风气，至本穴后因受热而胀散化为急风，并冲散穴外，故名太冲。

《定位》在足背侧，第1跖骨间隙的后方凹陷处。

《解剖》穴下为皮肤、皮下组织、拇短伸肌、骨间背侧肌。皮肤由腓浅神经的足背内侧皮神经分布。足背皮肤较薄，皮下组织中走行有足背静脉网及大、小隐静脉。足背动脉行于拇长伸肌腱的外侧，向下往拇短伸肌的深面，分出第1跖背动脉、足底深支等。前者分成二支，分布于足拇指与第2趾内面；后者穿第1跖骨间隙至足底外侧动脉，形成足底动脉弓。足背动脉的体表投影在内、外踝之间连线的中点和第1跖骨间隙与其底间的连线上。按摩的渗透力由皮肤、皮下组织穿足背深筋膜，在拇长伸肌腱的外侧，穿过拇短伸肌表面的腓深神经（或经其内、外侧）入该肌。足背动脉发出的第1跖骨动脉则在拇短伸肌的深面，因此针再深进第1骨间背侧肌内时，可能刺及或经过动脉的一侧。

《功能》平肝泄热，舒肝养血，清利下焦。

《主治》

◎**神经系统疾病：**头痛，头晕，失眠多梦等。

◎**泌尿生殖系统疾病：**月经不调，功能性子宫出血，子宫收缩不全，遗尿，癃闭，淋病，阴缩等。

◎**消化系统疾病：**腹痛，腹胀，嗝逆纳差，大便困难或溏泻等。

◎**五官科疾病：**目赤肿痛，咽痛喉痹等。

◎**心血管系统疾病：**心绞痛，胸肋胀痛等。

◎**外科疾病：**疝气，乳痛，肠炎，颈淋巴结核等。

◎**其他疾病：**肝炎，血小板减少症，四肢关节疼痛，肋间神经痛，下肢痉挛等。

《主穴位配伍》

◎配大敦穴，主治疝气。

◎配太冲、太溪、复溜穴，主治肝阳上亢之眩晕。

◎配合谷穴，主治四肢抽搐。

◎配肝俞、膈俞、太溪、血海穴，主治贫血、羸瘦。

◎配间使、鸠尾、心俞、肝俞穴，主治癫狂、癫痫。

《按摩方法》按、揉太冲。

中封

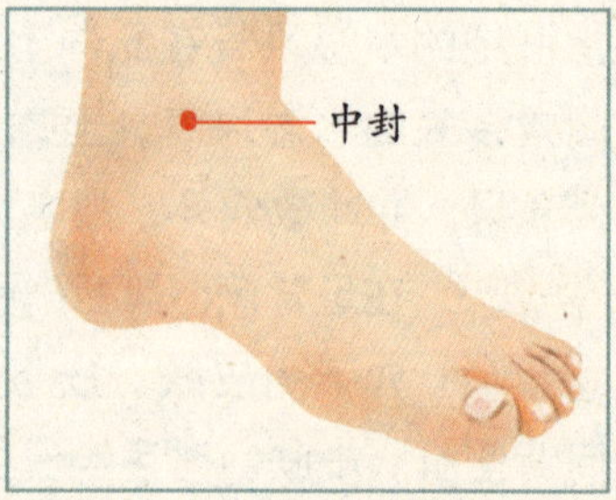

《名解》中，正中也；封，封堵也。该穴名意指肝经风气在此势弱缓行并化为凉性水气。本穴物质为太冲穴传来的急劲风气，由于本穴位在足背之转折处，急劲风气行至本穴后因经脉通道的弯曲而受挫，急行的风气变得缓行势弱，如被封堵一般，故名中封。

《定位》在足背部，足内踝前，商丘与解溪的连线之间，胫骨前肌腱的内侧凹陷处。

【解剖】穴下为皮肤、皮下组织、胫骨下端骨膜。皮肤由股神经的分支隐神经分布。皮肤薄，皮下组织疏松，有大隐静脉伴隐神经经过。该静脉起于足背静脉网的内侧，经内踝前方，上行于小腿内侧，注入股静脉。踝部深筋膜局部增厚，形成伸肌支持带。在踝关节的前方，该支持带可分为上、下两条支持带，下支持带的外侧束附着于跟骨外侧面的前部；内侧束分为上、下两支，上支附着于内踝，下支附着于足内侧缘。按摩的渗透力由皮肤、皮下组织穿经伸肌上支持带上、下之间；在胫骨前肌腱的外侧，达胫骨下端的骨膜；也可经胫骨内侧，深进小腿后肌群的深层。

【功能】清泻肝胆，通利下焦，舒筋通络。

【主治】

◎**泌尿生殖系统疾病：**遗精，尿闭，阴茎痛，尿路感染，疝气，腹痛等。

◎**消化系统疾病：**腹部膨胀，纳差，肝炎，黄疸等。

◎**其他疾病：**腰足冷痛，踝关节扭伤等。

【主穴位配伍】

◎配胆俞、阳陵泉、太冲、内庭穴，可泻热舒肝，主治黄疸、疟疾。

◎配足三里、阴廉穴，主治阴缩入腹、阴茎痛、遗精、小便不利。

【按摩方法】拨、按、揉中封。

蠡沟

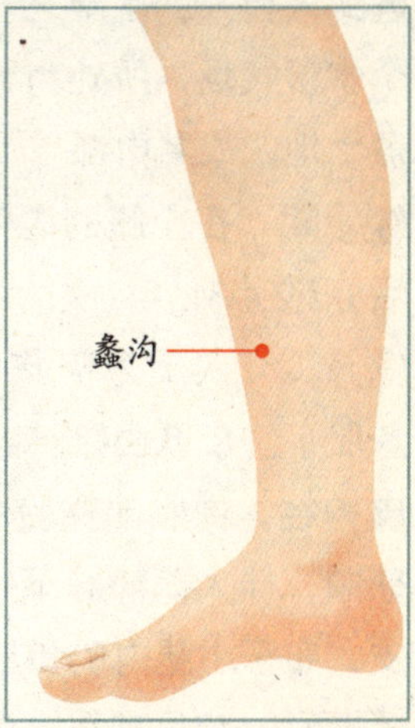

【名解】蠡，指穴内物质如瓠瓢浮于水中一样飘浮不定；沟，沟渠也，指穴内物质运行遵循一定的路线。该穴名意指三阴交穴传来的温湿水气由本穴走行于足少阳胆经。本穴物质为三阴交穴分配而来的温湿水气，因其性温，既无上升之力又无沉降之能，温湿水气在天部层次呈漂浮不定状，但由于其温度及所处的天部层次与胆经相近，因此这一温湿水气分别飘行于肝胆二经，故名蠡沟。

【定位】在小腿内侧，足内踝尖上5寸，胫骨内侧面中央。

【解剖】穴下为皮肤、皮下组织、小腿三头肌（比目鱼肌）。皮肤由隐神经分布。皮下组织疏松，内行有浅静脉、皮神经和浅淋巴管。大隐静脉与隐神经伴行，并起自足背静脉网内侧部，经内踝的前方向上行至小腿内侧面。下肢的浅淋巴管起自足趾，于足背、足底汇成淋巴管网。大部分浅淋巴管沿大隐静脉及属支汇入腹股沟浅淋巴结。仅小部分浅淋巴管沿小隐静脉汇入腘淋巴结。当针刺由皮肤、皮下筋膜穿小腿深筋膜后，可直抵无肌肉保护的胫骨骨膜，也会经胫骨内侧，直抵骨后小腿三头肌中的比目鱼肌。该肌由胫神经支配。

《功能》疏肝理气，调经止带。

《主治》

◎**泌尿生殖系统疾病：**性功能亢进，月经不调，子宫内膜炎，功能性子宫出血，尿闭，疝气等。

◎**其他疾病：**梅核气，精神疾病，脊髓炎，心动过速，腰背部及膝关节急慢性损伤等。

《主穴位配伍》

◎配百虫窝（属经外奇穴）、阴陵泉、三阴交穴，主治滴虫性阴道炎。

◎配中都、地机、中极、三阴交穴，主治月经不调、带下症、睾丸炎。

◎配大敦、气冲穴，主治睾丸肿痛、疝气、赤白带下。

《按摩方法》按、揉蠡沟。

中都

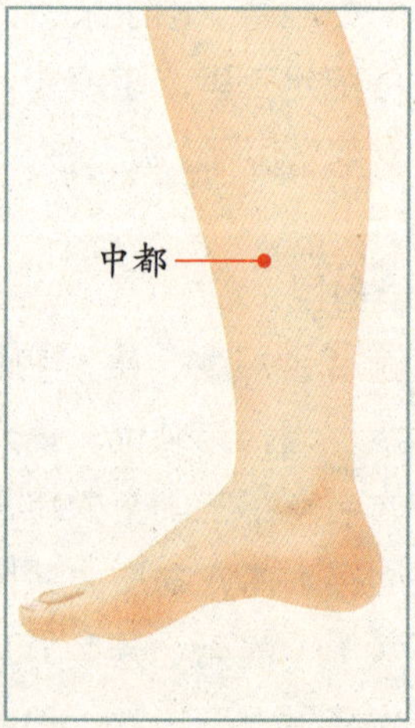

《名解》中，与外相对，指穴之内部；都，都市之意。该穴名意指肝经的水气在此云集天之下部。本穴物质为蠡沟穴传来的水湿之气，至本穴后水湿之气聚集而成一个水湿气场，所处为天之下部。本穴如同肝经气血的集散之地，故名中都。

《定位》在小腿的内侧，内踝尖上7寸，于胫内侧面的后1/3交点处。

《解剖》穴下为皮肤、皮下组织、小腿三头肌（比目鱼肌）。皮肤由隐神经分布。隐神经是股神经中最长的皮神经，由股部穿股腘管，在膝关节的内侧，缝匠肌与股薄肌之间，穿小腿深筋膜，伴大隐静脉下行至小腿内侧，沿胫骨内侧缘下降，至小腿下1/3处分为二支，布于小腿内侧和足背内侧的皮肤上。

《功能》疏肝理气，调经止血。

《主治》

◎**生殖系统疾病：**崩漏，疝气，产后恶露不尽，盆腔炎，阴暴痛等。

◎**消化系统疾病：**腹胀，腹痛，痢疾，泄泻，肠炎等。

◎**其他疾病：**急性肝炎，膝关节炎症，下肢麻痹疼痛，足软无力，咽喉炎等。

《主穴位配伍》

◎配血海、三阴交穴，主治月经过多、崩漏、产后恶露不绝。

◎配合谷、次髎、三阴交穴，主治痛经。

◎配脾俞、阴陵泉穴，主治白带症。

◎配足三里、梁丘穴，主治肝木乘土之腹胀、泄泻。

◎配三阴交、阴陵泉、膝阳关、伏兔、箕门穴，主治下肢痿痹瘫痛。

《按摩方法》按、揉中都。

《附注》此穴为肝经合穴，五行属水，是母穴，可补肝虚之虚证。

膝关

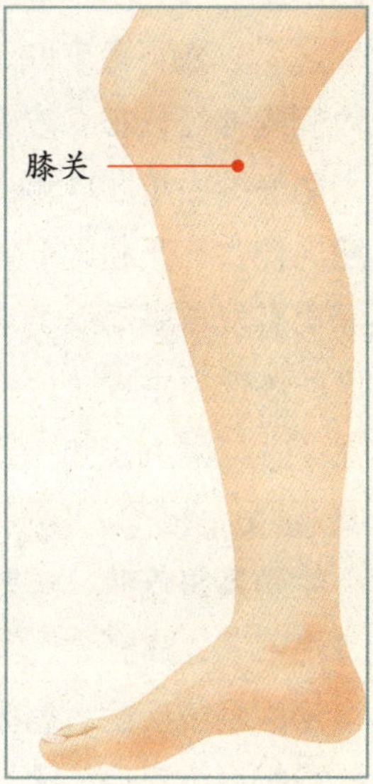

《名解》膝，指穴在膝部也；关，关卡也。该穴名意指肝经的上行之气中滞重水湿在此沉降。本穴物质为中都穴传来的阴湿水气，至本穴后，滞重的水湿无力上行而沉降于下，只有少部分水气吸热后继续上行。本穴如同关卡一般阻挡滞重水湿的上行，故名膝关。

《定位》在小腿内侧，胫骨内侧髁的后下方，阴陵泉后1寸，腓肠肌内侧头的上部。

《解剖》穴下为皮肤、皮下组织、缝匠肌（腱）、半膜肌和半腱肌（腱）。皮肤由隐神经分布。缝匠肌起于髂前上棘，半腱肌、半膜肌起于坐骨结节，三肌分别止于胫骨粗隆的内侧。缝匠肌受股神经支配，后二肌受坐骨神经支配。按摩的渗透力由皮肤、皮下筋膜，在大隐静脉的后方，穿小腿深筋，直抵上述各肌的止点腱及胫骨骨膜。

《功能》散风祛湿，疏通关节。

《主治》痛风，髌骨软化症，髌上滑囊炎，风湿及类风湿性关节炎，脚气，咽喉痛等。

《主穴位配伍》

◎配足三里、血海、阴市、阳陵泉、髀关、伏兔、丰隆穴，主治中风引起的下肢不遂、小儿麻痹。

◎配委中、足三里穴，主治两膝红肿疼痛。

《按摩方法》点、拨、按、揉膝关。

《附注》可用刺灸法，行针时，应直刺0.8～1寸。

曲泉

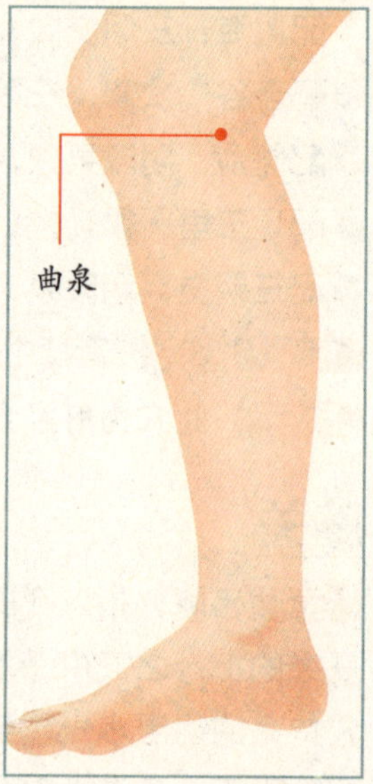

《名解》曲，隐秘也；泉，泉水也。该穴名意指肝经的水湿云气在此聚集。本穴物质为膝关穴传来的水湿之气，至本穴后为聚集之状，大量的水湿如隐藏于天部之中，故名曲泉。

《定位》在膝内侧，屈膝，膝关节内侧面横纹内侧端，股骨内侧髁的后缘，半腱肌、半膜肌止端的前缘凹陷处。

《解剖》穴下为皮肤、皮下组织、股内侧肌。皮肤由股内侧皮神经分布。皮下组织疏松，内含脂肪组织较多。大隐静脉由小腿内侧上升，经股骨内侧髁的后方，至大腿内侧，在大腿阔筋膜隐静脉裂孔汇入股静脉。深筋的深面有发自腘动脉的膝上内侧动脉，参与膝关节网。按摩的渗透力由皮肤、皮下筋膜穿大腿深筋，入股内侧肌。该肌由股神经支配。

《功能》清利湿热，通调下焦。

《主治》

◎**生殖系统疾病：**子宫脱垂，阴道炎，前列腺炎，遗精，阳痿，子宫收缩不全，月经不调，痛经等。

◎**泌尿系统疾病：**癃闭，尿潴留，肾炎等。

◎**神经系统疾病：**精神疾病，目眩，目痛等。

◎**消化系统疾病：**泄泻，痢疾，腹胀，纳差等。

◎**其他疾病：**膝关节及周围软组织疾病，鼻出血等。

《主穴位配伍》

◎配丘墟、阳陵泉穴，主治胆道疾病。

◎配肝俞、肾俞、章门、商丘、太冲穴，主治肝炎。

◎配复溜、肾俞、肝俞穴，主治肝肾阴虚之眩晕、翳障眼病。

◎配支沟、阳陵泉穴，主治心腹疼痛、乳房胀痛、疝气。

◎配归来、三阴交穴，主治肝郁气滞之痛经、月经不调。

《按摩方法》点、拨、按、揉曲泉。

足少阴肾经足部穴位

涌泉

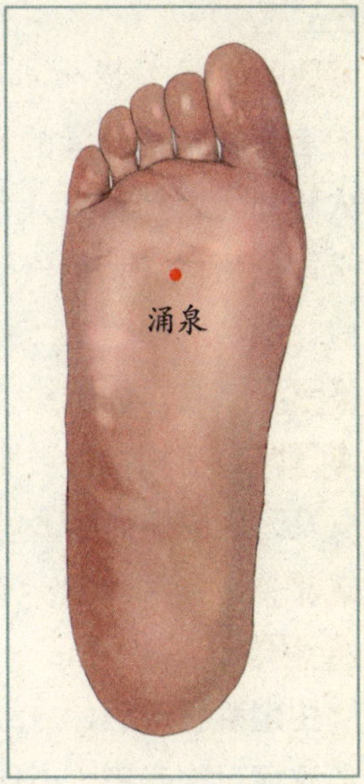

《名解》涌，外涌而出也；泉，泉水也。该穴名意指体内肾经的经水由此外涌而出体表。本穴为肾经经脉的第一穴，它联通肾经的体内体表经脉，肾经体内经脉中的高温高压的水液由此外涌而出体表，故名涌泉。

《定位》在足底部，卷足时于足前部凹陷处，约在足底第2、3趾趾缝纹头端与足跟连线的前1/3与后2/3交点上。

《解剖》穴下为皮肤、皮下组织、趾短屈肌、第2蚓状肌、（拇）收肌、骨间跖侧肌。足底皮肤坚厚致密，由足底内、外侧神经及其伴行的动脉分布和营养。跖腱膜的浅面发出许多纤维束崄彼下筋膜内的脂肪，止于皮肤，其深面向足底深层肌发出二个肌间隔，分别止于第1、5跖骨，将足底分为三个足筋膜鞘。按摩的渗透力由皮肤、皮下筋膜穿跖腱膜，入中间鞘内的上列结构。足底外侧神经支配大收肌、足底骨间肌；足底内侧神经支配趾短屈肌和第2蚓状肌。

《功能》苏厥开窍，滋阴益肾，平肝息风。

《主治》

◎**神经系统疾病：**休克，晕厥，脑出血，失眠，癔症，癫痫，精神病，小儿惊风，神经性头痛，舌骨肌麻痹等。

◎**五官科系统疾病：**咽喉炎，急性扁桃体炎等。

◎**消化系统疾病：**胃痉挛，黄疸等。

◎**泌尿系统疾病：**遗尿，尿潴留等。

◎**运动系统疾病：**足底痛，下肢肌肉痉挛等。

◎**其他疾病：**子宫下垂，支气管炎，心肌炎，风疹等。

《主穴位配伍》

◎配然谷穴，主治喉痹。

◎配阴陵泉穴，主治热病挟脐急痛，胸胁满。

◎配水沟、照海穴，主治癫痫。

◎配太冲、百会穴，主治头颈痛。

《按摩方法》点、按、揉涌泉。

然谷

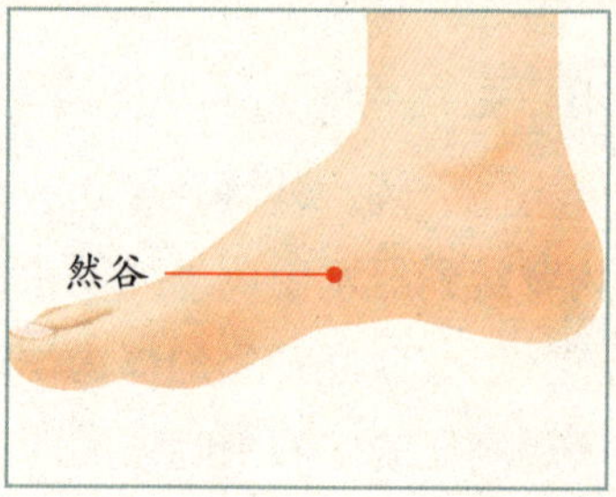

《名解》然，燃也；谷，两山所夹空隙也。该穴名意指肾经外涌的地部经水在此大量气化。本穴物质为肾经涌泉穴传来的地部经水，性温热，至本穴后水液大量气化。经水如同被燃烧蒸发一般，故名然谷。

《定位》在足内侧缘，足舟骨粗隆下方，赤白肉际处。

《解剖》有拇指外展肌，跖内侧动脉及跗内侧动脉分支。布有小腿内侧皮神经末支及足底内侧神经。

《功能》益气固肾，清热利湿。

《主治》

◎**生殖系统疾病：**月经不调，阴挺，阴痒，白浊，阳痿，遗精等。

◎**泌尿系统疾病：**小便不利，黄疸，肾炎等。

◎**消化系统疾病：**泄泻，腹痛，腹胀，肠鸣等。

◎**运动系统疾病：**下肢痿痹，足跟痛，四肢屈伸不利等。

《主穴位配伍》

◎配承山穴，主治转筋。

◎配气冲、四满穴，主治石水。

◎配太溪穴，主治热病烦心、足寒、多汗。

《按摩方法》拨、按、揉然谷。

太溪

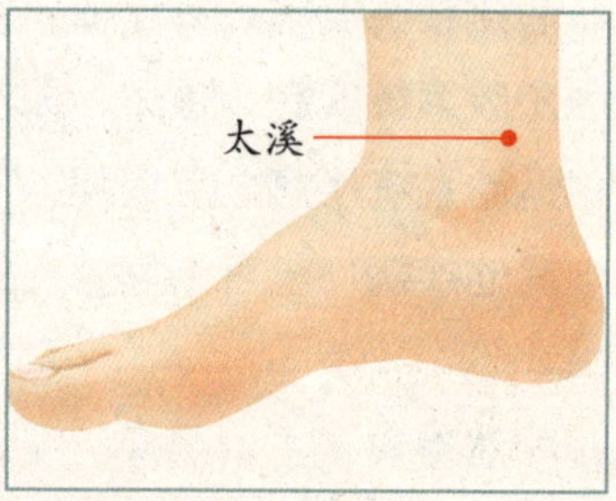

《名解》太，大也；溪，溪流也。该穴名意指肾经水液在此形成较大的溪水。本穴物质为然谷穴传来的冷降之水，至本穴后，冷降水液形成了较为宽大的浅溪，故名太溪。

《定位》在足内侧，内踝后方，于内踝尖与跟腱之间的凹陷处。

《解剖》有胫后动、静脉。布有小腿内侧皮神经，在胫神经之经过处。

《功能》滋阴益肾，壮阳强腰。

《主治》头痛目眩，咽喉肿痛，齿痛，耳聋，耳鸣，咳嗽，气喘，胸痛咯血，消渴，月经不调，失眠，健忘，遗精，阳痿，小便频数，腰脊痛，下肢厥冷，内踝肿痛等。

《主穴位配伍》

◎配然谷穴，主治热病烦心，足寒清，多汗。

◎配支沟、然谷穴，主治心痛如锥刺。

《按摩方法》拨、按、揉太溪。

大钟

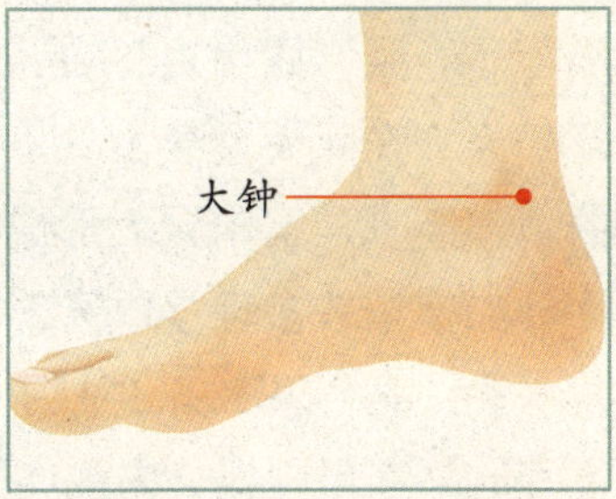

《名解》大，巨大也；钟，古指编钟，为一种乐器，其声浑厚洪亮。该穴名意指肾经经水在此如瀑布从高处落下。本穴物质为太溪穴传来的地部经水，在本穴的运行如瀑布落下一般，声如洪钟，故名大钟。

《定位》在足内侧，内踝下方，跟腱附着部的内侧前方凹陷处。

《解剖》有胫后动脉跟内侧支。布有小腿内侧皮神经及胫神经的跟骨内侧神经。

《功能》益肾平喘，调理二便。

《主治》咯血，气喘，腰脊强痛，痴呆，嗜卧，足跟痛，二便不利，月经不调等。

《主穴位配伍》

◎配太溪、神门穴，主治心肾不交之心悸、失眠。

◎配行间穴，主治虚火上炎之易惊善怒。

◎配鱼际穴，主治虚火上炎之咽痛。

《按摩方法》拨、按、揉大钟。

水泉

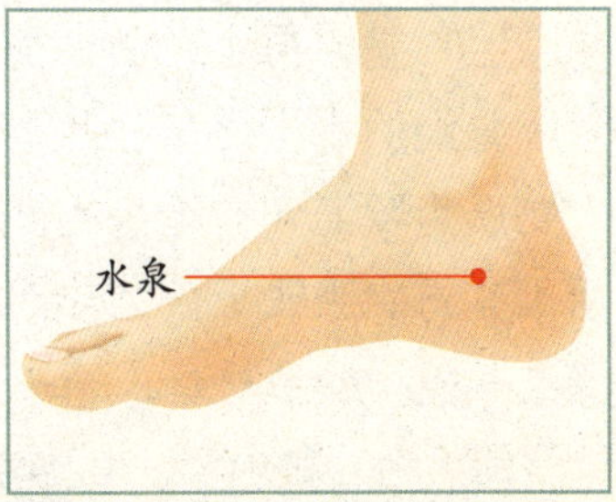

《名解》水，水液也；泉，水潭也。该穴名意指肾经水液在此聚集形成水潭。本穴物质为大钟穴传来的地部经水，在本穴聚集后如同水潭，故名水泉。

《定位》在足内侧，内踝后下方，太溪直下1寸，跟骨结节的内侧凹陷处。

《解剖》有胫后动脉跟内侧支。布有小腿内侧皮神经及胫神经的跟骨内侧神经。

《功能》清热益肾，通经活络。

《主治》月经不调，痛经，阴挺，小便不利，两目昏花，腹痛等。

《主穴位配伍》

◎配中极、水道穴，主治肾气亏虚。

◎配气海、血海、肾俞、三阴交穴，主治肾绞痛、肾结石。

《按摩方法》点、按、揉水泉。

照海

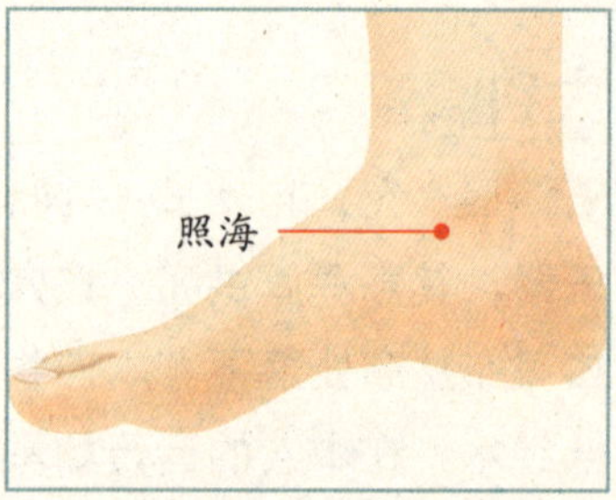

《名解》照，照射也；海，大水也。该穴名意指肾经经水在此大量蒸发。本穴物质为水泉穴传来的地部经水，至本穴后形成一个较大水域，水域平静如镜，较多地接收天部照射的热能而大量蒸发水液，故名照海。

《定位》在足内侧，内踝尖下方凹陷处。

《解剖》在足拇指趾外展肌止点。后方有胫后动、静脉。布有小腿内侧皮神经，深部为胫神经本干。

《功能》滋阴清热，调经止痛。

《主治》咽喉干燥，癫痫，失眠，嗜卧，惊恐不宁，目赤肿痛，月经不调，痛经，赤白带下，阴挺，阴痒，疝气，小便频数，不寐，脚气等。

《主穴位配伍》

◎配列缺、天突、太冲、廉泉穴，主治咽喉病症。

◎配神门、风池、三阴交穴，主治阴虚火旺之失眠症。

《按摩方法》点、按、揉照海。

复溜

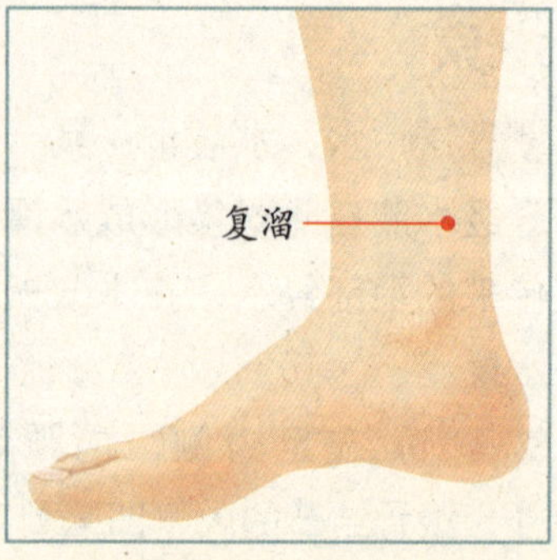

《名解》复，再也；溜，悄悄地散失也。该穴名意指肾经的水湿之气在此再次吸热蒸发上行。本穴物质为照海穴传输来的寒湿水气，上行至本穴后因其再次吸收天部之热而蒸升，气血的散失如溜走一般，故名复溜。

《定位》在小腿内侧，太溪直上2寸，跟腱的前方。

《解剖》在比目鱼肌下端移行于跟腱处之内侧。前方有胫后动、静脉。布有腓肠内侧皮神经，小腿内侧皮神经，深层为胫神经。

《功能》补肾益阴，温阳利水。

《主治》泄泻，肠鸣，水肿，腹胀，腿肿，足痿无力，盗汗，脉微细（时无），身热无汗，腰脊强痛等。

《主穴位配伍》

◎配后溪、阴郄穴，主治盗汗不止。

◎配中极、阴谷穴，主治癃闭。

《按摩方法》点、按、揉复溜。

交信

《名解》交，交流、交换也；信，信息也。该穴名意指肾经经气由此交于三阴交穴。本穴物质为复溜穴传来的水湿之气，因其吸热扬散而质轻，因此从本穴外走脾经气血所在的天部层次，故名交信。

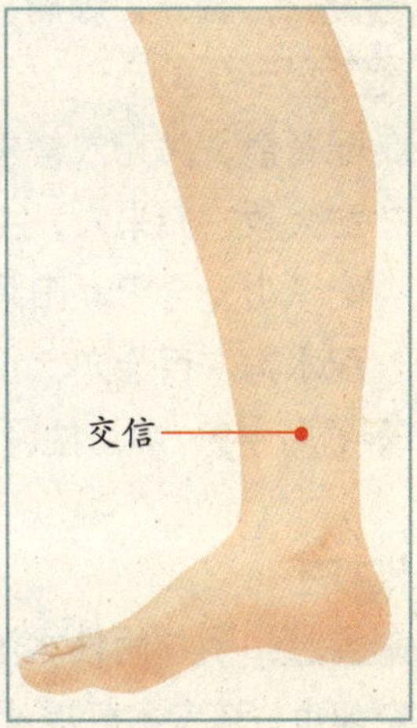

《定位》在小腿内侧，太溪直上2寸，复溜前0.5寸，胫骨内侧缘的后方。

《解剖》在趾长屈肌中，深层为胫后动、静脉。布有小腿内侧皮神经，后方为胫神经本干。

《功能》益肾调经，调理二便。

《主治》月经不调，崩漏，阴挺，泄泻，大便困难，睾丸肿痛，五淋，疝气，阴痒，痢疾。

《主穴位配伍》

◎配关元、三阴交穴，主治妇科疾病之月经不调。

◎配太冲、血海、地机穴，主治崩漏。

◎配阴陵泉穴，主治五淋。

◎配中极穴，主治癃闭。

《按摩方法》拿、按、揉交信。

筑宾

《名解》筑，通“祝”，为庆祝之意；宾，宾客也。该穴名意指足三阴经气血混合重组后的凉湿水气由此交于肾经。本穴物质为三阴交穴传来的凉湿水气（足三阴经气血在三阴交穴混合后既无热燥之性，也无寒冷之性），性同肺金之气，由此传入肾经后为肾经所喜庆，本穴受此气血如待宾客，故名筑宾。

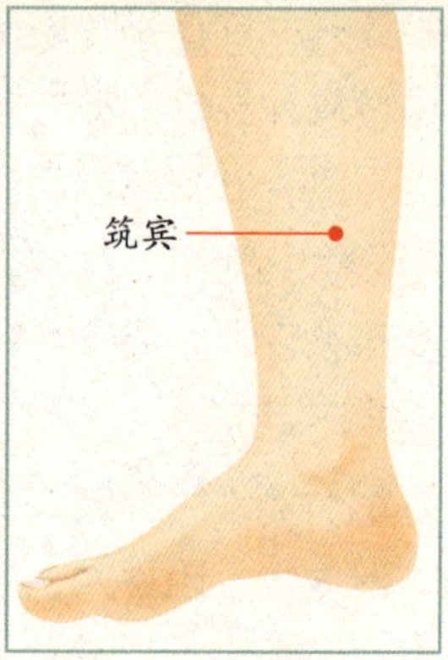

《定位》在小腿内侧，交信与阴谷的连线上，交信上3寸，腓肠肌肌腹的内下方。

《解剖》在腓肠肌和趾长屈肌之间，深部有胫后动、静脉。布有腓肠内侧皮神经和小腿内侧皮神经，深层为胫神经本干。

《功能》调理下焦，宁心安神。

《主治》癫狂，癫痫，呕吐涎沫，疝气，小儿脐风，小腿内侧痛。

《主穴位配伍》

◎配肾俞、关元穴，主治水肿。

◎配大敦、归来穴，主治疝气。

◎配承山、合阳、阳陵泉穴，主治小腿痿痹。

◎配水沟、百会穴，主治癫狂、癫痫。

《按摩方法》拿、按、揉筑宾。

阴谷

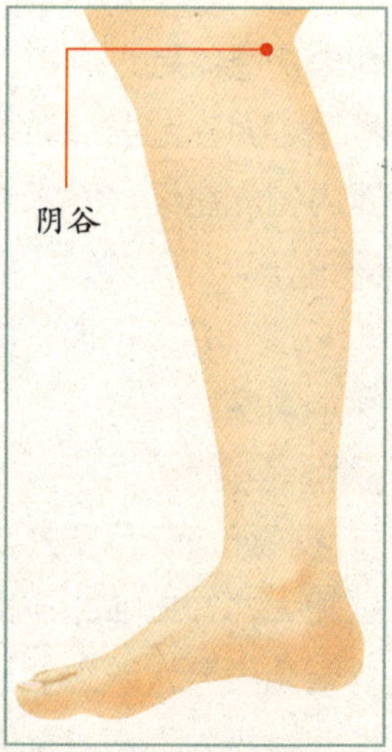

《名解》阴，阴性水湿也；谷，肉之大会也，两山所夹空隙也。该穴名意指肾经的水湿之气在此汇合并形成大范围的水湿云气。本穴物质为筑宾穴传来的水湿之气，行至本穴后聚集为水湿云气，水湿云气性寒冷，故名阴谷。

《定位》在腘窝内侧，屈膝时，于半腱肌肌腱与半膜肌肌腱之间。

《解剖》在半腱肌肌腱和半膜肌肌腱之间，有膝上内侧动、静脉。布有股内侧皮神经。

《功能》益肾调经，理气止痛。

《主治》阳痿，疝气，月经不调，崩漏，小便难下，阴茎痛，癫狂，膝股内侧痛等。

《主穴位配伍》

◎配照海、中极穴，主治癃闭。

◎配大赫、曲骨、命门穴，主治寒疝、阳痿、早泄、月经不调、崩漏。

《按摩方法》拨、按、揉阴谷。

第三章

足诊疗法必知

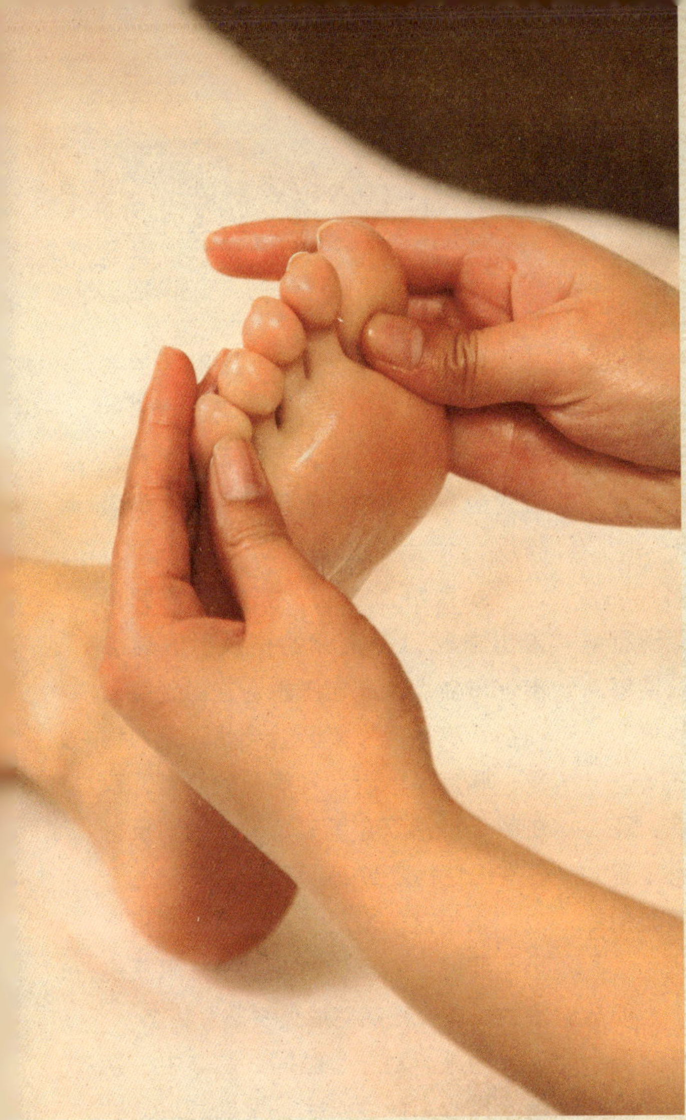

足诊疗法包含足诊和足疗两个方面。足诊是通过观察足部变化并通过触诊足部的局部区域、反射区、穴位和压痛点等，以此诊断病情；足疗则是根据已掌握的病情，对足部有关反射区和穴位实施按摩，以达到防病治病的目的。

足部诊病有哪些理论依据

足部诊断是依据生物全息理论和现代生物反馈技术总绘出的一种局部诊疗方法。人的双足，就是其诊断和治疗的全部范畴。这种疗法有查病、防病、治病三大功能，这是已被大量科学实践所证明的事实。

有人认为，当病变程度达到10%时，用足部按摩的方法便可发现征兆，而当人体出现自觉症状以致能够被医疗仪器检测出来时，病变程度已达70%左右。

可见，足疗法不但能查出病，还能查出尚未形成之病，但功能已不正常的组织器官，这样可及早提醒我们采取保健措施，预防疾病的发生。

中医治病要先用“四诊”，即望、闻、问、切查病，然后辨证施治。但是对足疗而言，查病是治疗的前提，是治病前的必要步骤，是治疗时的主要依据。

人体的各个器官在足部都有相应的反射区。当人的脏器有病理改变时或即将患病时，在人体双足脏器的反射区就会出现压痛、色泽改变，甚至出现结节、硬块或条索状物等。

在这方寸的部位上，我们通过望诊、触诊及其特定反射区及穴位肌肤的各种变化，就可以得到诊断病情和治疗的全部信息。

所以，从足部各个反射区的异常，可推断出机体各器官乃至全身的异常，同时通过刺激有关反射区及穴位对全身各组织器官起到治疗、调整作用。

如胃出血患者，当患者胃部尚未出血时，在足部的胃反射区就会出现出血点；高血压患者在出现脑出血前，在足部额窦区就会呈现充血现象；脑痴呆患者在发病前的几年，双脚的大拇指则会呈三角形、脑部反射区有阳性物及皱缩、肌肉变薄等。

根据这一发现，人们可预测机体可能要发生的疾病，可以设法阻断疾病的发展，把疾病消灭在萌芽状态。

另外，对于心脏病、脑卒中、癌症这样的高危性疾病，早期发现、早期治疗的意义也是有目共睹的。

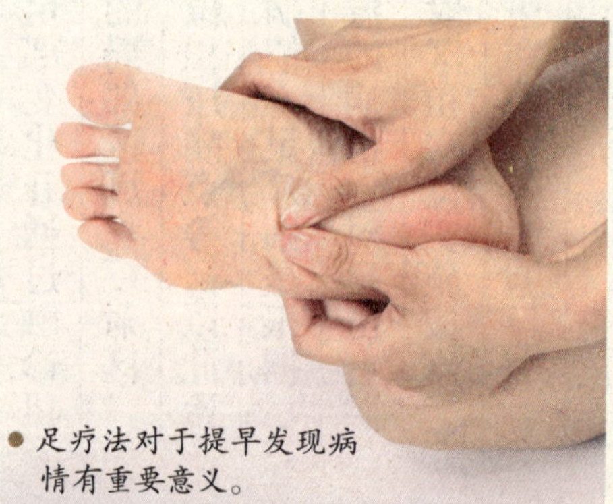

● 足疗法对于提早发现病情有重要意义。

足疗法诊病不是万能的

足疗法诊病，只是笼统地知道该组织器官有问题或者说是患病，但不知道具体病种及病变的程度。例如胃反射区有明显压痛，那么可以认为胃有问题或胃发生病变。至于究竟是浅表性胃炎，还是萎缩性胃炎，这无法分辨了。又如血压点反射区有刺痛，则说明血压不正常。到底是高血压，还是低血压，尚不能确定，更不能知道血压的确切数值。可见，进行足诊必须结合其他检查手段去判断。

这种诊疗法虽然具有某些独特的效果，最典型的功能是通过足反射区诊疗法得知某个器官可能有问题，提醒患者注意保健或做进一步的检查。但对于疾病的详细诊断以及实施彻底治疗，仍须配合其他检查方法给予全面诊断，治疗也应合理地配合针、药。必要时，仍须到医院请医生诊治。

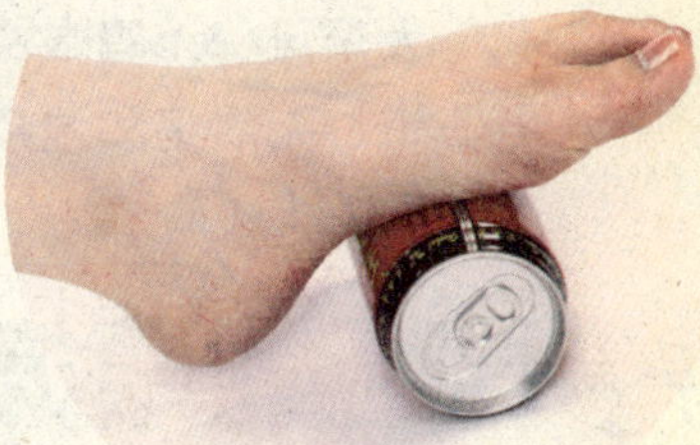

●脚踩易拉罐也能起到按摩的效果。

区别对待反射区疼痛

凡是反射区有痛感，不一定都是病，且疼痛的程度也不同，我们应分别对待：

如是反射区有刺痛、刀割样痛、撕裂样疼痛，通常可以认为该组织器官有病变。如果疼痛不剧烈而能够忍受就不一定是病。被按摩者可以从几个反射区的感觉对比之中，确定出哪一个反射区是真正的阳性反应的痛，然后确定该反射区对应的脏腑有病变；相反，确定哪些反射区属于正常的生理性的压痛，就可以准确判断出这不是病变。

若按摩者用力过大，疼痛很厉害；或者被按摩者痛觉的阈值低，对疼痛特别敏感一碰就痛，则按摩反射区的痛感就不能作为判断病变的依据。

老年人由于组织器官退化、老化，按摩时，相关反射区会有较强烈的痛感。体弱者、过度疲劳者的相关反射区也会较疼痛。有时仅仅是组织器官功能不正常，其反射区也会有痛感，但这种痛是可以忍受的，与病变的疼痛明显不同。以上这些情况的痛，均不能认为是机体有病。

足部诊病有哪些方法

望诊

望足，最好在日光灯下进行检查。仔细观察足部骨骼的构造，组织形态、皮肤的形态及纹理。健康的脚形态正常、健壮有力、色泽光华、无畸形、趾甲无变形、皮肤结构无变化、无瘀斑、无鸡眼及胼胝、无瘢痕及窦道、无溃疡和湿疹、无静脉曲张和水肿等。

足部皮肤

色泽

中医上的望色，是指通过观察面部的颜色与光泽推断出人体脏腑气血的盛衰。足部乃人体下肢远端，也属人体较为重要的部位，机体脏腑气血改变也会在其色泽上有所变化。这一点与五色、五脏的关系及五色代表病症具有一致性，具体表现为：

五色	对应脏腑	代表症状
白色	肺色	肺病症状为胸闷胀满、缺血疼痛、喘咳、气逆、烦心、咽喉肿痛、肩背痛等
青色	肝色	肝病症状为肋痛、胸满、呕吐、腹泻、疝气、腰痛、尿闭、女性腹痛等
黄色	脾气	脾病症状为乏力、身体困重、食欲不振、脘腹胀痛、大便溏泻等
红色	心色	心病症状为口渴、厥冷、目黄等
黑色	肾色	肾病症状为头昏、目眩、惊恐、腰背疼痛、足心发热等

除观察表面色泽外，还需观察其穴区的变化。我们观察足部各穴区时，如穴区的气色与脏腑本色发生了变化，则说明其脏腑可能发生了病变。五色代表了不同性质的病邪。白色为寒证、失血证，黄色主虚证、湿证，赤色主热证，青色主寒证、痛证、瘀血证及惊风，黑色主肾虚、水饮证、瘀血证，足部色泽的改变与五色主病是相对应的。几乎所有的人都不注重足部皮肤的保养，而且一般人的双足皮肤都较粗糙。足部皮肤出现的异常或变形，往往是在提示机体相应部位的病理改变。

健康足色

皮肤润泽、白里透红。

非健康足色

趾甲色

甲色	预示疾病
苍白	贫血
灰白	甲癣
半白半红	肾病
青色	心血管疾病
黄甲	肾病综合征、甲状腺功能减退、黄疸型肝炎等疾病
紫甲	心肺疾病
蓝甲和黑甲	甲沟炎或服用了某些药物造成的病变

足拇指色

①足拇指趾腹发紫，说明大脑缺血、缺氧；有黑斑点，可能胆固醇偏高；若为暗红色，多为血脂偏高。

②足拇指有出血点，可能是在提示脑血管有病变。

足底色

①足底皮肤颜色发青，多为气滞血瘀或外伤、静脉曲张，还有可能是中风先兆或肝风、手足拘挛症等。

②足底皮肤颜色发赤，为多血质体质，患实热证、炎症居多，发热时也可能出现此现象。

③足底皮肤颜色苍白，多为虚寒证、血液系统疾病，也可能是肺气虚。

④足底皮肤颜色发黑，为疼痛、瘀血，多见于脉管炎患者。起初多为足趾发黑，即表现出足趾皮肤或肌肉发黑症状，轻则为深红色，重则为紫黑色。

⑤足底皮肤颜色发黄，则为肝炎、湿热、脾病等症的提示。

全足色

①足部出现青绿色，多为血液循环不良，常表现为血黏稠度高、酸度高、血管弹性差。

②足部出现黄咖啡色、紫红咖啡色，应及时去医院做进一步检查，看是否为恶性肿瘤。

③足部出现血点或瘀斑意义甚大，尤其出现在十个脚趾头上，即头和额窦反射区，或者出现在心、肾、肝、腹腔神经丛等反射区，可见其对应的器官有病变。出血点和瘀斑颜色为暗红色，加压不消退，一般不高出皮肤，常见于出血性疾病或流行性脑膜炎（过敏性紫癜可高出皮肤）。陈旧性出血点或瘀斑呈青紫色或棕褐色，由颜色的程度不同可推测是目前发病还是过去发过病。中老年人足部瘀血一般可能与血栓闭塞性脉管炎有关，如查看其额窦区，如果呈玫瑰色或暗红色，可能为脑中风或脑栓塞的预兆。

异物

皮肤情况正常者的皮肤柔软，富有弹性。而足部皮肤的异常状态有：皲裂、趾间疣、龟裂、足癣、外伤、鸡眼、水疱、烫伤、静脉瘤、色素沉着、皮肤发红、易出汗、皮肤剥离、脱屑、丘疹、脓包、溃疡、角质化、水肿、瘀痕及趾甲变形、皮肤结构异样等。

◎皮肤粗糙、干燥，甚至有带刺感，可能患有慢性疾病或肺功能不好，而且排泄器官功能下降，特别是大肠功能下降。另外，足部皮肤干燥，则发生干燥的部位有具体的诊断意义，如在肾、输尿管、膀胱、胃、十二指肠反射区的皮肤干燥，且纹理碎乱，则相应的器官有异常。

◎青年人若足部干燥少汗，多见于内分泌失调、体弱多病等。

◎足部皮肤溃疡大，多见于糖尿病晚期患者。

◎足部出现水疱或湿疹，多见于足癣。

◎左足第5趾的跖骨关节部位出现鸡眼，则提示肩部有损伤。

◎右足第1、2趾趾间长鸡眼，则提示右眼有障碍。

◎足癣等出现在反射区上，则说明其关联部位有功能性障碍。

◎脚掌曲褶纹对孕妇有重要意义，根据其在脚掌上的分布状况和以足趾向足跟部延伸的程度，可判断胎儿的妊娠月数，这对于胎儿尤为重要。成年人的脚掌上一般无明显褶纹，如果出现，往往属于病理性表现。比如，21三体综合征患者在脚掌的第1、2处之间常会出现一条明显的曲褶纹，有人称之为“便鞋或凉鞋褶纹”。而在足底见到几条深沟纹或皱褶沟，则常是第8号染色体三体综合征的特征。此外，某些其他染色体畸变患者，偶尔也会在足底出现深沟纹。

足部骨骼

足成弓形，是人体维持直立状态的支撑点。足部活动主要受踝关节支配，踝关节以上诸关节的活动对足也有一定影响。对此我们可以用平衡力学的观点来理解。正常的足型掌背曲线柔和丰满，足趾整齐、柔软、有弹性，趾头圆润且有光泽，趾甲光亮透明，甲下色红润，足弓正常，弧度匀称，足掌前部、外缘、跟部、掌垫规整，无异常增厚或软薄，趾间无足癣，掌背无赘生物。若足的骨骼构造发生变化，就意味着足部各反射区能量分配不均。也就是说足部骨骼构造的变化与机体有关器官、组织出现异常有密切关系。

足弓

足弓平坦为扁平足，提示可能脊柱侧弯、走路易疲劳等，多有胃肠疾病及失眠症状，易出现神经衰弱与身心疲惫，肩部也会有不适感。

◎左足扁平提示可能有心脏异常或颈肩综合征。

◎ 右足扁平提示肝、胆功能可能有障碍。

足趾

◎五趾向中间靠拢，足拇指外倾弧度适当，而且紧并第2趾，趾甲、足弓、掌垫等均正常，无足癣和足部实质形状变化。此种足形者的身体各脏器功能正常，抗病能力强，不易被外邪侵袭而感染疾病。如果足部柔软、韧性好、活动灵活，则预示健康长寿；若足趾小关节僵硬，则应注意预防心、脑系统病变。

◎五趾向外散开且不能合并，足部整体显得瘦小；趾甲透明度降低；足弹性不强，掌弓下陷，掌垫扩大；此种足形的人身体功能不是很旺盛，体质虚弱，容易患上呼吸道、循环、消化系统疾病，特别是感冒。

◎足拇指短窄，第2趾突出，各趾明显向一边歪斜，足中部鼓宽，足呈钝梭形；趾甲不透明，甲色不均匀。此种足形的人一般体质较差，常见于慢性肾炎及泌尿、生殖系统病变和神经系统病变。如果鞋不合适，长期压迫足部等，也易造成这种足型，应与病变有所区别。

◎五趾无肌肉感，骨形突出，趾甲无华，甚至产生褶皱或重甲。此种足形的人一般营养吸收不好，常有疲劳感，多见于脑力劳动过度或房事过度，损伤肾精者、长期慢性病患者也可见枯型足。枯型足是不健康的足型，应引起足够的重视。

◎足拇指上翘，其余四趾向下扣，足背可见青色血管。趾甲厚而无华，趾甲下呈淡粉色，足拇指下常见掌垫加厚。此种足形多见于脑力劳动者和性生活无度者，常伴有头晕、腰痛、视疲劳、注意力难以集中、记忆力减退等。

◎足拇指外翻对甲状腺和颈椎反射区有影响，多见于甲状腺肿大患者和颈椎、肩部等方面的病变。

◎足拇指变形与头面部疾病有关，第2、3趾肥大则多有眼疾，第4、5趾肥大则多有耳疾。如长期穿鞋不合适，可使脚趾变形，同时伴有头痛的症状。

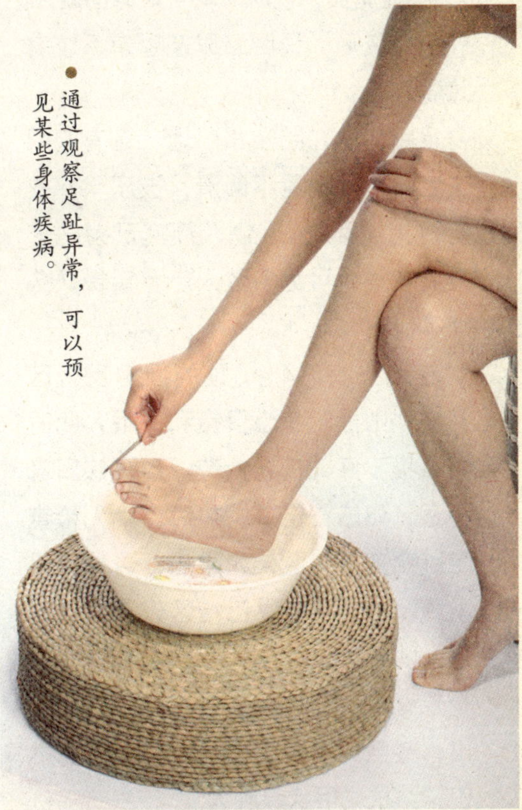

● 通过观察足趾异常，可以预见某些身体疾病。

◎若足拇指经常肿胀，可能患有糖尿病，应到医院做仔细的检查，以免耽误治疗时机。

◎足拇指异常饱满充盈，发白或发黄；趾甲则薄软或厚滞；掌垫增厚；纹理磨蚀严重，常表示身体器官负担过重，多见于高血压、血管病、脂肪肝等病症。

◎足趾不对称应从两个方面考虑：一是头部有问题，因为足趾是人体头部的反射区；二是内脏可能有问题，因为五个足趾又分别代表人体的肝、心、脾、肺、肾的反射区。

◎第2趾弯曲，说明脾胃可能有问题。

◎小趾变形，说明泌尿及生殖系统有障碍。

◎足趾弯曲，趾端扣向地，且有鸡眼或老趼，外观看不圆滑，被压平，或者拇指被第2趾压住，额窦反射区形成尖状等，可见多数人患有头晕、头痛等症。

◎若第2、3、4、5趾的额窦反射区都痛，则提示身心俱疲和失眠，此时睡眠极不好，极易疲劳。当自感周身不适，如感冒但不发热时，则先检查足趾额窦反射区，如果痛，再检查甲状腺及上、下身淋巴结区，若皆有痛感，则可确诊为长期免疫力低下。

◎足背每一跖趾关节处均有明显的突出，甚至大如半个棒子，多见于颈淋巴结结核或甲状腺肿大。

◎两个足拇指趾腹都有出血点，犹如用针刺过，若不是外伤，则要考虑大脑有问题，多见于脑血管脆弱而溢血。

◎足拇指部位凹陷，提示成年人的小脑萎缩处于早期。随着病情的发展，凹陷会加深。若足拇指发紫、发青或发黑，多提示小脑有异常。

足部外形

◎内踝下有隆起，提示可能有尿道或阴道炎症。

◎内、外踝水肿与肾脏或心血管疾病有关。

◎内踝肿大对盆腔有影响，说明淋巴液回流有障碍。

◎足部反射区出现鸡眼或脚垫，往往表明相对应的器官有慢性疾病。如足部斜方肌反射区出现老茧或鸡眼，多提示患有肩关节周围炎。

◎反射区凸起多为实证，反射区凹陷多为虚证。如有些脏器摘除者，在相应反射区内会出现凹陷。

趾甲

健康人的趾甲呈粉红色，表面平滑，有光泽，半透明，甲根有半月形的甲弧。而如果身体有疾病出现，往往会反映在手指甲和脚趾甲上。

◎趾甲变得不平、薄软、有纵沟，甚至剥落，说明人体可能出现营养不良。

◎趾甲横贯白色条纹，要警惕糙皮病、慢性肾炎或砷、铅中毒。

◎趾甲呈汤匙形，易患结核病，同时也可能是甲癣、钩虫病、甲状腺功能亢进的表现之一。

◎趾甲增厚，可能患有肺心病、银屑病、麻风、梅毒、外因性瘀血等病。

◎趾甲扣嵌入肉或呈钩状，通常患肝气郁滞，可能会出现多发性神经炎、神经衰弱或脉管炎等症。

◎趾甲凸凹不平时，应检查肝肾有无慢性疾病。

◎趾甲动摇脱落，可能患有肝病。

◎趾甲易变形、脱落，多是静脉炎的表现。

◎趾甲青紫且裂开，常为中风先兆。

◎趾甲麻木，则为心血管疾病的表现。

◎趾甲变形，提示头部和牙可能有疾病。

◎趾甲患丝状菌或其形状异常，会影响头部反射区。

足姿

身体的健康信息不仅可以从足型、足色的变化中透露出来，也完全可以从足姿中看出。足姿的变化虽然微妙，却大有学问。因此，平时要多留心自己的足姿，体会一下其中的奥秘。

健康足姿

两脚大小差别不大，走路时两脚持重一致，跨度相等，起足时先提足跟，落地时足跟先着地，两脚平正；俯卧时，两脚尖向内侧倾；仰卧时，两脚尖向外，呈60° 分开。

非健康足姿

◎**单脚外转：**仰卧时，只有一只脚向外侧倾，这种人同侧的腋下淋巴结易肿胀。

◎**屈膝直立平放足：**喜欢采取仰卧、屈膝，将脚掌平放在床上睡觉的人，可能患有消化道疾病。

◎**双足长度差别过大：**双足长度不一，差别过大者易反复感冒或患有胃病，女性则易发生痛经。

◎**脚腕转动困难：**脚腕的粗细不一，甚至脚腕向内、向外转动不灵活者，易患肾病。如左脚腕粗，转动不灵活，可能是左侧肾脏不好；如右脚腕转动不灵活，则有可能是右侧肾脏不好。

◎**脚掌不能合拢：**仰卧，将两足心对称合到一起，足尖对足尖，足跟对足跟，掌心合拢。有专家认为不能合拢的女性易患子宫肌瘤、子宫癌、痛经、子宫移位、难产、不孕、性功能减退及其他子宫、卵巢、输卵管疾病。

◎**足尖右向：**俯卧时，双足足尖向右倾斜者，为右侧肾脏有病或心脏功能差。这类人也易患颈部淋巴结结核，且面色常晦暗无光。

◎**足尖左向：**俯卧时，双足足尖向左倾斜者，为心脏有病的表现，且为左心有病。有时也可能是左腿有病，但左腿有病的人同时会有面色红的特征。

切诊

对足部反射区及穴区进行触切，可发现异常压痛点、肿胀、条索物及结节等，说明其相应器官有病变。另外，如发现足部发凉，应考虑到是否有其他潜在疾病。

检查方法

◎**查病顺序：**为了防止遗漏，一般先查左脚，后查右脚，再依脚底、脚内侧、脚背、脚外侧的顺序，对各反射区逐一进行按压检查。把有阳性反应的反射区记录下来，以供分析和判断。

◎**记录方式：**阳性反应可分成四级，分别用+、++、+++、++++符号标示四种不同程度的阳性反应。

◎**分析判断：**按压足部某一反射区时，若有阳性反应，则该反射区所对应的组织器官有病变的可能。但是还不够，还应同时考虑其他有关反射区的反应，甚至要根据被按摩者的性别、年龄及其自诉症状等现实情况综合考虑，以便做出正确判断。

判断方法

经络判断

足部所行经络有足三阴、足三阳经及冲脉、阴跻脉、阳跻脉。胃经、膀胱经、胆经、肝经、脚经、冲脉均始于或止于足趾；阴跻脉、阳跻脉均起于足跟，而肾经是循行于脚底的唯一一条经络。按照经络路线进行触切，可触及“魔点”，以推断所属经络对应脏腑的病变。

◎**抓捏跟腱：**此部位的疼痛表明性腺、膀胱经、肾经或阴、阳跻脉及其所属脏器中有一部分或几部分功能失调（图①）。

◎**握住足跟：**在此部位用手指深深地按压（埋入肌肉）探测。若疼痛，说明性腺功能失调。此法能消除背痛及膝盖僵硬，同时增进性功能（图②）。

◎**上下振动足趾：**用手上下快速扳动每一个脚趾，刺激始于和终于脚趾的经络。如疼痛，表明所属经络及其对应的脏腑功能作用失调（图③）。

◎**掐压足部：**掐住拇指两侧，捻压拇指，可同时刺激肝经和脾经（图④）。深压右脚背部、跖骨间，如果感觉不舒服，可能说明肝功能低下，长期刺激可改善肝功能（图⑤）。用拇指指腹深压肾经上的涌泉穴，左右脚位置相同，可检测人体肾功能及身体强壮程度（图⑥）。

◎**抓足趾：**抓住足趾根部，诊断并消除鼻窦及眼部疾病（图⑦）；抓住脚趾上下运动，以增进相应反射区功能（图⑧）。

通过足穴按压探测足部痛点、

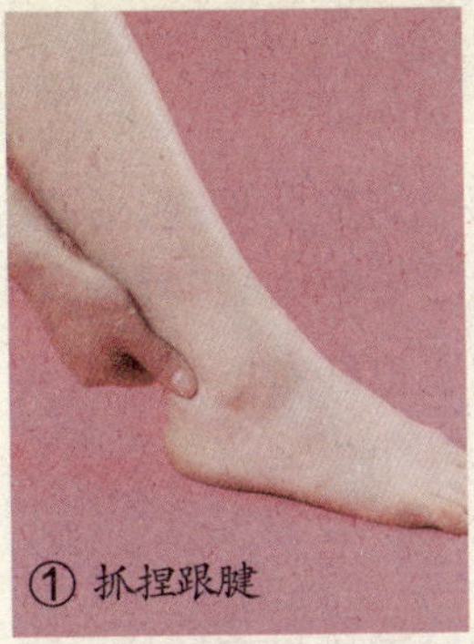
① 抓捏跟腱

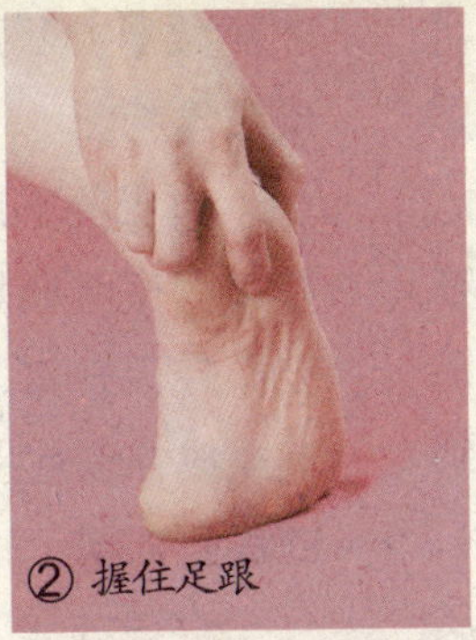
② 握住足跟

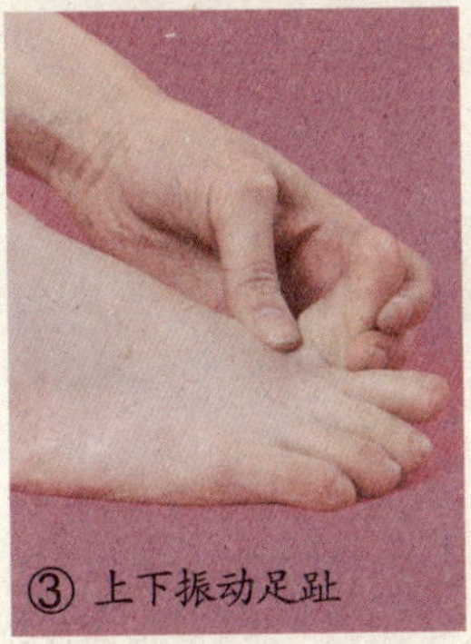
③ 上下振动足趾

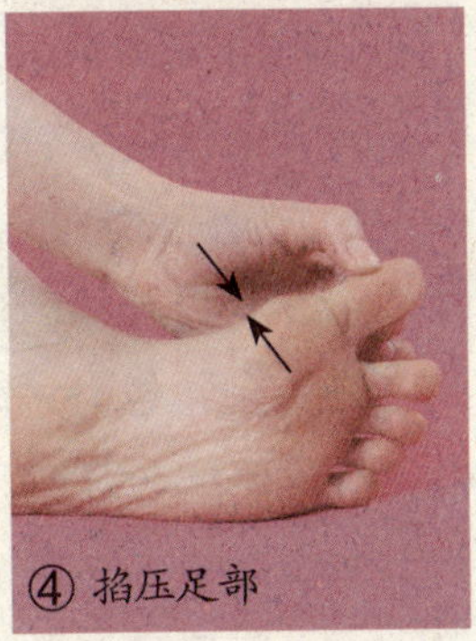
④ 掐压足部

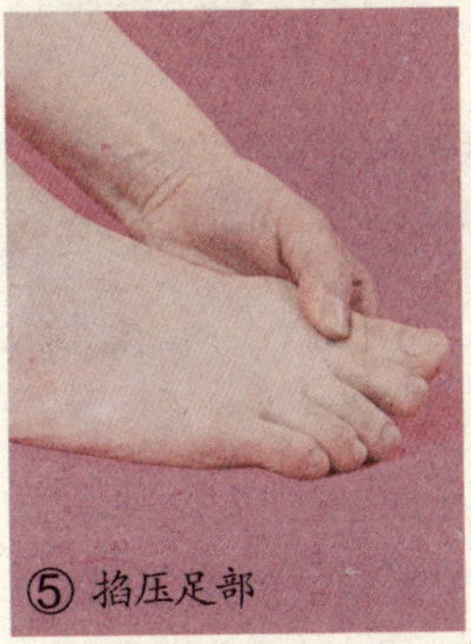
⑤ 掐压足部

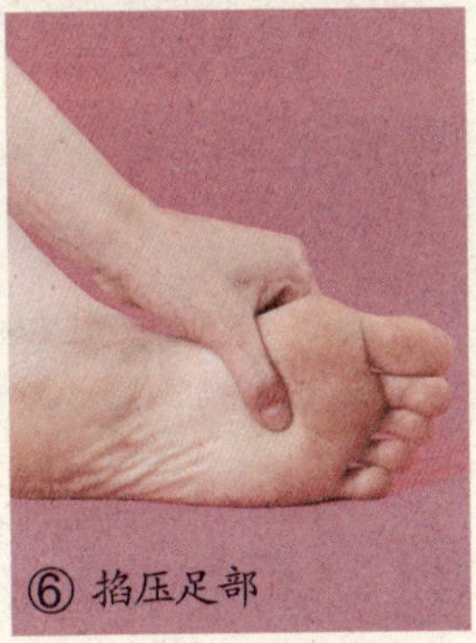
⑥ 掐压足部

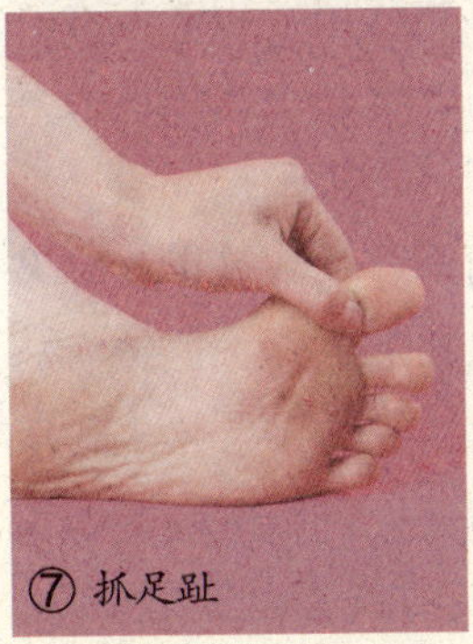
⑦ 抓足趾

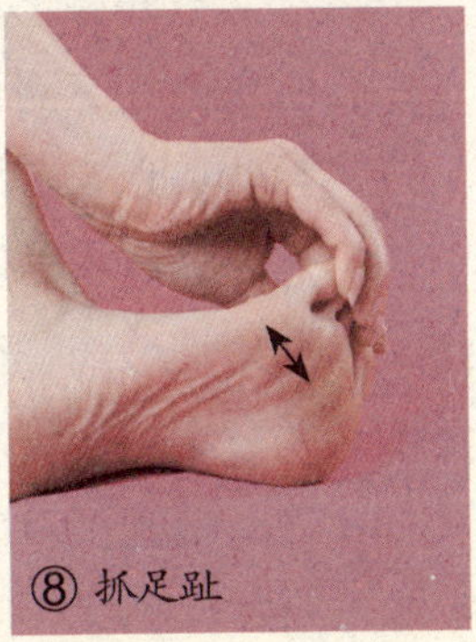
⑧ 抓足趾

小结节及小丘疹、小硬块及条索状物等病理反应阳性物，从而探测人体器官的病理改变。压痛点必须是不同于正常的压痛。这种疼痛往往比较尖锐、如针扎、刀割一样难忍。有时用手按压的力量并不大，却痛得很厉害，会使人皱眉。要区别这种痛是否异常，可以在周围施同样大小的力按压，如果发现按压周围时不怎么疼或只是稍有疼痛，那么疼痛很强烈的点就称为阳性点。当然也有“假阳性”与“隐阳性”现象。因而需要我们认真探索并结合问诊等其他诊断方法进行综合判断，以确保正确诊断，避免漏诊或误诊。

反射区异物感判断

根据反射区理论，足部反射区所出现的变化或异常是相应器官或部位存在病变的反映，而该器官或部位病变的轻重不同或症状不同，反射区所出现的变化也不同。一般而言，反射区内有气泡、沙粒等，说明与该反射区相对应的器官或组织可能有轻微功能下降，这时人体多无不舒适的感觉；反射区内有颗粒、结节、块状或条索状物等改变，则说明与该反射区相对应的器官或组织可能出现了问题，这时人体多有不适感。异常情况列举如下：

◎胃、肠病患者在相应反射区内可在皮下摸到颗粒状小结节，十二指肠溃疡患者在十二指肠反射区皮下可摸到条索状物。

◎子宫、卵巢如有病变，触摸相应反射区时有水流动的感觉。

◎小腿内侧坐骨神经反射区的中段皮下若有结节，则提示患有糖尿病。

◎心脏不正常的患者，在心反射区可见明显的结节。

◎脏器如有肿瘤，在其相应反射区皮下有时可摸到小硬块或结节。

◎脊椎有损伤的患者，在反射区的相应部位皮下骨骼处可摸到类似骨质增生的结节或条索状物。

◎在脚背面颈项反射区遇到气感，可能是腮腺炎、颈淋巴结肿大等，严重时可出现颗粒。若手感并没有气体或颗粒，而是与脚部其他区域比较，此反射区的皮厚实且僵硬，触不到关节缝，可考虑颈项强直、落枕等症，严重的话可为颈椎骨质增生。

痛觉判断

反射区疼痛判断

在切诊按摩过程中应集中精神，注意手下的感觉。有时需反复对比，如左足与右足对比、相关反射区对比等，再结合望诊的结果，才能做出判断。

皮肤痛判断

自己能够感觉到皮肤疼痛，并能指出哪里最明显。一般来说，如疼痛范围较大，常因肌肉纤维组织炎、关节炎或外伤性疾病引起。

动痛点判断

觉得疼痛不适或在做某动作或姿势时疼痛明显，这便是“动痛点”，常由软组织损伤引起。

穴位压痛判断

自己平时感觉不到疼痛，在检查按压穴位时才能发现存在压痛反应。这种穴位压痛反应主要是由内脏病变引起的。

◎有压痛感并伴有梭状、粗条索阳性反应物出现，则可能为急性病。

◎有压痛感并伴有扁圆形和细条索阳性反应物出现，则可能为慢性病。

◎在同一个穴位上出现不同形状的反应物时，则表示有不同的疾病；在足部的不同反射区，用力点压疼痛明显者，则说明相应的脏器可能有炎症。

有痛触诊比较实用，但未必人人适用。在下列情况下，不能采取有痛触诊：足部皮层过厚，被按摩者不能产生痛感者；喝酒、吸烟过量或经常服用镇静药物以致产生痛觉迟钝者；幼童、妇孺等对痛觉特别敏感者；昏迷、精神失常而无法对按摩痛觉做出正常反应者。

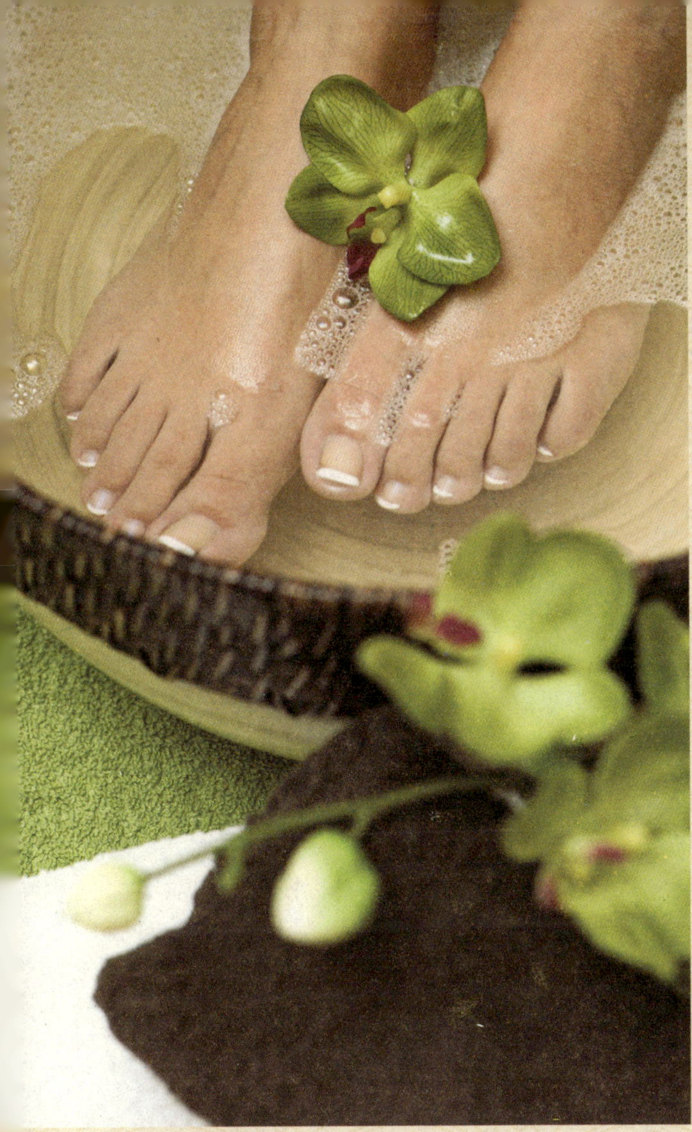

第四章

足浴疗法保健秘籍

中国足疗源远流长，春秋《礼记》就已详实记载了以中草药煎汤的『薰、蒸、浸、泡』疗法。俗话说，『足是人之根，足疗治全身』，古时候神医扁鹊根据人们的生活习惯，也发现了用中草药热水泡脚的祛病良方，据说这就是浴足疗疾的发端。

家庭养生流行足浴

足浴养生由来已久

足浴疗法属于足部保健法中的一种，同时也同属中医外治法。在中医文化中，足浴疗法源远流长，它源于我国远古时代，是人们在长期社会实践中的知识积累和经验总结，至今已有3000多年的历史传统。“春天洗脚，升阳固脱；夏天洗脚，暑湿可祛；秋天洗脚，肺润肠濡；冬天洗脚，丹田温灼。”古人曾经有过许多对足浴的经典记载和描述：南宋著名诗人陆游喜欢睡前洗脚，而且长期坚持。他曾作诗：“老人不复事农桑，点数鸡豚亦未忘，洗脚上床真一快，稚孙渐长解烧汤。”“夜眠濯足而卧，四肢无冷疾。”宋朝大文豪苏东坡也曾说过：“热浴足法，其效初不甚觉，但积累百余日，功用不可量，比之服药，其效百倍。”近代京城名医施今墨也主张每晚用花椒水来泡脚养生。可见足浴疗法在中华养生保健历史中占有举足轻重的地位。

足浴疗法的原理是什么

人体足踝以下共有33个穴位，双脚穴位高达66个，占全身穴位的1/10。从经络学的观点看，人体的五脏六腑在脚上都能找到其相应的穴位。脚不仅是足三阴经的起始点，同时还是足三阳经的终止处，这6条经脉之根都分别在脚上的6个穴位中。

通过水的温热、机械、化学作用以及借助药物蒸汽和药液熏洗的作用等，使足部的涌泉、太冲、隐白、昆仑等诸多穴位受到热力刺激，就会促进人体血脉流通、舒通经脉、调理脏腑、平衡阴阳，从而达到增强心脑血管机能、改善睡眠、消除疲劳、消除亚健康状态、强身健体、推迟衰老、祛病延年、增强人体抵抗力等一系列保健功效。

现代医学也已证实，“人老脚先老”、“寒从脚下起”、“小看脚一双，头上增层霜”。脚掌远离心脏，血液供应少，表面脂肪薄，保温性差，且与上呼吸道，尤其是鼻腔黏膜有密切的神经联系，所以脚掌一旦受寒，多半会引起上呼吸道局部体温下降和抵抗力减弱，从而诱发感冒、肺炎等多种疾病。而足浴保健法作为一种良性刺激，可使自主神经和内分泌系统得到调节，并有益于大脑细胞增生，增强人的记忆力；同时，它能使体表血管扩张，从而改善血液循环。

足浴有哪些作用

改善血液循环

多进行足浴，可以扩张足部血管，提高皮肤温度，从而促进足部和全身血液循环，对身体非常有益。

同时，足浴会增加血管的数量，特别是侧支微血管的增加，能促进血液循环；还能够软化血管，增加血管的弹性，从而减少血管因受压力而遭到破坏的危险性。有关专家做过测试，一个健康的人用40～45℃的温水浸泡双足30～40分钟，其全身血液流量的增加女性为10～13倍，男性为13～18倍。可见，足浴可确保血液循环顺畅，减少血液凝结，保持血流畅通，不会使流入心肌的血管受到阻塞，有利于心肌梗死的预防和症状改善。

促进新陈代谢

足浴可促进足部及全身血液循环，由于血液循环量的增加，从而调节各内分泌的功能，促使各内分泌腺体分泌各种激素，如甲状腺分泌的甲状腺激素、肾上腺分泌的肾上腺素，这些激素均能促进体内新陈代谢。

辅助治疗疾病

如今，不良的生活习惯是致病的因素之一，现代社会大量使用空调，再加上人们普遍爱吃凉性食物和味重食物，所以体内多寒湿。通过泡脚，则可以加速体内驱寒，对风湿性关节炎、冠心病、脑动脉硬化、糖尿病等慢性疾病有很好的辅助治疗作用，并可预防各种并发症。

强心健体

可以强化心脏的效率，使心脏跳动的频率减低而抽送更多的血液，以便能应付突发的紧急事件。使身体的很多肌肉，尤其是大腿肌肉能够做连续的收缩和放松运动，促使肌肉中的大量血管也跟着连续收缩和放松，继而增进肌肉与血液循环的运动效率，加强氧的吸收、运送和有效运用。增加体力与耐力，解除紧张和压力，使机体在应付各种挑战的压力下不至于感染疾病。

改善亚健康状态

足浴可扩张足部及全身细小动脉、静脉和毛细血管等，使自主神经功能恢复到正常状态，改善睡眠，消除失眠症，从而缓解精神压力和神经衰弱，振奋精神等；还可以控制体重与降低血压，大多数肥胖者均有高血压症状，且易患心脏病和糖尿病。

改善睡眠

足浴可通过促进足部及全身血液循环，加速血流，驱散足底沉积物和消除体内的疲劳物质，以帮助机体消除疲劳，并使人处于良好的休息状态，从而改善睡眠质量。

美容养生

足浴能够让内脏受到气血的滋养，加强新陈代谢，促进全身各个系统的生理功能，并使其自然而然地强盛起来，以达到身心协调性的健康，从而起到美容功效。

足浴疗法的保健范围

足浴疗法治五脏病

中医认为，足心与肾、心、肝、肺相通，由于肾脉与肺、心脉相通，因此，足心经经络向上循行与肾、心、肝、肺直接相通。中医还认为足心与脾相通。因此，足浴可以通过足心治疗五脏疾病。根据这一特点，足疗治疗五脏病的原则是：采用足部相应反射区和足部相应经络循行线相结合的方法。在沐浴方法上多采用热水浴法和干浴法。

足浴疗法治五官病

中医认为，足心与膈、喉、舌相通，故临床上足心疗法对咽喉肿痛、口舌生疮等疾患的疗效最佳。

足疗治疗五官病的原则是：采用足部五官反射区和刺激足部五趾尖的办法，以达到止血和止痛的目的。在沐浴上多采用冷水浴和干浴法。

足浴疗法治脊柱、胸腹病症

中医认为，足心与下肢相通。足少阴肾经起于足趾，斜走足心，行于下肢内侧的后缘；同时足少阴肾经在腹部离前正中线0.5寸挟脐上行胸部，故足心又与脊柱、胸腹相通。

足浴治疗脊柱、胸腹病症采用的是足节与身节相应的方法，即刺激足部关节来治疗脊柱关节，而胸腹病症则多采用涌泉穴刺激的方法。这可治疗各种闭合性软组织损伤，如腰椎间盘突出症，各种肌肉、韧带的慢性劳损，如颈肌劳损、背肌劳损、腰肌劳损等。在沐浴方法上多采用热水浴、熏浴。

足浴疗法治腰病

中医认为，足心与腰相通。足心属肾经，腰为肾之府。在沐浴方法上多采用热水浴、熏浴。

足浴疗法治项背痛

中医认为，足心与项背相通。在沐浴方法上多采用热水浴、熏浴。

足浴疗法治阴器病

中医认为，足心与阴器相通。阴器即男女外生殖器。

足浴疗法治病时多以刺激小趾关节部位为主。在沐浴方法上多采用干浴和熏浴法。

足浴疗法治耳病

中医认为，足心与耳相通。足心属肾经，而肾开窍于耳。其治病时多以刺激大趾部位为主。沐浴方法多采用熏浴和浸浴。

足浴疗法治脑病

中医认为，足心与头、脑相通。脊柱属督脉，内藏脊髓，直通于脑，而足少阴肾经“斜走足心，贯脊内”。故足心可通过督脉，并与脑相通。治疗时多采用对涌泉穴进行刺激。沐浴方法多采用中药熏浴、冷水浴、热水浴等。

足浴的一些注意事项

◎**泡脚温度以40～45℃为宜。**有些人习惯在泡脚时把脚泡得通红，并以为水温越高，效果越好。而事实上，泡脚水不能太热，以40～45℃为宜。这是因为：一方面，水温太高，双脚的血管会过度扩张，人体内血液更多地流向下肢，容易引起心、脑、肾脏等重要器官供血不足，尤其对患有心脑血管疾病的患者来说，无异于雪上加霜；另一方面，水温太高，容易破坏足部皮肤表面的皮脂膜，使角质层干燥甚至皲裂。另外，凉水对血管有一定的收缩作用，在一定程度上有利于健康。因此最好能让水温按足部适应能力逐步变热。

◎**泡脚时间以15～30分钟为宜。**泡脚时间不宜过长，因为在泡脚过程中，由于人体血液循环加快，心率也比平时快，时间太长的话，容易增加心脏负担。另外，由于更多的血液会涌向下肢，体质虚弱者容易因脑部供血不足而感到头晕，严重者甚至会发生昏厥。其中，心脑血管疾病患者、老年人应格外注意，如果有胸闷、头晕的感觉，应暂时停止泡脚，马上躺在床上休息。

◎**饭前、饭后30分钟内不宜进行足浴。**由于足浴时，足部血管扩张，血容量增加，易造成胃肠及内脏血液减少，影响胃肠的消化功能。饭前足浴可能抑制胃液分泌，影响消化；饭后立即足浴可造成胃肠的血容量减少，也会影响消化。因此，最好吃完饭1小时后再泡脚。

◎**避免交叉感染。**有传染性皮肤疾病者，如足癣患者，应注意自身传染和交叉传染的可能。足部有炎症、皮肤病、外伤或皮肤烫伤者，不宜足浴。同一家庭成员，最好各自使用自己的浴盆，以防止交叉感染或传播传染病。

◎**出现眩晕时用冷水洗足。**在进行足浴时，由于足部及下肢血管扩张，血容量增加，会引起头部急性贫血，出现头晕、目眩症状。出现上述症状时，可用冷水洗足，使足部血管收缩、血液充分流向头部，以消除头部急性贫血，缓解不适症状。

◎**不宜进行足浴的禁忌证。**有出血等症状的患者、对温度感应失去知觉者、对温度感应迟钝者、严重血栓患者、心脏病患者等均不宜进行足浴。

◎**儿童及糖尿病患者不宜用过热的水泡脚。**正在发育期的儿童尤应注意，如果常用过热的水泡脚，会使足底韧带因受热而变形、松弛，不利于足弓发育，日久容易诱发扁平足。糖尿病患者对水温的高低也应特别留意，因为这类患者容易并发周围神经病变，使末梢神经不能正常感知外界温度，即使水温很高，他们也感知不到，以致很容易被烫伤。

◎**宜选无碱肥皂洗脚。**泡足前需用肥皂清除污垢，忌用碱性大的肥皂，而应选用碱性小或不含碱性的香皂或沐浴液，以免因过多洗去皮脂而造成皮肤干燥。

◎**足浴前的准备。**泡足过程中若水冷却，应加热后再用。因此，旁边应准备好热水，以便随时加水保温。另外，为保证足浴的治疗时间和效果，足浴前应排尽大小便。

◎**选择适宜的环境。**足浴环境宜安静舒适，室温适中，不要直接吹风，最好配以柔和的灯光和音乐，让患者心旷神怡、精神放松。

◎**有外伤者不宜足浴。**凡烧伤、脓疱疮、水痘、麻疹及足部外伤者不宜进行足浴。

◎**皮肤皲裂者足浴应谨慎。**足部皮肤皲裂者水温不宜太高，泡洗后擦干应立即涂上凡士林等。

足浴有哪些方法和种类

足浴的方法

足浴的方法多种多样，具体包括喷浴、浇浴、浸浴、淋浴、点压沐浴、盐浴、放松足浴、硫磺“泉”浴足、食盐“泉”浴足、碱“泉”浴足、矿泉水浴足等。

足浴的种类

自助热水浴

可以在家里自己做，水必须有足够热度才能刺激穴位，从而收到与针灸一样的效果。水温宜保持在40～50℃，水量以能淹过脚踝部为宜，双脚放热水中浸泡5～10分钟，然后用手按摩脚心。按摩左脚心时用右手，按摩右脚心时用左手，左右脚交替按摩，直到局部发红、发热为止。在按摩脚心的同时，还要多动动脚趾。

自助凉水浴

凉水洗脚可以扩张四肢静脉，不仅能预防感冒和各种疾病，而且能通过对血管的刺激延缓下肢关节衰老性变化。自助凉水浴的具体方法是：将凉水倒入盆中，将双脚浸入凉水中，以浸没踝骨为佳；然后双脚作原地踏步状。洗后立即用力搓双脚，直至脚的皮肤发红且产生暖感。水深要逐渐提高，水温要逐渐降低，时间要逐渐延长。

足部暖浴法

中医传统养生理论认为，足宜保暖。在冬、春季要特别注意足部保暖，这对预防感冒、鼻炎、哮喘、小腿抽筋、腹痛等大有益处。做法是临睡前用40℃的温水边泡、边洗、边摩擦双脚，每次用时大约20分钟。

低位足浴

药液浸入踝关节附近为低位足浴；每次浸泡20～30分钟，每日1次。低位足浴适用于足癣、足汗、足部的扭挫伤、足部的冻疮、跟骨骨刺等，还可以治疗诸如头面部充血、头痛、眼病、急慢性鼻炎、急性喉炎以及感冒、高血压、慢性结肠炎、精囊炎等症。

高位足浴

药液浸至膝关节以下为高位足浴。高位足浴要选用高至膝盖的水桶。高位足浴适用于双下肢的疾病，如双下肢的风湿痛或麻木、神经性末梢炎、小腿腓肠肌的拉伤或痉挛、血管闭塞性脉管炎、下肢溃疡、下肢皮肤病等。

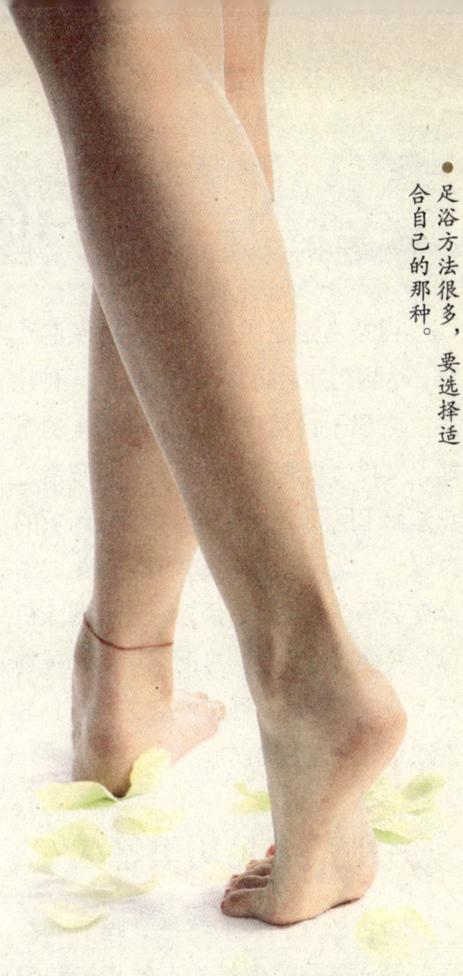

● 足浴方法很多，要选择适合自己的那种。

干搓足浴

足浴后，用双手干搓双足。不拘时间，每次洗脚后均可练习。可强壮五脏六腑，有补虚强身的效果。

盆洗足浴

面盆一个，温热水两壶，如日常洗脚一样，热水续之。不拘时间，睡前起后随意。这可防治各种外感病症，尤其是冬天易发的各种呼吸道感染、胃寒痛等症。

百草浴足疗法

百草浴足是用中草药药液浸泡双脚，达到防病治病、延年益寿的一种疗法。它属于自然疗法中洗浴疗法的范畴，又称为熏洗法、药浴法。百草浴足疗法始于民间，人们在用水清洗污垢的过程中，发现洗浴除具有清洁卫生、消除疲劳等养生保健作用外，还有解除机体某些疾病的功效，进而采用中草药物浸泡液或煎煮液，通过浸泡、外洗、熏洗双足等部位防治疾病。

中药浴足历史悠久

自古以来，人们就把“睡前一盆汤”看作是养生保健的有效措施和习惯。据文献记载，早在周代，人们便了解了中草药药液泡足的治病作用，《周礼·曲礼》中即有记载。现有最早的中医经典著作《黄帝内经》一书将泡足疗法上升到理论高度，如其中的《素问·明阳应象大论》认为：“其有邪有，渍形以为汗。”“寒者热之，热者寒之……摩之浴之。”《素问·至真要大论》中的“脾风……”也详细指出了药浴的适应证；《灵枢·百病始生篇》中还指出了“用力过度，若入房汗出，浴则伤肾”等洗浴疗法的禁忌证。这些均为泡足疗法奠定了理论基础。

汉代时期，我国药浴及泡足疗法已被广泛应用于临床，在我国现有的第一部药物学专著《神农本草经》中，有众多的中药都明确标明“可作浴汤”。另外，东汉的张仲景在《伤寒杂病论》中更有狐惑病用苦参汤熏洗、脚气冲心用矾石汤泡足的记载，为泡足等熏洗疗法起到了承前启后的作用。

到唐代，包括泡足在内的熏洗疗法已被广泛运用于内科、外科、妇科、儿科、皮肤科、五官科各科病症的防治。例如在孙思邈《千金要方》一书中，对浴洗法、浸洗法、泡洗法用

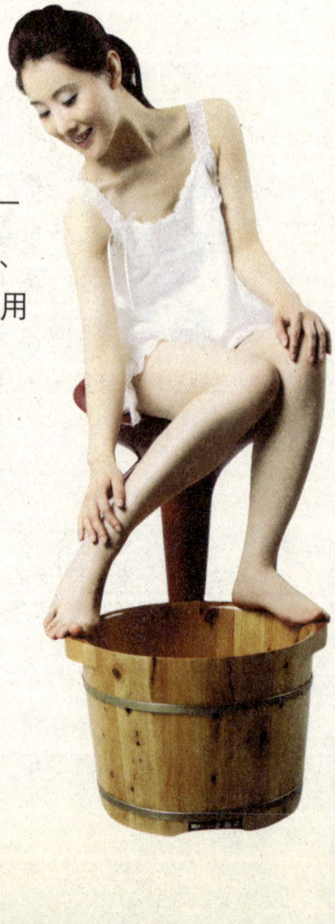

●中药足浴不是万能的，若病情严重要及时就医。

以治疗各科病症均有详细论述。

宋金元时期，浴洗法有了进一步发展，相关的药物和方剂层出不穷，仅《太平圣惠方》中就记载了洗浴、熏洗方等近40余条。

明代对包括泡足在内的熏洗疗法的运用则更普及。例如：我国历史上最大的方书《普济方》中收载的熏洗方百余种，明代名医李时珍《本草纲目》中收载的熏洗、药浴方达数百首之多。

清代，熏洗疗法等自然疗法得到了空前的普遍应用，尤其值得一提的是，清代外治宗师吴师机对包括泡足在内的泡浴疗法做出了史无前例的贡献。他在《理论骈文》一书中，对药浴、熏洗的理论基础、作用机制、辨证施治、药物、使用方法、主治功效、适用病症、注意事项等均有深入而实用的阐述。他提出了“外治之理即内治之理”的著名论断，认为“虽治在外，无殊治内”的治疗原则，并创立和整理了药物浴验方78条，其理论至今仍具有很高的指导意义和实用价值。

中药足浴适宜的人群

一般来说，有慢性病的老人更适合于采用中药足浴。如高血压的头痛眩晕、慢性支气管炎、支气管哮喘、中风后遗症、慢性前列腺炎、慢性脉管炎、更年期综合征、风湿性关节炎、慢性肠炎、神经官能症、冻疮、皲裂等多种疾病和症状都可以通过这种泡脚的方式得到缓解，并能延缓衰老、防止脑萎缩。

中药足浴有哪些注意事项

◎**中药泡脚不要用铜盆等金属盆。**许多患有足跟痛、失眠、痛经、高血压病的患者，常用中药泡脚来辅助治疗，但不要用铜盆等金属盆，因为此类盆中的化学成分不稳定，容易与中药中的鞣酸发生反应，生成鞣酸铁等有害物质，使药物的疗效大打折扣。因此，中药泡脚最好选用木盆或搪瓷盆。

◎**注意足浴用药。**足药浴治疗时，有些药物外用可起泡或局部皮肤发红、瘙痒。有的患者属特禀体质，用药后会出现过敏反应。出现这些症状后，应立即停止用药。

◎**足浴后及时洗净拭干。**足药浴所用外治药物，剂量较大，有些药物尚有毒性，故一般不宜入口。同时，足药浴治疗完毕后，应立即洗净患处，并拭干。

中药足浴经皮肤吸收的药物毕竟有限，且吸收速度慢，只能用于疾病的辅助治疗。因此，病情较严重者一定要及时去医院就诊治疗，以免延误病情和错过病症的最佳治疗时间。

常见病足浴验方

根据疾病性质，辨证选择适当方剂和方药，如寒证用蕲艾、生姜、葱白等，热证用金银花、野菊花、车前草、鱼腥草等。在洗足之前，将药用水煎煮或用热水溶解成溶液，2~3分钟后将药液倒入木桶或瓷盆内，加水至1500毫升左右，将双脚放入药液中浸泡，水量要淹没脚踝，并不断加热水，保持水温恒定于40℃左右。双足在药液中不断地搓，以足部微发红、身微出汗为宜，浸泡完毕后用热水洗净双足，毛巾擦干。每日1~3次，每次30分钟左右。

感冒

取感冒清热颗粒10袋，溶于热水中；或用生姜50克，葱根100克煎汤浴脚。每次20~30分钟，至涌泉穴发热。

高血压

◎取钩藤20克煎碎，布包冰片少许，于每日晨起和晚睡前收八术盆内，加热水浴足，每次30~45分钟，10日为一疗程。

◎磁石、决明子、党参、黄芪、当归、积壳、乌药、蔓荆子、白蒺藜、白芍、炒杜仲、牛膝各6克，独活18克。水煎取浓汁泡足。每晚1次，每次半小时，长期坚持，降压效果很好。

◎桑枝、桑叶、茺蔚子各15克，上述药材加1000毫升水煎取至400~600毫升，去渣后备用。每晚睡前取50毫升汁液，并兑适量水，然后在足浴盆浸泡双足30分钟，每日1次。

神经衰弱

夜交藤500克，煎水去渣后，倒入温水，并用足浴盆浸泡双足30分钟，每日1次，10日为一疗程。

失眠

◎磁石30克，菊花、夜交藤、黄芩各15克，水煎取浓汁。趁热泡足，每晚1次，每次以15~30分钟为宜。

◎吴茱萸40克，米醋（白醋）适量。用吴茱萸煎取浓汁，加入温水，再加入米醋用足浴盆浸泡双足。每日1次，每次30分钟，10日为一疗程。

脉管炎、静脉炎

取中药水蛭、地龙各30克，土元、桃仁、苏术、红花、血竭、乳香、没药各10克，牛膝、附子、桂枝、甘草各15克。加水煎取浓汁，倒入桶中浸洗双足，最好自小腿以下都浸浴在温热的药液之中，每日1次，每次30分钟。

风湿性关节炎和类风湿关节炎

◎透骨草、寻骨草、老鹳草各30克，青蒿20克，乳香、没药、独活、桃仁各10克。水煎取浓汁，趁热洗足，每日早晚各1次，每次15～30分钟，多用于风湿性关节炎。

◎取鸡毛煮水，趁热洗足，使得药物渗透进皮肤即可。

跌打挫伤

苏术30克，桃仁、红花、土元、血竭、乳香各10克，自然铜20克。水煎取浓汁，趁热浸浴患足，每日1次，多适用于足部挫伤。

脚气病和足部冻伤

◎乌梅1150克，水煎，待冷洗脚，然后用干净毛巾擦干。每日1～3次，每次15～30分钟，治疗期间或治愈后禁止穿胶鞋和塑料鞋，本法主要用于脚气。

◎取热水洗脚，每晚睡前1次；也可用桂枝、干姜各15克，附子10克，水煎后趁热洗脚，每日2～3次，每次8～10分钟。本法主要用于足部冻伤。

足癣、足干裂

白凤仙花、皂角各30克，花椒15克。上述药材任选一种，放入250毫升醋内泡24小时后，睡前加入温水，用足浴盆浸泡双足20分钟，每日1次，连用7日。

疮疡痈肿

银花、连翘、夏枯草、紫花地丁各20克，蒲公英30克，丹皮、黄连、苍术各12克。水煎取浓汁，温洗患处，每日1～2次，每次15分钟。

糖尿病性趾端坏死

川桂枝、生附片各50克，紫丹参、忍冬藤、生黄芪各100克，乳香、没药各24克。上述药材加入5000毫升水共煮，煎煮20分钟去渣后，混入温水内，并用足浴盆浸泡双足30分钟，每日浸泡2～3次，每剂药可反复用3次。

牙痛、目赤肿痛

◎地骨皮、石膏各60克，丹皮、防风各12克，菊花30克，煎取浓汁洗脚，每日2～3次，每次10～15分钟为佳。多用于风火牙痛。

◎菊花60克，煎取浓汁后洗脚，每日1～3次，每次以10～15分钟为佳。该方主治目赤、痈痒等症。

痛经

蒲黄、五灵脂、香附、延胡索、当归各20克，赤芍15克，桃仁、没药各10克。上述药材加2500毫升水，煮沸15分钟，先以药液蒸气熏双脚，待温度适宜后将双脚浸泡于药液中。每次浸泡15～20分钟，每日早晚各熏洗1次，每剂药重复使用2日。于经前3天左右开始用药，连用3～5剂，连续用3个月经周期即可。

脚臭

葛根、白矾各25克，五倍子、甘草各15克。上述药材入锅中加入凉水，煎煮前，最好先用凉水浸泡药物约30分钟，因为凉水能穿透植物的表面，使药物湿润变软，细胞膨胀，使有效成分能更容易溶解于水中。煮中药一般先用大火，待水沸后改用小火，煎煮约35分钟，待温度适宜后泡脚，每次浸泡15～20分钟。

其他特殊验方

减肥泡脚方

花椒80克、冬瓜皮500克、茯苓300克、木瓜100克，用沙布裹好，水煮10分钟，去渣后，入足浴盆内浸泡双足。每日1次，每次30～45分钟。

美容泡脚方

杏花、桃花、川芎各40克，加清水浸泡20分钟，煎煮后，取药液与1500毫升开水同入盆中，趁热熏洗面部，待温度适宜后立即泡洗双脚。每日1次，每次40分钟。

该方可清热凉血、活血润肤，适用于面色无华、皮肤粗糙或干燥、面部色素沉着者。

老人平安保健方（冬季）

川椒、红花、细辛、艾叶各10克，羌活、麻黄各15克，桂枝20克。加水煎，泡足，每日临睡前1次，一剂可连续用3次（冬季），连续泡1～2个月，久而久之可以增加食欲，且老年性的头晕、肢麻、腰酸腿痛、呼吸道疾病也都会有所改善。

艾叶泡脚方

◎艾草加姜可治风寒感冒、关节病、类风湿、咳嗽、支气管炎、肺气肿、哮喘等。

◎艾草加红花可改善静脉曲张、末梢神经炎、血液循环瘀滞、手脚麻木等。

◎艾草加盐适用于上焦有火，常表现出眼红、牙痛、咽喉肿痛、气躁心烦、上火下寒、脚腿肿胀等。

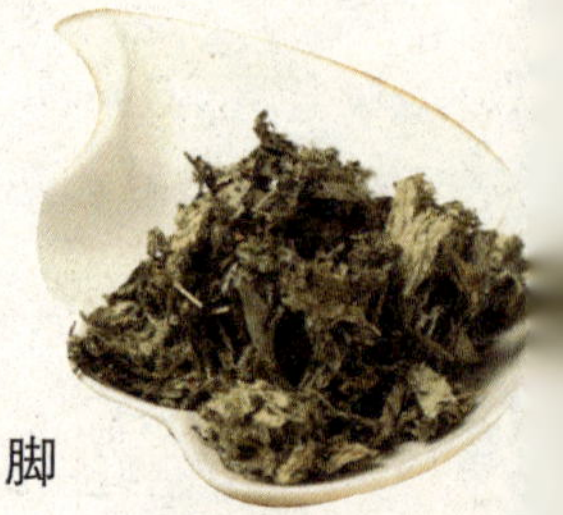

◎艾草加20粒花椒，适用于脚汗、脚臭、脚气、湿疹等。

醋水泡脚

用醋泡脚可以杀菌，在一定程度上可以治疗脚气。一般可用100～150克米醋或老陈醋泡脚。用醋泡脚还可以缓解疲劳；可以滋润皮肤，软化角质，增加皮肤弹性；能够祛除风湿，改善畏寒怕冷的症状；可以治疗睡眠障碍；能够渗透足部表层皮肤，增强血液循环，清除人体血液中的垃圾和病变沉渣，治愈许多慢性病症。

按摩

按摩反射区

◎按摩棒压刮腹腔神经丛、胃、十二指肠、横结肠（图①）、小肠（图②）等反射区各50次。

◎单食指扣指法按揉胰、副甲状腺、心（图③）、胆（图④）等反射区各50次。

◎食指中节压刮肝反射区（图⑤）20次。

◎双拇指压推膀胱（图⑥）、上、下淋巴结反射区各20次。

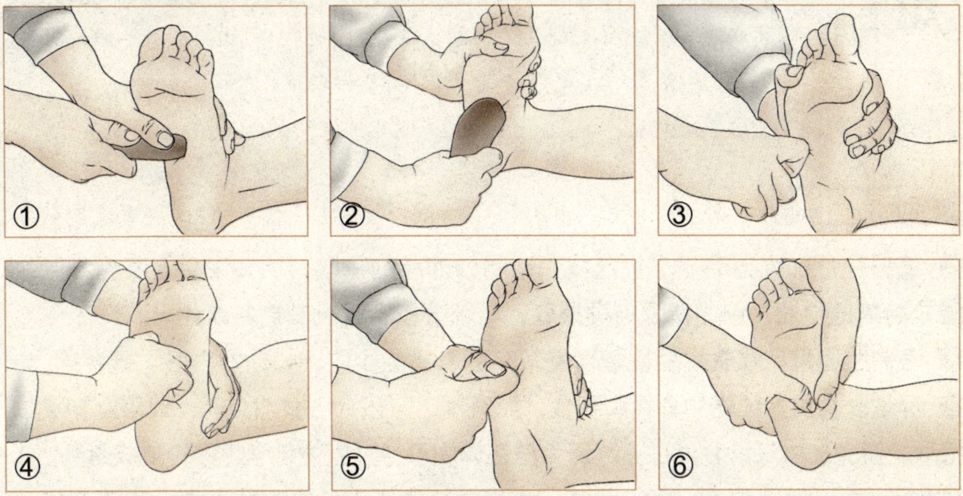

按摩穴位

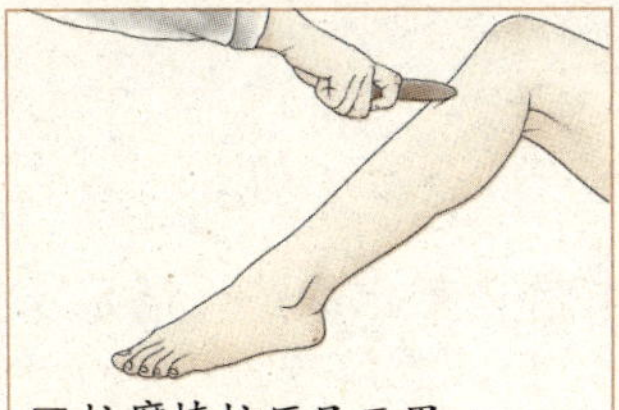
□按摩棒按压足三里

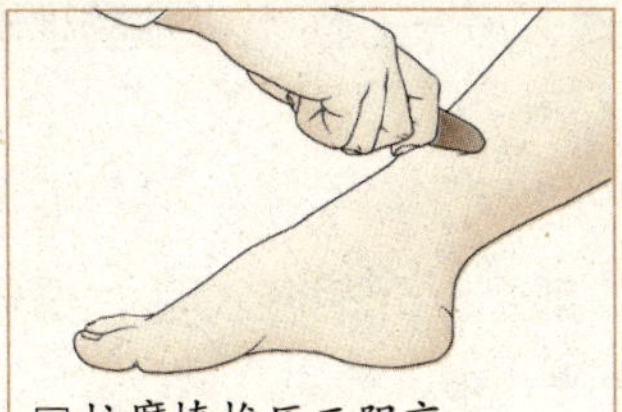
□按摩棒推压三阴交

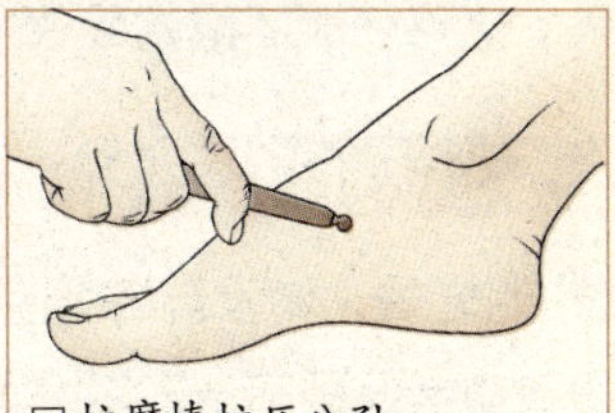
□按摩棒按压公孙

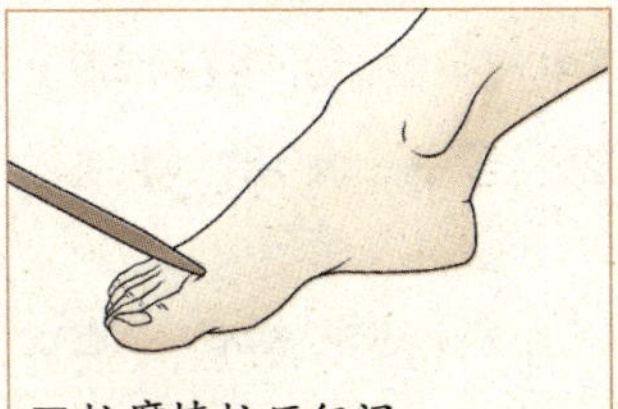
□按摩棒按压行间

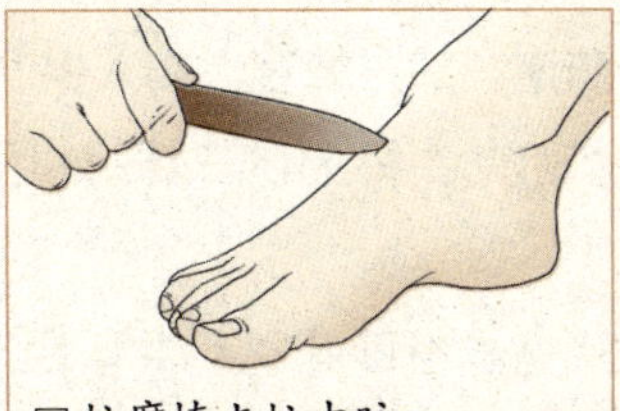
□按摩棒点按申脉

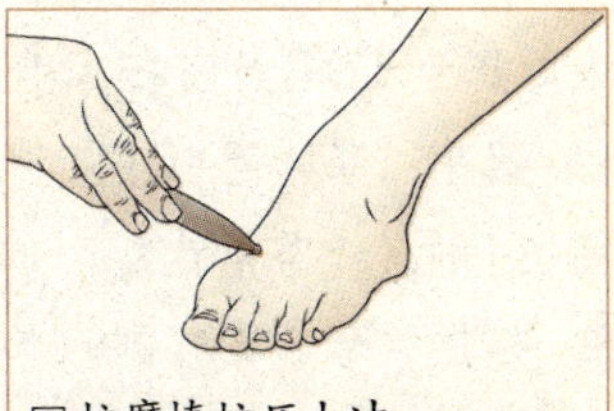
□按摩棒按压太冲

高血脂

高脂血症是血浆中有一种或几种脂质高于正常，可表现为高胆固醇血症、高三酰甘油血症或两者兼有的混合型高血脂症。现代人摄取高蛋白、高脂肪饮食越来越多，而且运动量在逐渐减少，血中脂肪大量囤积，均为形成高血脂的主要原因。

高血脂的症状表现：头晕、神疲乏力、失眠健忘、肢体麻木、胸闷、心悸等，有的患者血脂高但无症状，常常是在体检和化验血液时发现高血脂症。另外，高血脂症常常伴随着体重超重与肥胖。高血脂较重时会出现头晕目眩、头痛、胸闷、气短、心慌、胸痛、乏力、口角歪斜、不能说话、肢体麻木等症状。

保健指南

❶ 每日注意加强运动。尽可能减少动物性油脂的摄取，而多采用含不饱和脂肪酸较高的植物油，例如减少肉类摄取，而部分以黄豆及其制品取代。

❷ 限制胆固醇的饮食，胆固醇含量较高的食物应少吃，如动物内脏、蛋黄等。

❸ 尽量少食用加纯糖的食物和零食，如汽水、可乐、各式甜点等，以限制糖类的摄取、避免血中三酰甘油过高，因为糖在体内可通过生物化学过程转变成脂肪。

❹ 多饮水，稀释血液；多吃蔬菜、水果或糙米等含纤维高的食物，如西红柿、葡萄、橘子、生姜、黑木耳、洋葱、香芹、胡萝卜、苹果、猕猴桃、山楂、玉米等。这可使胆固醇的代谢加速，另一方面也可预防便秘。

足浴及食疗方

❶ 制乳香、制没药各15克，郁金、元胡各20克，檀香10克。煎水取浓汁浴足，每日晨起及睡前各1次，每次半小时。

❷ 生山楂、蜂蜜各50克，荷叶15克。将山楂和荷叶放锅中，加1000毫升水，用小火煎煮至300毫升左右，滤去药渣，加入蜂蜜，倒入保温杯中代茶饮用，每日1剂。

❸ 菊花、茶叶各10克，山楂30克。将上述三味材料同放茶壶中，用沸水冲沏，每日1剂，代茶常饮。

❹ 菊花、罗汉果、普洱茶各6克。将三味材料共研粗末，用纱布袋包好放入茶杯中，以沸水冲泡。不拘时，频饮之。

足诊

望诊多有足部溃疡或足趾坏疽，切诊则在患者的足底肾脏、肾上腺、输尿管等反射区有明显的压痛和酸胀感。

按摩

按摩反射区

◎拇指点按三叉神经反射区（图①），单食指扣拳法推压肝脏、心脏（图②）、甲状腺等反射区各50次。

◎拇指指腹稍用力按揉肝脏（图③）、胆囊（图④）、脾脏（图⑤）、上身淋巴结等反射区各50次。

◎推摩胰脏反射区（图⑥），直到出现酸胀感。

◎拇指指腹推按脑下垂体反射区（图⑦）30次。

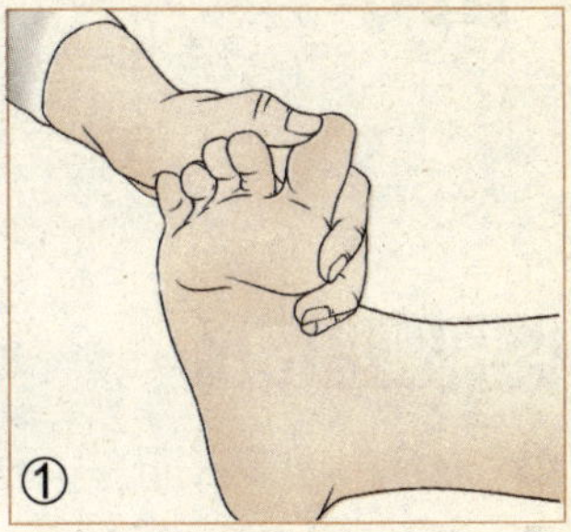

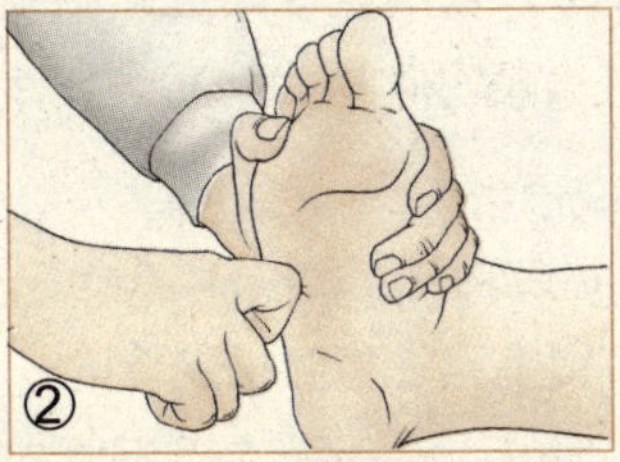

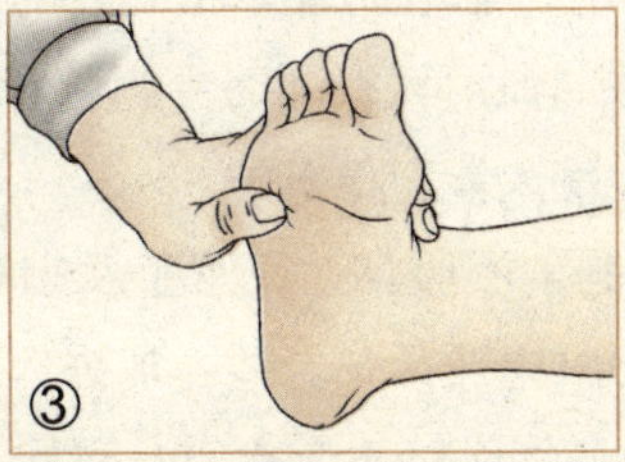

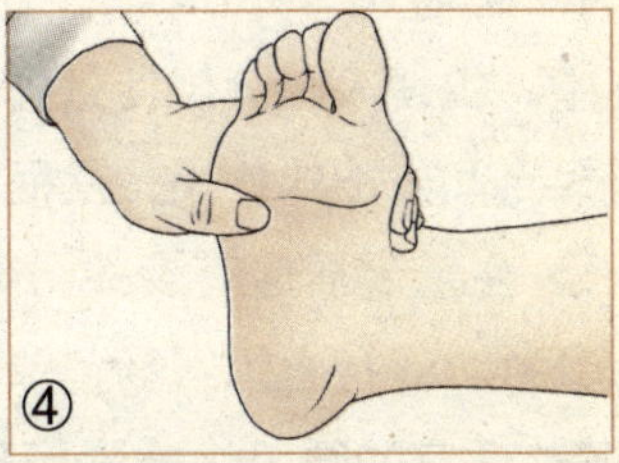

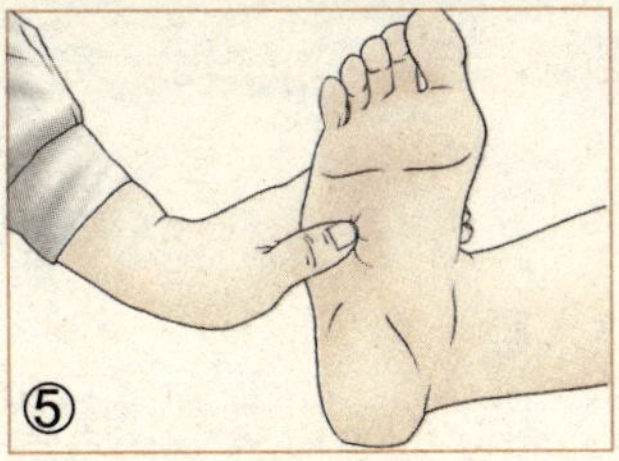

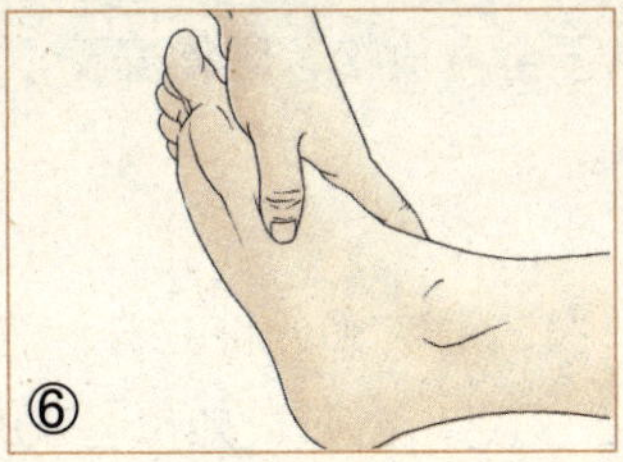

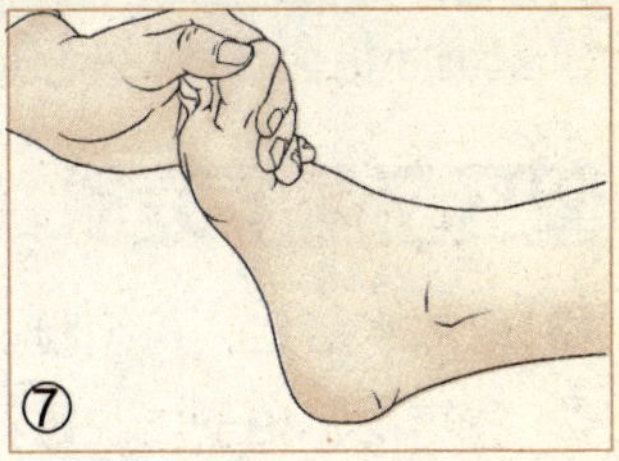

按摩穴位

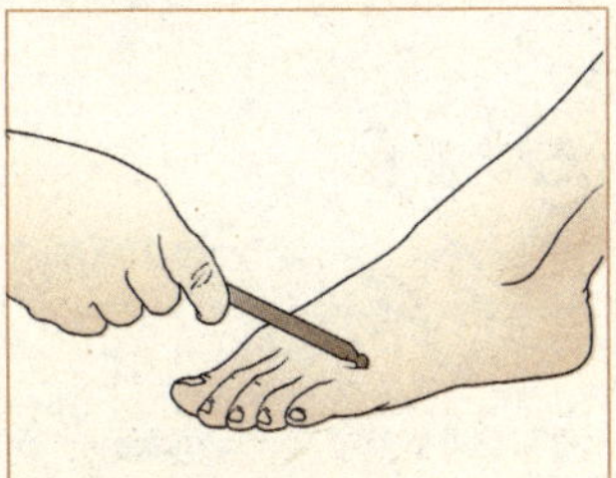

□按摩棒点按足通谷

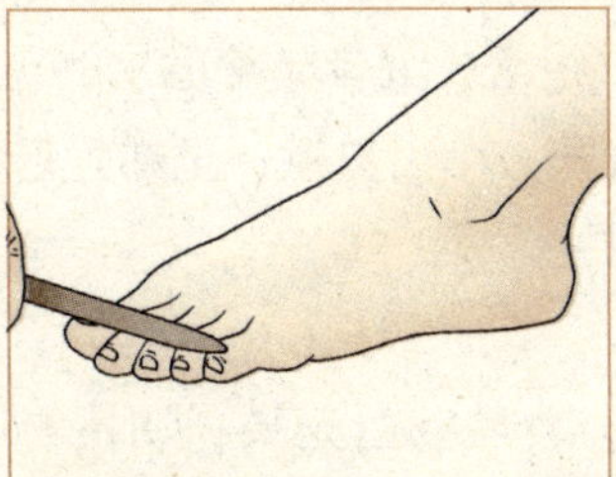

□按摩棒按压至阴

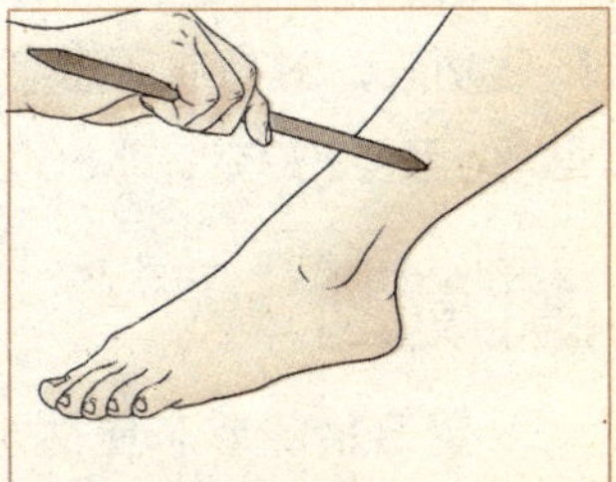

□按摩棒按压跗阳

失眠

失眠是一种最常见的睡眠紊乱症状，又是各种慢性疾病的常见症状之一，几乎每个人都有过失眠的经历。失眠是以经常不能获得正常睡眠为特征的一种病症，古称“不寐”。躯体因素、环境因素、精神神经疾病以及对失眠有忧虑或恐惧心理是形成本病的重要原因。

保健指南

❶ 治疗时间宜在下午、傍晚或睡前，必要时应配合心理治疗。

❷ 睡前饮一杯加糖的热牛奶，能增加人体胰岛素的分泌，增加氨基酸进入脑细胞，促使人脑分泌促进睡眠的血清素；同时牛奶中含有微量吗啡样式物质，具有镇定和安神的作用，从而促使人体安稳入睡。

❸ 生活起居应有规律，临睡前不吸烟、不喝茶及咖啡，睡前用热水泡脚20～40分钟。保持心情舒畅，清除顾虑及紧张。适当加强体育锻炼，注意劳逸结合。

❹ 适宜的睡姿。睡眠姿势当然以舒适为宜，且可因人而异。一般而言，睡眠应以左侧卧位为佳，这样有利于全身放松，睡得安稳。

足浴及食疗方

❶ 取热水浴足，每晚睡前1次，每次30分钟左右，洗后入睡。

❷ 酸枣仁、柏子仁、磁石各30克，当归、知母各20克，朱砂10克，清水1500毫升。所有材料煮沸10分钟后，将浓汁倒入脚盆内，每晚睡前浴足半小时。

❸ 莲子心、生甘草各3克，开水冲泡，代茶饮，每日数次。此茶有清心、安神、降压功效，对高血压患者、经常失眠者非常适用。

❹ 生百合100克，水500毫升，小火煎煮，至熟烂后，分2次服食。

足诊

望诊足部形态显枯瘦，皮肤苍白无华；切按胃、头、颈、肝、生殖器等反射区有不同程度的压痛。

按摩

按摩反射区

◎右手食指指关节顶压肾上腺反射区（图①），逐渐加力到出现酸胀感为宜，反复操作30次，然后缓慢放松。

◎用按摩棒顶压肾反射区30次，至出现酸胀感，然后缓慢放松。

◎食指叩拳法压刮肾上腺、输尿管（图②）、膀胱反射区30次，以出现酸胀感为宜。

◎食指叩指法压刮额窦反射区（图③）30次。

◎拇指指端点按三叉神经反射区（图④）30次。

◎食指指关节压刮脑部反射区（图⑤）30次，以出现酸胀感为宜。

◎按摩棒压刮小肠反射区，从轻到重逐渐加力，反复30次，使局部发热为宜。

◎按摩棒顶压并压刮膀胱反射区（图⑥），出现酸胀感后维持片刻，反复操作30次。

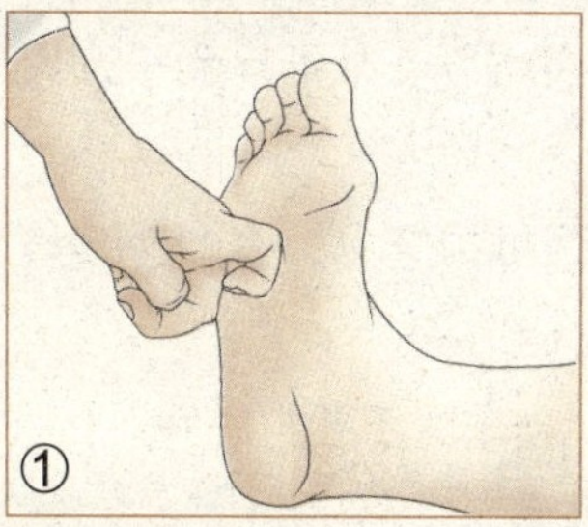
①

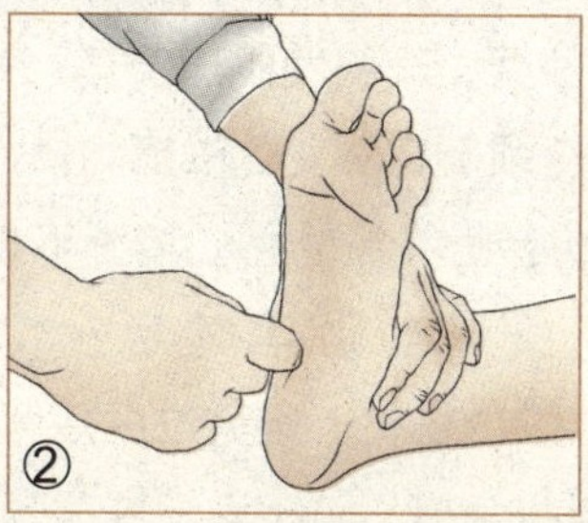
②

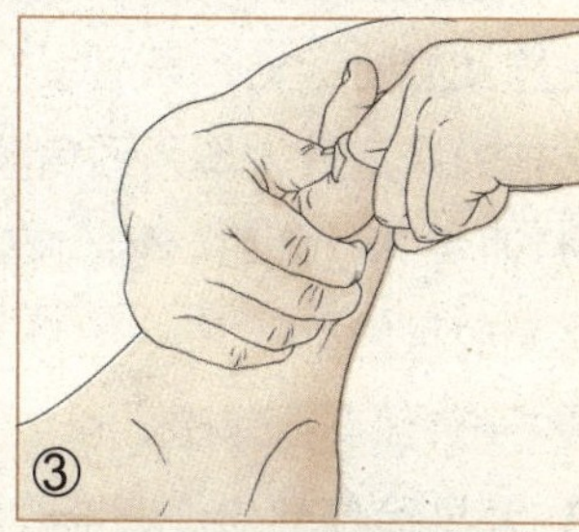
③

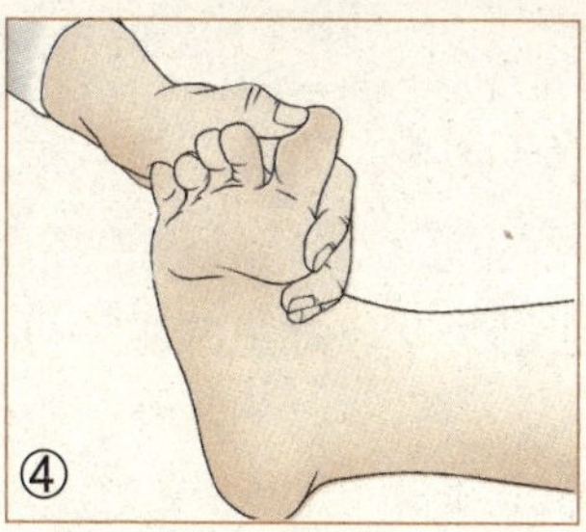
④

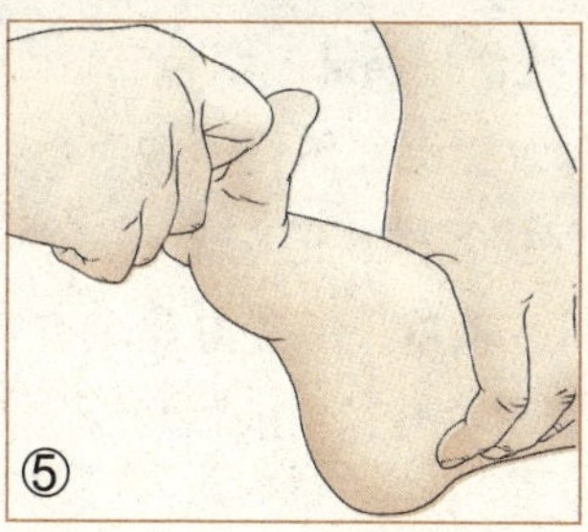
⑤

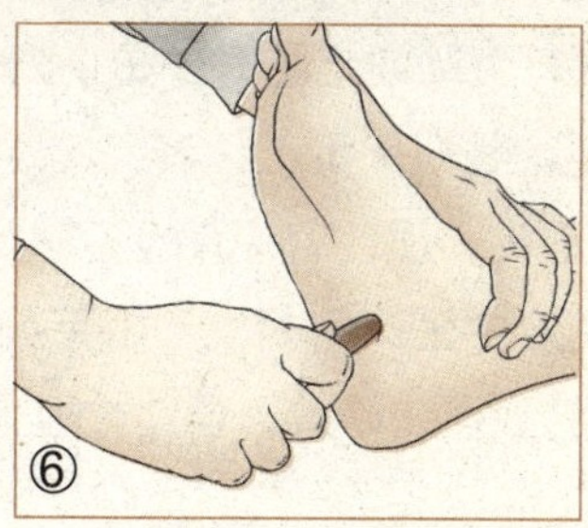
⑥

按摩穴位

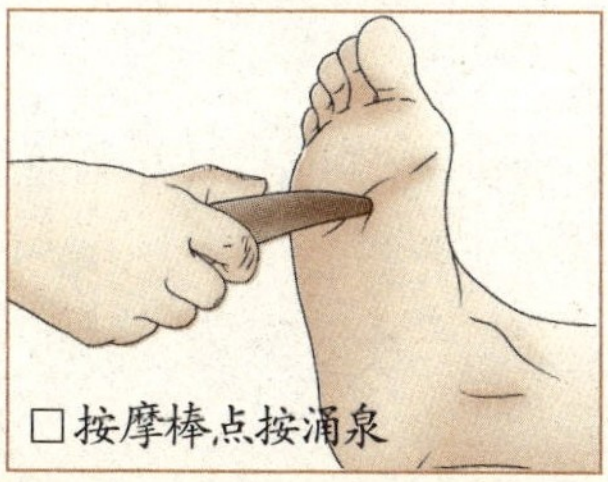
□按摩棒点按涌泉

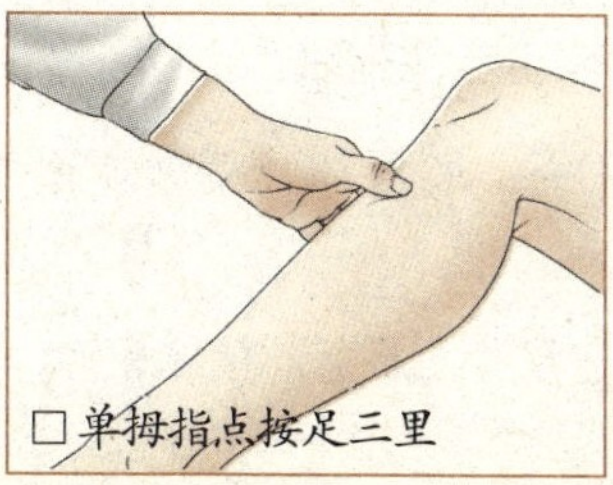
□单拇指点按足三里

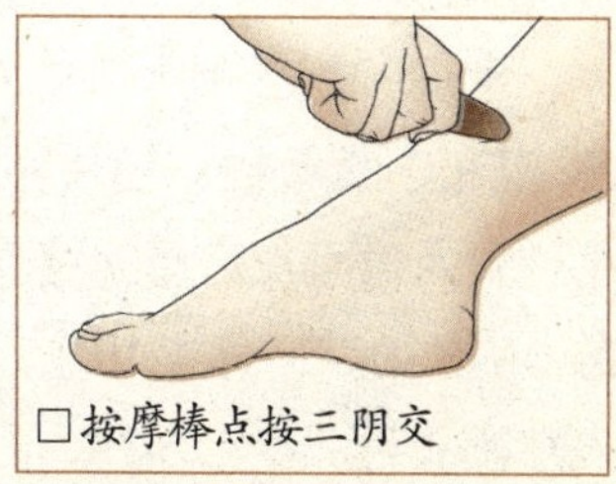
□按摩棒点按三阴交

颈椎病

颈椎病又称颈椎综合征或颈肩综合征，是因颈椎间盘退行性病变、颈椎骨质增生，导致颈部关节失稳，从而引起颈椎、关节及颈部软组织发生一系列病理变化，如椎节失稳、松动，髓核突出或脱出，骨刺形成，韧带肥厚和继发性椎管狭窄等，从而刺激和压迫颈神经根、椎动脉、颈部脊髓或交感神经而产生的各种各样症状和体征的综合征。颈椎病多发于中老年人，发病年龄一般在40岁以上，年龄较轻者少见。

保健指南

❶ 加强颈肩部肌肉的锻炼，在工作期间或工作之余时，做头及双上肢的前屈、后伸及旋转运动，既可缓解疲劳，又能使肌肉发达、韧度增强，从而有利于颈段脊柱的稳定性，增强颈肩顺应颈部突然变化的能力。

❷ 避免高枕睡眠，因为高枕会使头部前屈，增大下位颈椎的应力，有加速颈椎退变的可能。

❸ 注意颈肩部保暖，避免头颈负重物，避免过度疲劳，坐车时不要打瞌睡。

❹ 及早治疗颈肩、背部软组织劳损，防止其发展为颈椎病。

❺ 劳动或走路时要防止闪、挫伤颈肩部。

❻ 长期伏案工作者，应定时改变头部体位，按时做颈肩部肌肉的锻炼。注意端正头、颈、肩、背的姿势，保持脊柱的正直。

❼ 中医认为胡桃、山茱萸、生地黄、黑芝麻等具有补肾髓之功，适量的服用可起到强壮筋骨，延续或阻止肾与关节退变的作用。

足浴及食疗方

❶ 川桂枝、羌活、威灵仙、丹皮、木香各10克，秦艽、赤芍、防己、桑枝各15克，木瓜20克。倒水煎成浓汁，用以泡脚。

❷ 葛根、薏苡仁、粳米各50克，刺五加15克，水适量。大火煮沸，改小火熬成粥，食用时可加适量冰糖。

❸ 山楂30克，丹参15克，去皮桃仁6克，粳米50克，水适量。大火煮沸，改小火熬粥即可。

足诊

望诊可见颈椎及其相应区域皮肤色泽及纹理的改变；切按足部敏感区常见于颈项、颈椎、头部、肩关节、斜方肌、内耳迷路等有痛觉。

按摩

按摩反射区

◎扣指法夹压颈椎反射区（图①），拇指点压三叉神经（图②）、小脑及脑干等反射区各50次。

◎拇指推压斜方肌（图③），拇指与食指相对掐脑部（图④）等反射区各50次。

◎拇指指端反复按压胸椎（图⑤）、腰椎（图⑥）等反射区各30次。

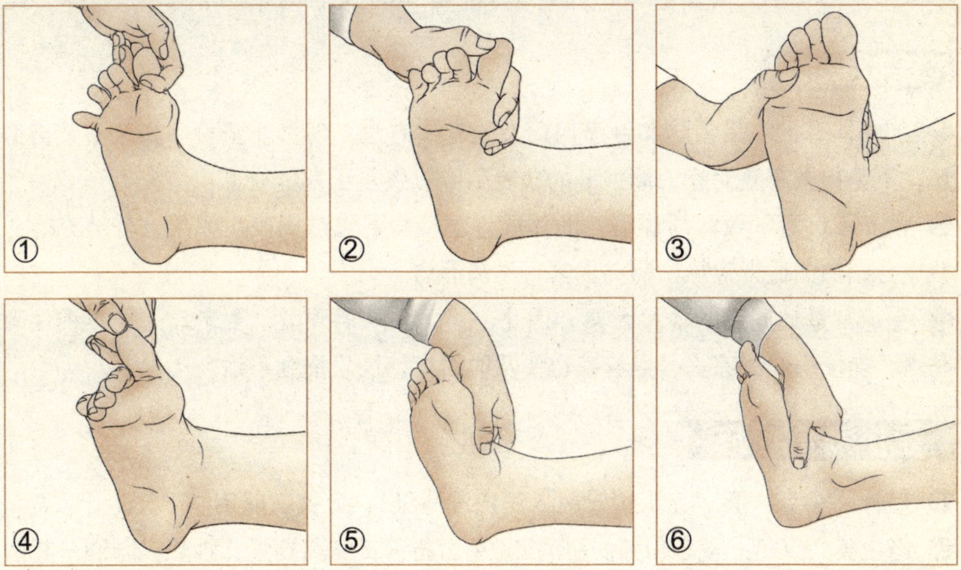

按摩穴位

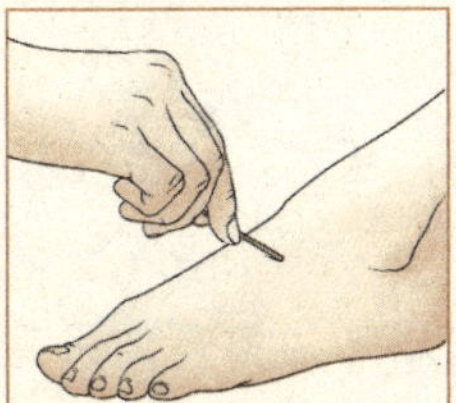

□按摩棒点按足临泣

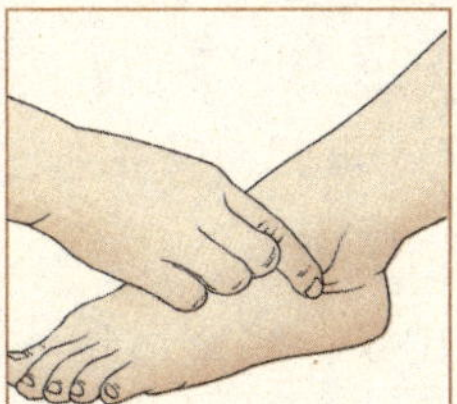

□食指掐按中脉

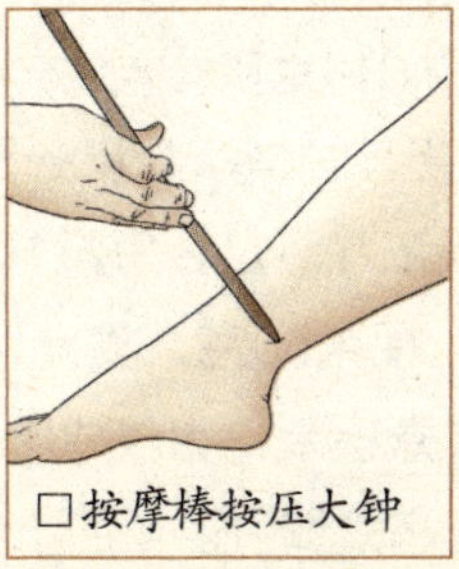

□按摩棒按压大钟

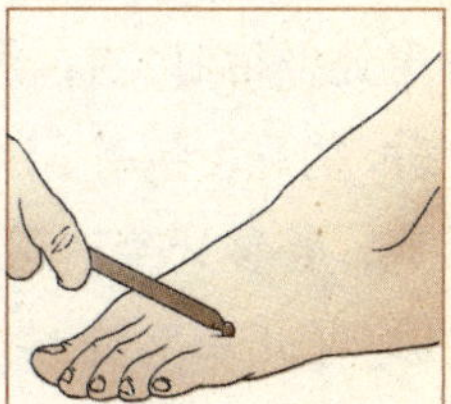

□按摩棒点按足通谷

肩周炎

肩周炎又名肩关节周围炎，是以肩部疼痛和肩关节功能受限为主症的一种常见疾病。本病的好发年龄在50岁左右，女性发病率略高于男性，多见于体力劳动者。若得不到有效的治疗，有可能严重影响肩关节的功能活动，妨碍日常生活。

本病多与外伤、遭受风寒和肩部活动过少有关。本病早期肩关节呈阵发性疼痛，常因天气变化及劳累而诱发，以后逐渐发展为持续性疼痛，并逐渐加重，昼轻夜重，夜不能寐，不能向患侧侧卧，肩关节向各个方向的主动和被动活动均受限，肩部受到牵拉时可引起剧烈疼痛。另外，肩关节可有广泛压痛，并向颈部及肘部放射，还可出现不同程度的三角肌萎缩。

保健指南

❶ 加强体育锻炼是预防和治疗肩周炎的有效方法，但贵在坚持。如果不坚持锻炼，不坚持做康复治疗，肩关节的功能则难以恢复正常。

❷ 营养不良可导致体质虚弱，而体质虚弱又常导致肩周炎。如果营养补充得比较充分，加上适当锻炼，肩周炎常可不药而愈。

❸ 受凉常是肩周炎的诱发因素，因此，为了预防肩周炎，中老年人应重视保暖防寒，勿使肩部受凉。一旦着凉也要及时治疗，切忌拖延不治。

足浴及食疗方

❶ 追骨风30克，酒60克。追骨风入酒内浸泡5日，分数次服用。

❷ 老生姜1000克，葱500克，甜酒250克。将前二味药捣烂，炒热，与酒一起敷痛处。

❸ 生姜500克，大葱根50克，花椒250克，小茴香100克。煎取浓汁浴足或熏洗患处，每日1次，每次半小时。

❹ 防风、荆芥、川芎、甘草、丹皮各3克，当归、黄柏各6克，苍术、川椒各10克，苦参15克。煎取浓汁浴足，每日1次，每次半小时。

❺ 生川乌头约5克，粳米50克，姜汁约10滴，蜂蜜适量。把川乌头捣碎，研为极细粉末。先用大火煮粳米，粥快成时加入川乌末，改用小火慢煎，待熟后加入姜汁及蜂蜜，搅匀，稍煮即可。

足诊

望诊足底时，在斜方肌反射区多有硬块，且呈土黄色；切诊足部时，其足部的斜方肌、肩胛骨、肩部等反射区有明显的僵硬感和酸痛感。

按摩

按摩反射区

◎单食指扣指法推压肩部（图①）、肘关节反射区各50次。

◎食指指关节顶压肾上腺反射区（图②）30次。

◎推压颈项（图③）、夹压颈项（图④）反射区各50次。

◎推按斜方肌反射区（图⑤），顶压脑干反射区（图⑥）各30次。

◎捏指法按揉上、下身淋巴结（图⑦）反射区各50次。

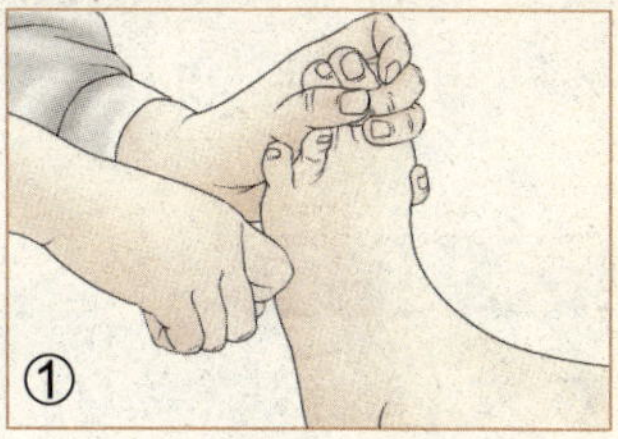
①

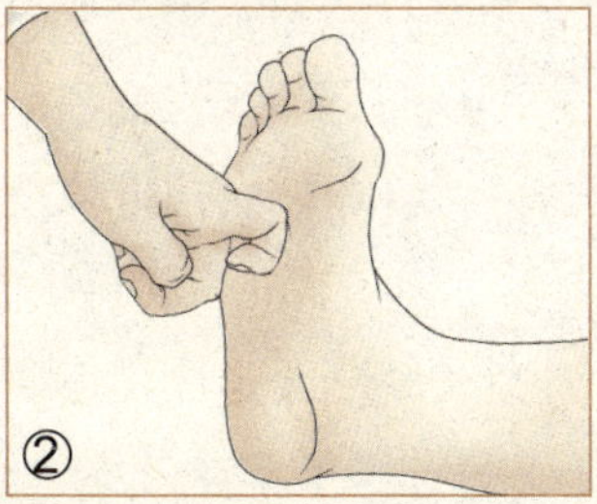
②

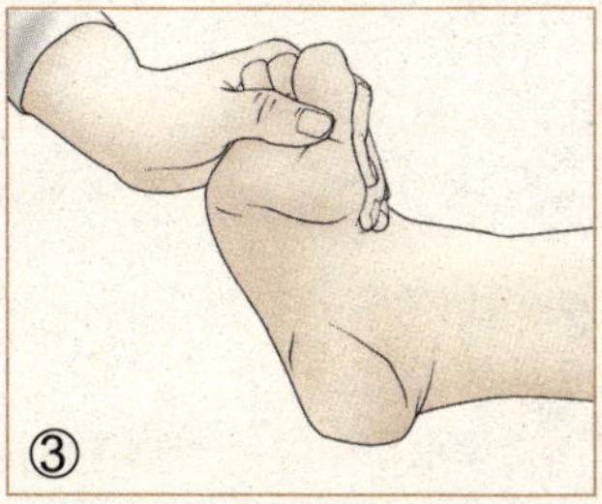
③

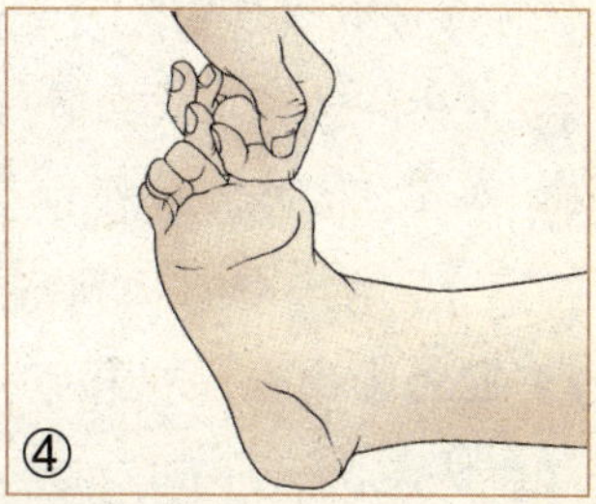
④

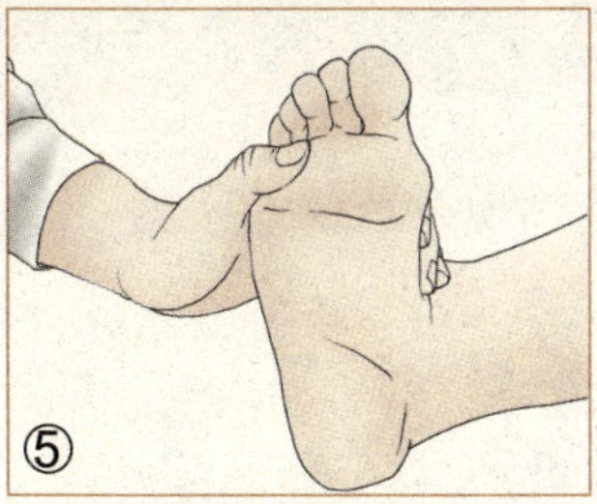
⑤

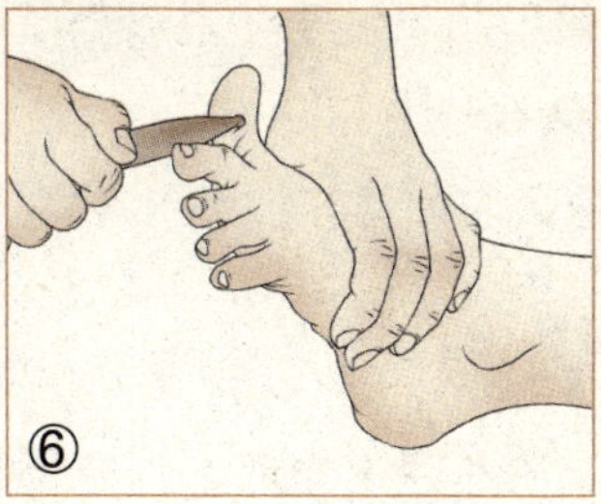
⑥

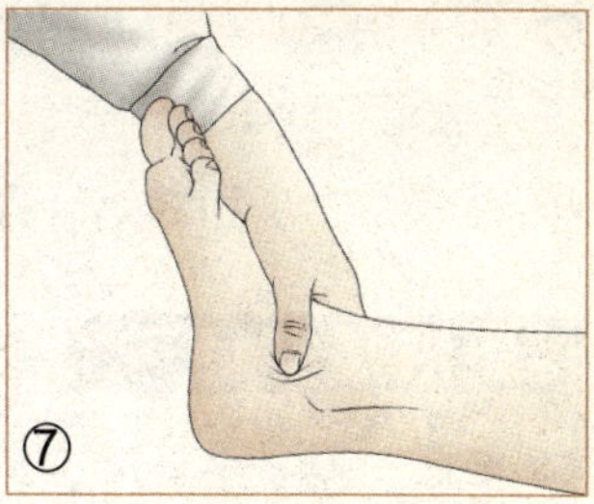
⑦

按摩穴位

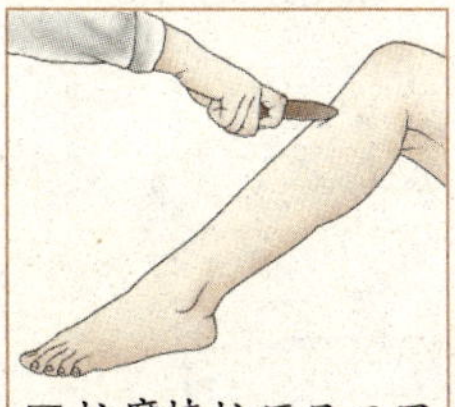
□按摩棒按压足三里

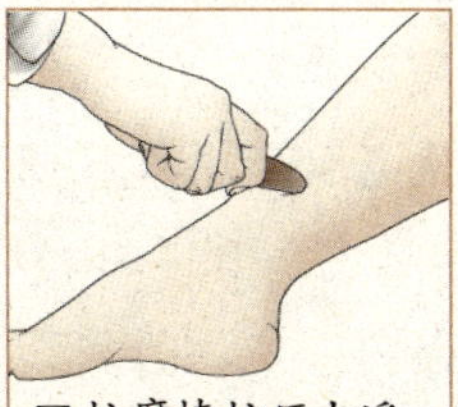
□按摩棒按压太溪

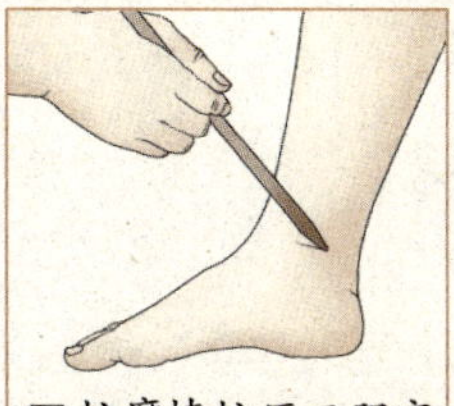
□按摩棒按压三阴交

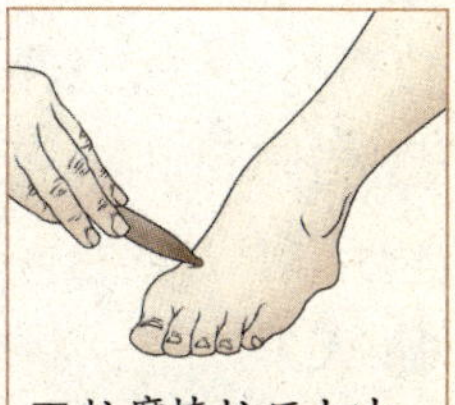
□按摩棒按压太冲

眩晕

眩晕是目眩与头晕的总称。目眩即眼花或眼前发黑，视物模糊；头晕即感觉自身或外界景物旋转，站立不稳。常突然发作，轻者闭目即止；重者如坐舟船，面色苍白，心悸，失眠，食欲减退，腰膝酸软，并伴有胸闷、恶心、呕吐、汗出，甚则昏倒。多见于西医学的内耳性眩晕，脑动脉硬化，高血压，贫血，神经衰弱以及某些脑部疾病等。

保健指南

❶ 发作时应卧床休息，室内宜安静，空气要通畅，光线尽量暗些。饮食宜清淡，避免刺激性食物及烟酒，并少吃盐。

❷ 发作间歇期不宜单独外出，以免发生意外。

❸ 应保持安静，心情愉快、舒畅，保证充足的睡眠和休息，避免用脑过度、精神紧张，适当参加体育锻炼。

❹ 眩晕由颈椎病引起者，睡眠时要选用合适的枕头，避免长期低头工作，还要注意保暖。

❺ 眩晕由高血压、动脉硬化引起者，要经常测量血压，保持血压稳定，控制饮食及血脂，饮食宜清淡，情绪要稳定。

❻ 眩晕由贫血引起者，应适当增加营养，可用食物疗法及辅助药物治疗。

足浴及食疗方

❶ 桑叶、菊花各15克，石决明30克（先煎）。加1500毫升清水，煮沸10分钟，将药液倒入盆内浴足。每日早晚各1次，每次半小时。

❷ 天麻、茯苓各18克，白术、陈皮各12克，姜半夏9克，甘草6克。水煎，每日1剂，分3次服用，1个月为一疗程。

❸ 当归、山药、五味子、酸枣仁、龙眼肉各50克。焙干研末，炼蜜为丸，每服10克，日服2次。

❹ 天麻10克，猪脑1个，洗净，同放炖盅内，加适量水，隔水炖熟服食。适用于肝阳上亢型眩晕患者。

足诊

足部切诊按头部、小脑、三叉神经、脑下垂体、眼、耳反射区，检查有无条索状物、疖肿或者肤色改变、压痛等。

按摩

按摩反射区

◎单手拇指掐压脑下垂体反射区（图①）30次。

◎按压头部（图②）、小脑与脑干、三叉神经（图③）、颈椎、颈项、眼（图④）、耳（图⑤）反射区各50次。

◎拇指推压内耳迷路反射区（图⑥）50次。

◎双手拇指推按腹腔神经丛反射区（图⑦）30次。

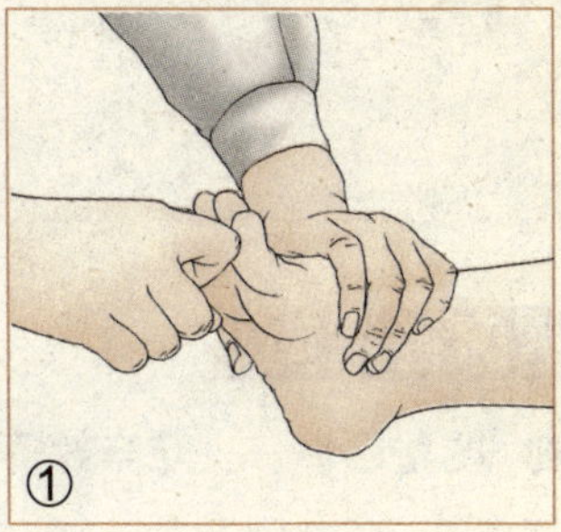
①

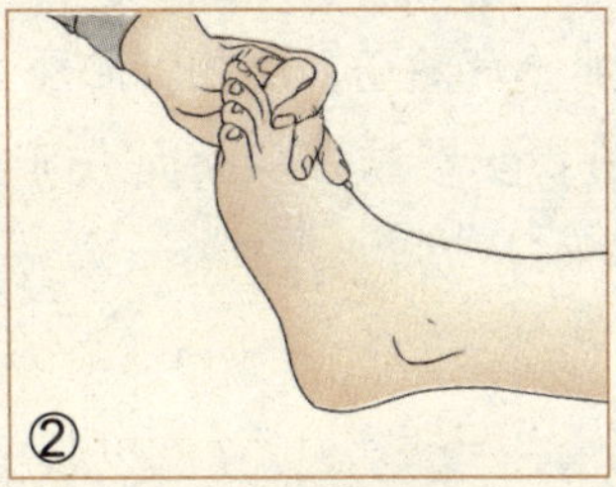
②

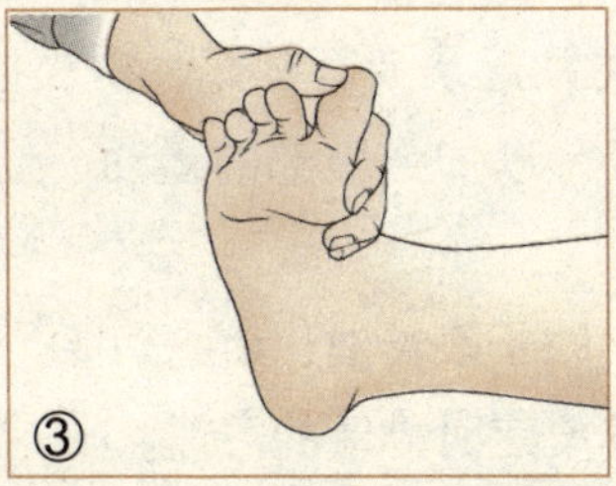
③

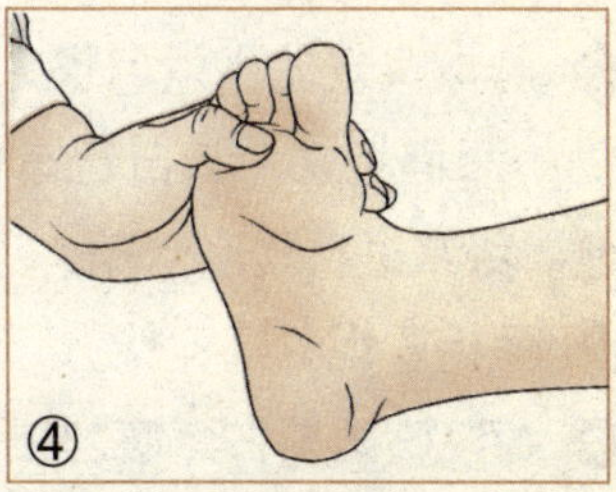
④

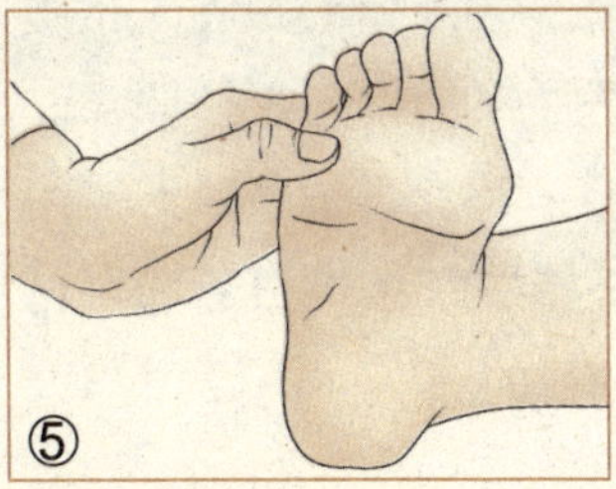
⑤

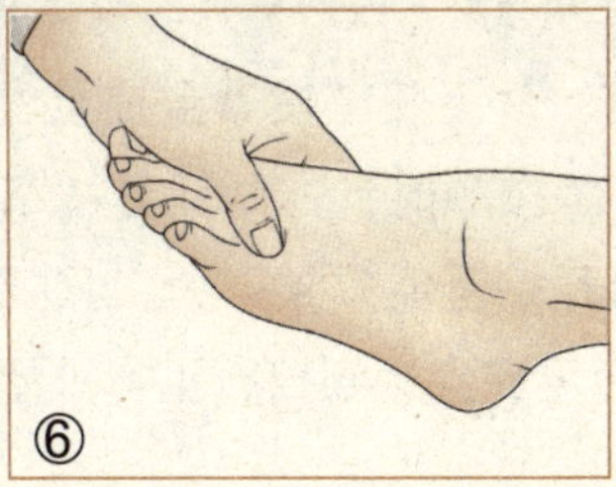
⑥

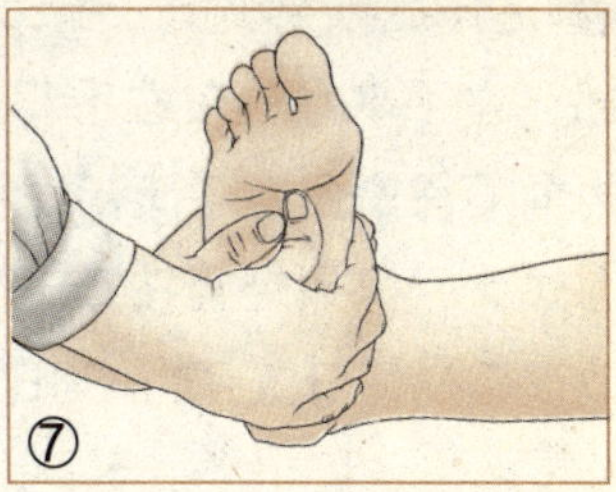
⑦

按摩穴位

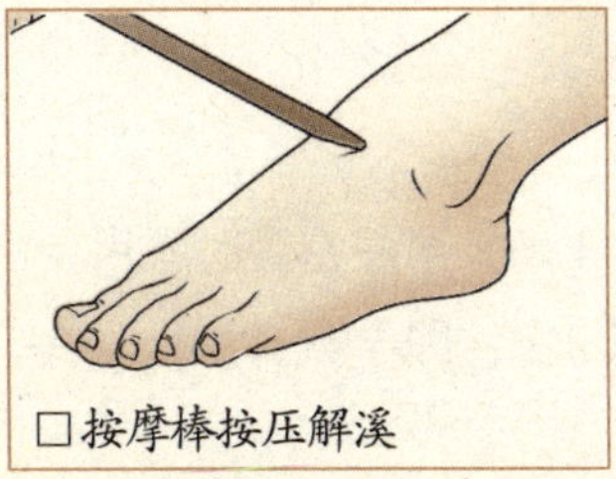
□按摩棒按压解溪

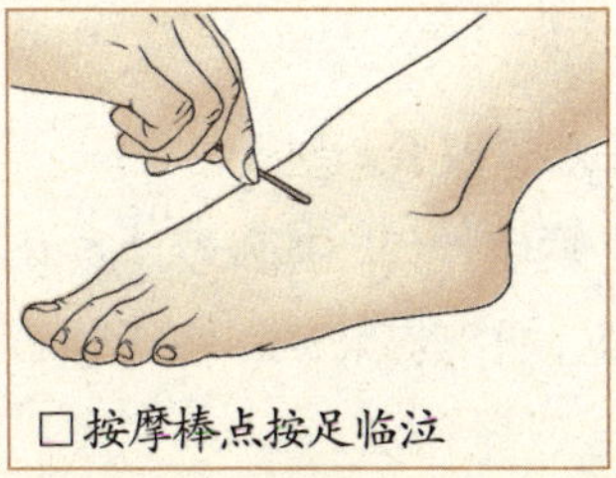
□按摩棒点按足临泣

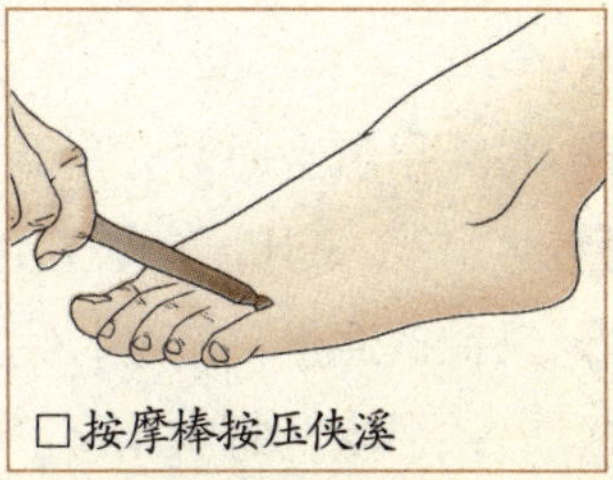
□按摩棒按压侠溪

便秘

便秘是多种疾病的一种症状，而不是一种病。对不同的患者来说，便秘有不同的含义。肠蠕动功能不佳，水分被过分吸收，精神过度紧张使肠处于应激状态等均是造成便秘的主要原因。常见症状是大便次数明显减少和（或）粪便干燥难解，一般2天以上无排便，则提示存在便秘。但健康之人的排便习惯差异很大，有明显不同，摄食种类及习惯、生活习惯、环境因素、精神状态等都可以影响排便习惯。

保健指南

❶ 调整饮食。少吃辛辣等刺激性食物；主食不要过于精细，多食粗纤维含量高的食物；多饮水。

❷ 养成良好的生活习惯，生活起居要有规律，积极参加体育活动，比如仰卧屈腿、深蹲起立、骑自行车等，以加强腹部的运动，促进胃肠蠕动，从而促进排便。经常进行提肛运动。

❸ 保持乐观的精神状态，有助于改善消化道的功能。

❹ 每晚临睡前按摩腹部，养成定时排便的习惯。

❺ 起床后排空小便，喝凉开水300～500毫升。身体放松，右手掌心放在右下腹部，左手掌心放在右手背上，从下腹部按摩上提至右季肋部，推向左季肋部，再向下按摩到左下腹部即可。按顺时针方向反复按摩30～50次，按摩时无需用力过大，只需轻轻按摩。刚开始可能效果不大，只要坚持按摩，10日后即可见效。坚持每日做1次，30日后可完全达到自行正常排便的目的。

足浴及食疗方

❶ 芒硝、大黄各20克，甘遂15克，牵牛子10克，煎取浓汁浴足，每日2次，每次半小时。

❷ 每天早晨空腹时，用温开水送服1小匙香油。

❸ 牛奶250毫升，蜂蜜60克，两者搅匀，加入葱汁数滴，于每天早晨空腹时服用。

❹ 马铃薯适量，洗净，用榨汁机榨出汁来，每天饮该汁2次，即早晨空腹时和午饭后各饮1次，每次半杯。

足诊

慢性便秘患者足部望诊，皮肤较粗糙，少数有裂纹、脱皮、丘疹等；切按胃、小肠、大肠、结肠、肛门等反射区，常有小结、条索状物或丘疹等阳性反应物。

按摩

按摩反射区

◎食指指关节扣压两足胃反射区（图①）各5分钟。

◎食指指关节扣压两足小肠反射区（图②）各3～5分钟。

◎拇指从下向上推右足的升结肠反射区3～5分钟。

◎拇指用力推按双足的乙状结肠反射区（图③）3～5分钟。

◎食指扣压额窦反射区（图④）3～5分钟。

◎按摩棒压推横膈膜反射区（图⑤）3～5分钟，力度应以局部产生酸胀感为宜。

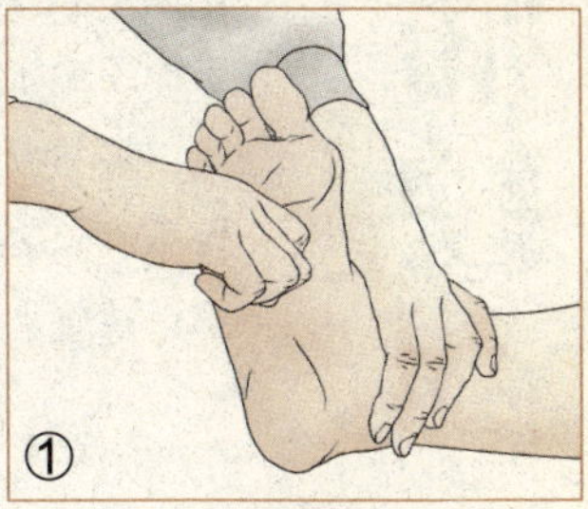
①

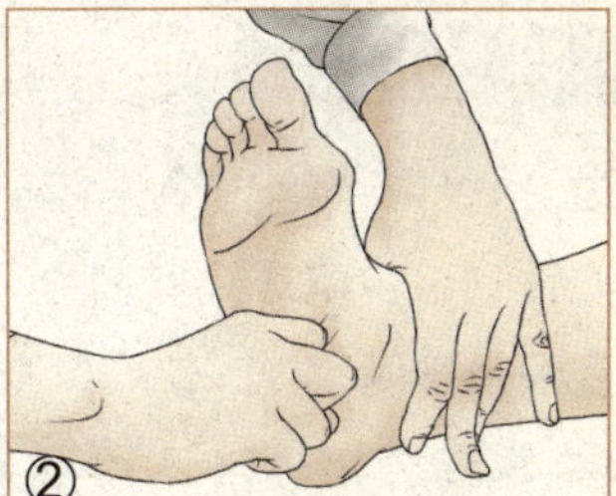
②

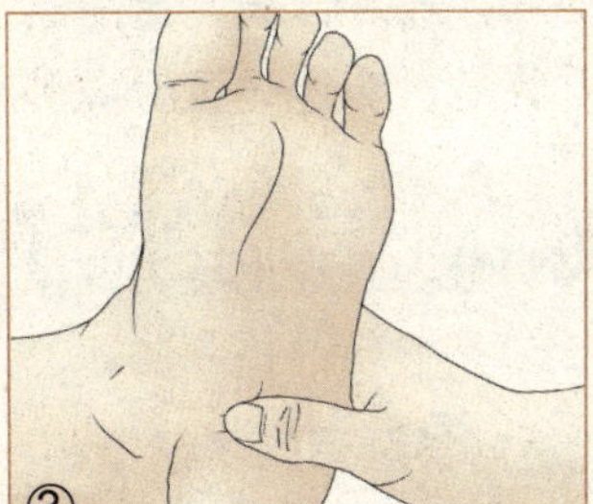
③

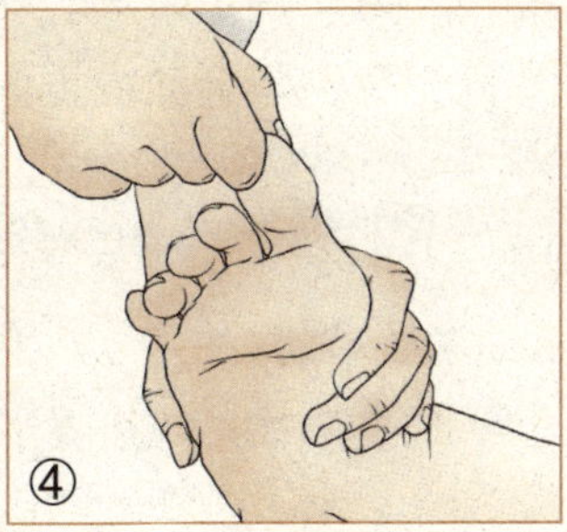
④

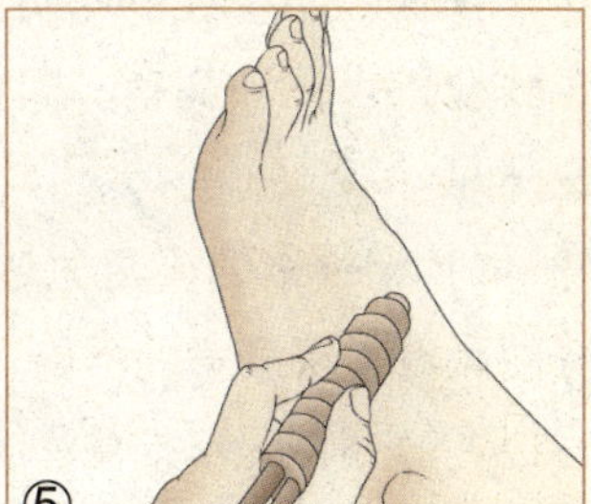
⑤

按摩穴位

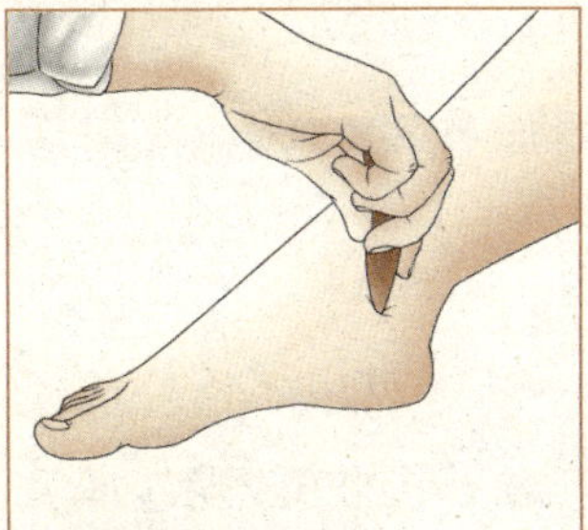
□按摩棒点按水泉

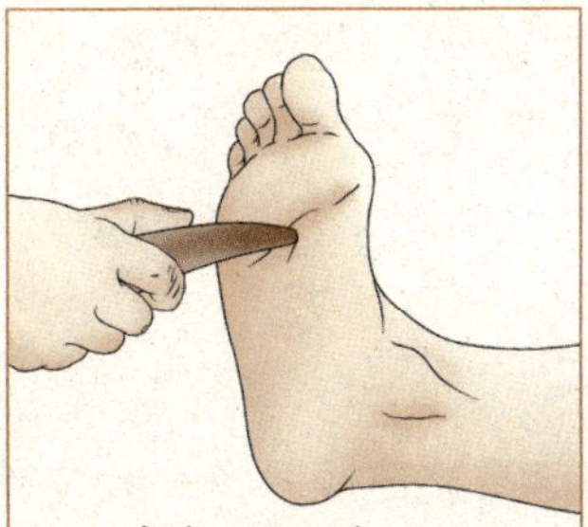
□按摩棒按压涌泉

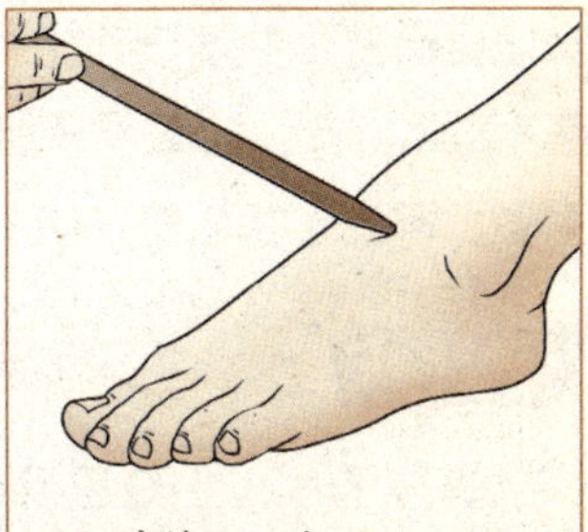
□按摩棒按压解溪

痛经

痛经又称经行腹痛，是指女性在经期或行经前后（1周以内）出现周期性小腹疼痛或痛引腰骶为主症，并伴有其他不适，以致影响工作及生活的非器质性疾病。

痛经随月经周期而发生，严重者可伴有呕吐、冷汗淋漓、手足厥冷，甚至昏厥，给工作及生活带来极大的影响。严重的精神抑郁、紧张、过敏以及少女对月经初潮的恐惧，均可导致痛经。

保健指南

❶ 行经时不吃生冷（包括凉拌生菜、水果）、醋以及螃蟹、田螺、河蚌等寒凉性食物，少吃或不吃有强烈刺激性的食物；经期宜食红枣汤、姜汤，血虚痛经者宜喝山药粥。

❷ 保持外阴清洁，用纸要柔软卫生，要穿棉质内裤，勤换勤洗，以免经期感染和擦伤外阴；经期不可盆浴或坐浴。禁止游泳、性生活，注意保暖，避免水中作业、淋雨和露宿；月经期间避免剧烈运动或重体力劳动，痛经较重时应卧床休息。

❸ 保持精神愉快，避免过度劳累、紧张、恐惧、忧虑和烦恼。心理上压力的减轻能缓解子宫痉挛的程度，从而缓解痛经。

❹ 睡觉之前准备1杯牛奶，里面加1勺蜂蜜，趁热喝下能缓解甚至消除痛经。

足浴及食疗方

❶ 食盐15克，艾叶20克，加2000毫升水煮沸，煮约半小时，取浓汁浴足，洗的时候要保持水的温度稳定。每日2次，每次半小时。

❷ 玄胡20克，益母草50克，鸡蛋2个。将以上三味材料加水同煮，待鸡蛋熟后去壳，再放回锅中煮20分钟左右即可，饮汤食鸡蛋。

足诊

望诊子宫、生殖腺反射区有瘀斑或皮疹；触按有压痛及小结节或泥沙样沉积物。

按摩

按摩反射区

◎右手食指指关节顶压肾上腺反射区（图①）30次，左手握足以助力，逐渐加力至出现胀痛感为宜，然后缓慢放松。

◎食指指关节左、右压刮腹腔神经丛反射区，以出现胀痛感为宜。

◎按摩棒顶压小脑及脑干（图②）反射区，力度应从轻到重，以出现胀痛感为宜，反复顶压30次。

◎按摩棒尖端点压脑下垂体反射区（图③），每点压1次就出现一点胀痛感，反复点压30次。

◎牵引五趾，同时夹压各趾额窦反射区（图④），反复30次。

◎按摩棒点压卵巢反射区（图⑤）30次，至出现胀痛感为宜。

◎按摩棒压刮子宫反射区（图⑥），力度由轻渐重，至出现胀痛感为宜，反复压刮30次。

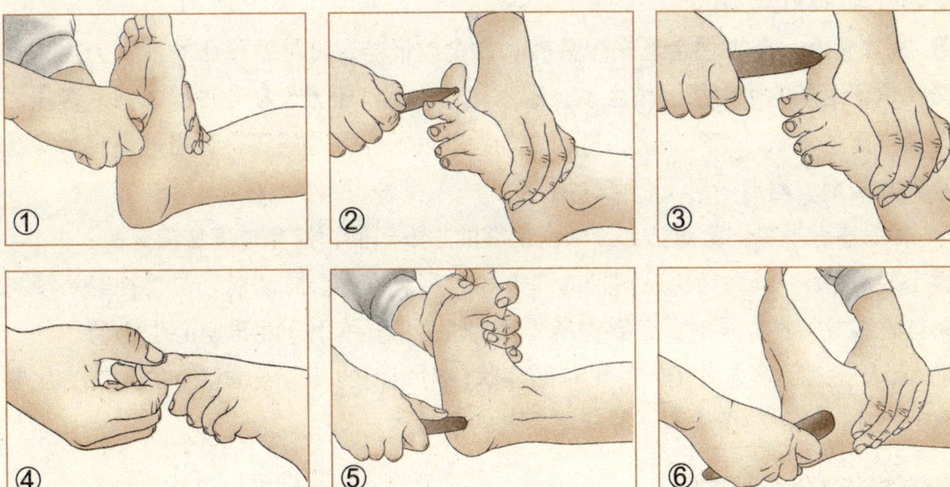

按摩穴位

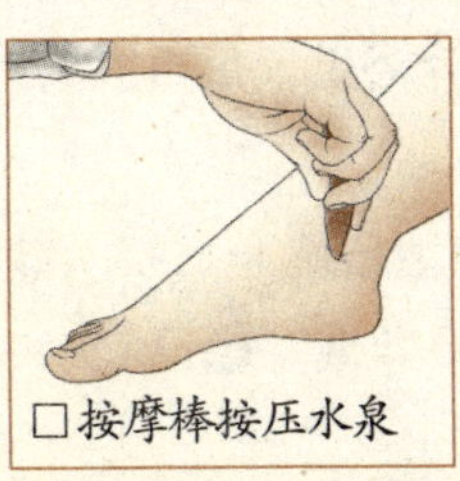

□按摩棒按压水泉

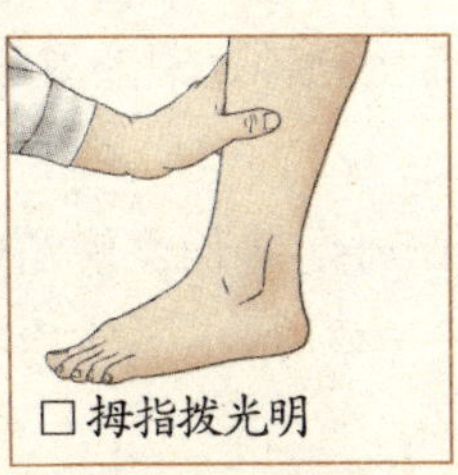

□拇指拨光明

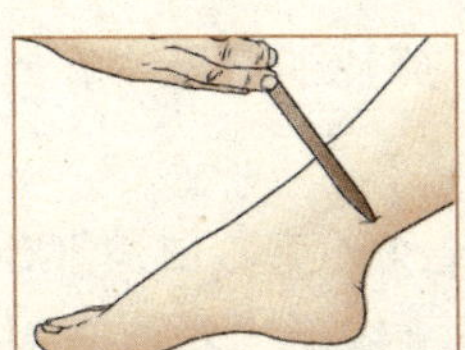

□按摩棒按压大钟

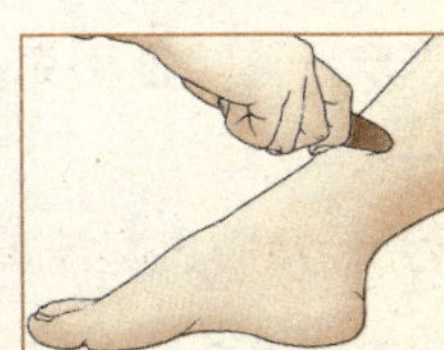

□按摩棒按压三阴交

更年期综合征

更年期是45～55岁的女性停经前后的一段生理过程。有的女性会出现一些症状，如月经紊乱、头晕、乏力、水肿、心慌、失眠、肥胖等，也称更年期综合征。最早的变化是卵巢功能衰退，然后才表现为下丘脑和垂体功能退化，是女性必经的生理过程。该症会与其他症状关联，常伴有心血管系统症状、神经系统症状、新陈代谢障碍、骨质疏松以及消化系统症状等不同表现。

保健指南

❶ 在心理上，要认识到这只是一个人生的必然阶段，因此要调整好心态、稳定情绪、树立信心、建立和睦的家庭和人际关系，同时要积极投身于自己喜爱的事业和参加各种社会活动。

❷ 在饮食上，要提倡合理搭配营养。饮食以低盐、低糖及低脂肪食物为主，但又要保证足量的蛋白质、维生素、碳水化合物、纤维素及矿物质的摄入。多摄入含钙丰富的食物，如贝壳类、虾类食物；并在医生的指导下，适当服用钙片或雌激素类制剂。增加水果及蔬菜的摄入。

❸ 生活要有规律，劳逸结合，保证足够的睡眠时间，避免过度疲劳等。

❹ 坚持锻炼，以保持骨骼韧带的弹性和力量。提高心肺功能，改善神经系统的兴奋性和灵活性。同时，还要保持适度的性生活，有利于生理与心理协调。

❺ 家人应该了解中老年人的更年期症状，对她们的行为或情绪上的异常变化要充分理解，及时给予安慰，并避免无谓的争吵。

足浴及食疗方

❶ 生地黄、钩藤、白芍、女贞子、墨旱莲各20克，当归、香附、菊花、黄芩、丹皮、桑叶各10克，加1500毫升水，煮沸15分钟，煎汤取浓汁浴足，每日2次，每次半小时。

❷ 仙灵脾、熟地黄各100克，白酒2000毫升。将仙灵脾、熟地黄洗净，装入纱布袋内，扎紧，放入酒罐内，将白酒倒入，盖好盖，浸泡30日即成。每日1次，每次服用5～20毫升。

足诊

足部望诊常可见脱皮、丘疹、瘀斑等，且脚掌偏红、光润；触诊子宫、卵巢、甲状腺、副甲状腺、胰腺、肾等反射区有不同程度的压痛或出现结节、条索状、泥沙样物等阳性体征。

按摩

按摩反射区

◎用单手拇指指腹推压头部（图①）、甲状腺、腹腔神经丛反射区各50次。

◎握足扣指法按揉脑下垂体、生殖腺（足底）反射区各50次。

◎扣指法推压颈项反射区30次。

◎用单食指扣拳法按揉肾上腺（图②）、副甲状腺、肝、脾、肾（图③）反射区各50次。

◎手指点按子宫（图④）、生殖腺反射区各50次。

◎捏指法推压骶椎反射区（图⑤）30次。

◎食指叩点膀胱反射区（图⑥）25次。

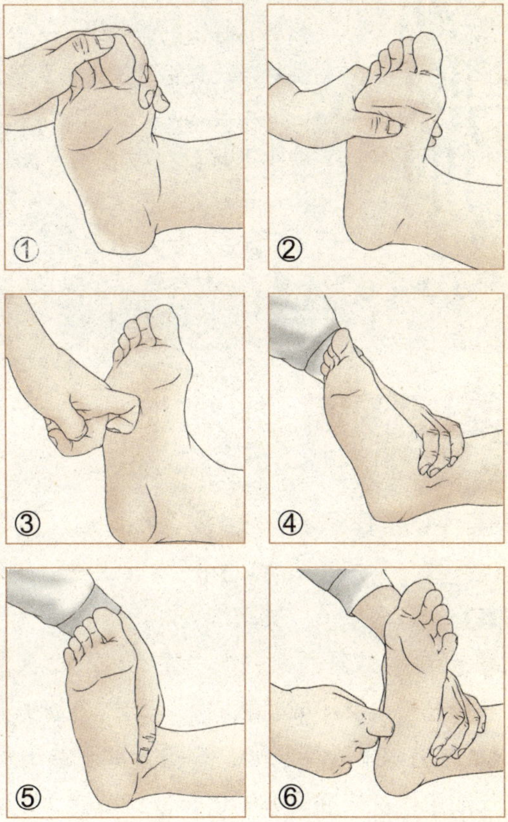

按摩穴位

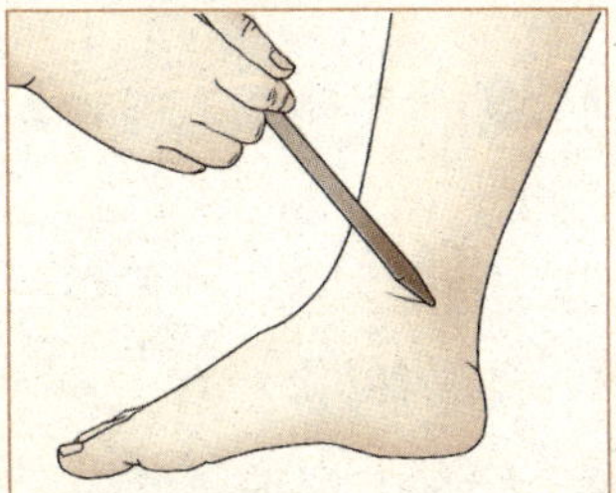

□按摩棒点按太溪

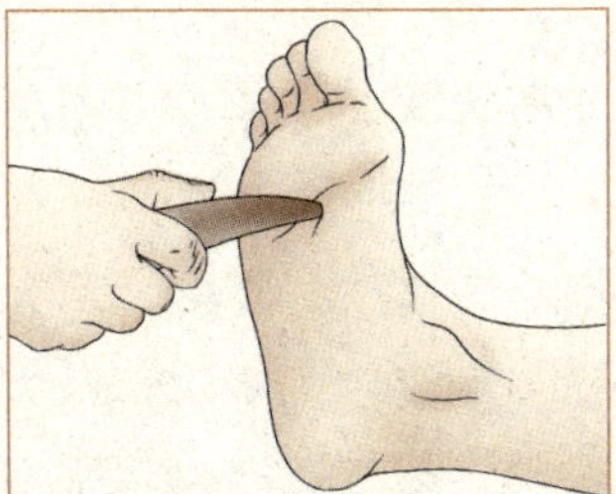

□按摩棒按压涌泉

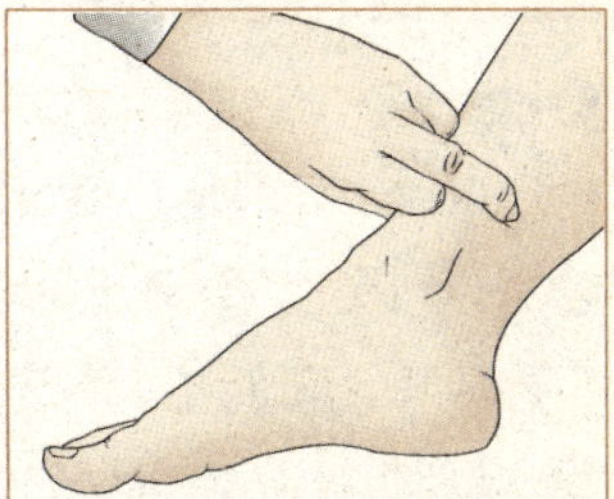

□中指拨三阴交

前列腺肥大

前列腺肥大又称良性前列腺增生。一般认为，前列腺增生与性激素的代谢有密切关系。随着年龄的增长，睾丸功能逐步衰退，一些原来在前列腺内并不太多的双氢睾酮的数量会骤然增加，从而刺激前列腺组织的增生。另外，性生活过度、前列腺与泌尿道梗阻、酗酒、过食刺激性食物及睾丸病变等因素也可导致本病的发生。60岁以上老年人更多见此病症。前列腺肥大主要表现为排尿困难，轻者夜里起夜次数增多，本来是不起夜的人出现起夜，随之次数增加，有时会有每次尿不净或尿完后还有少量排尿的现象；严重者出现尿流变细、排不出的现象。该症同时还会伴有腰酸，腰痛、四肢无力、遗精等症，甚至出现尿末有血及脓性分泌物。

保健指南

❶ 注意个人卫生，尤其是性器官的卫生。

❷ 不吃辛辣等刺激性食物，不饮酒。多吃新鲜水果、蔬菜、粗粮及大豆制品，尤其要多食用蜂蜜，以保持大便通畅。适量食用牛肉、鸡蛋等。多吃一些种子类食物，如南瓜子、葵花子等。

❸ 不能因尿频而减少饮水量，也不能忍尿不排，多饮水可稀释尿液，防止引起泌尿系感染及形成膀胱结石。饮水应以凉开水为佳，少饮浓茶。

❹ 注意保持心情舒畅，积极参加有益于身心协调、健康发展的体育活动，树立长期治疗及战胜疾病的信心，且要持之以恒。尤其要戒怒，保持乐观的精神状态及豁达的态度，使精神放松。

足浴及食疗方

❶ 生地黄、生栀子、龙胆草各30克，滑石粉15克，加1500毫升水，煮沸15分钟，煎取浓汁浴足，每日2次，每次半小时。

❷ 竹叶15克，鲜葫子500克。 将竹叶、鲜葫子洗净，将鲜葫子切段，一起置锅中，加1000毫升水，大火煮开3分钟，改用小火煮5分钟，分次食用。

❸ 白茅根50克，白糖少许。将白茅根洗净，切成小段，置锅中，加500毫升清水，大火煮沸20分钟，加白糖，分次食用。

足诊

切按足部前列腺、肾、输尿管、膀胱反射区常有压痛及病理小结等。

按摩

按摩反射区

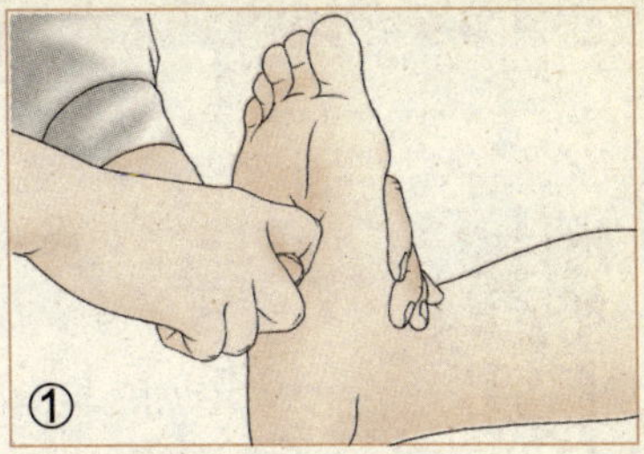

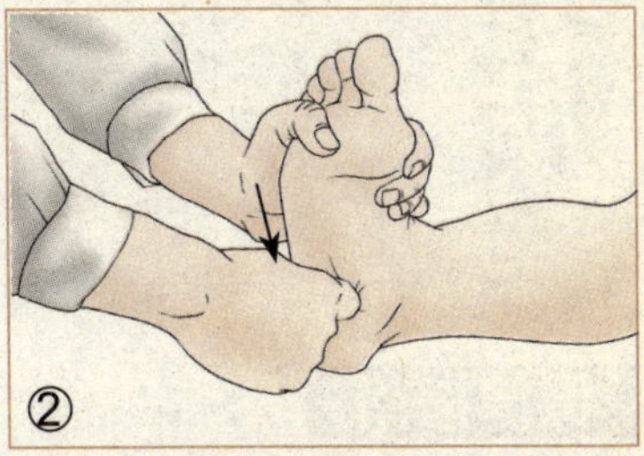

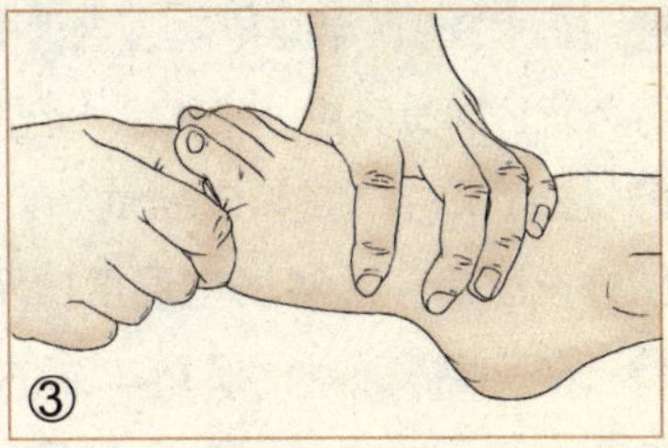

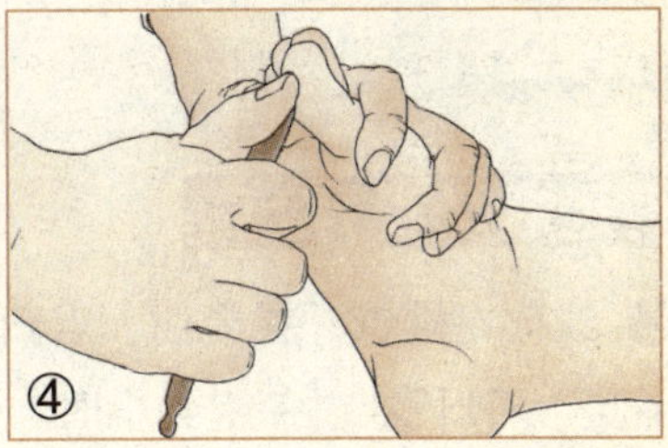

◎右手食指指关节顶压肾上腺反射区（图①），左手握足以助力，逐渐加力至出现胀痛感为宜，反复30次，最后逐渐放松。

◎食指叩拳法压刮肾、输尿管至膀胱反射区，每次压刮的力度以出现酸胀感为宜，反复压刮30次（图②）。

◎手指指端捏按扁桃体反射区（图③），以出现胀痛感为佳，反复30次。

◎按摩棒点压脑下垂体反射区（图④），以出现胀痛感为宜，反复30次。

◎手指重力夹压额窦反射区，出现胀痛感后维持片刻，反复30次。

◎按摩棒点压脾反射区，力度从轻到重，每次以出现酸胀感为宜，反复30次。

◎按摩棒压刮肝反射区，逐渐加力，每次以出现酸胀感为宜，反复30次。

按摩穴位

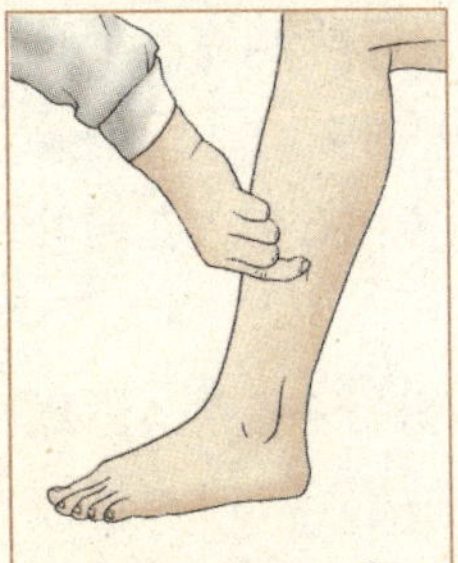

□食指指腹掐阳交

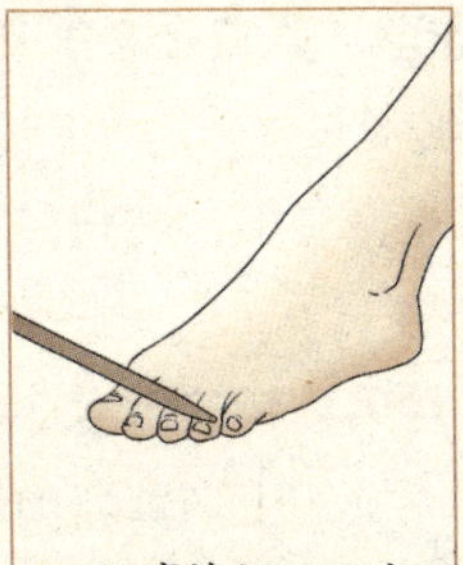

□按摩棒按压足窍阴

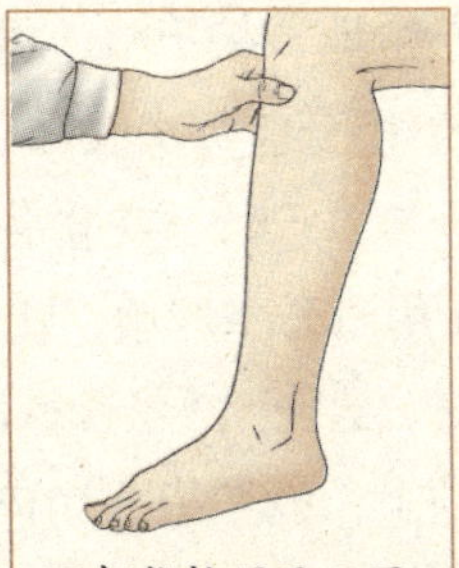

□拇指按压足三里

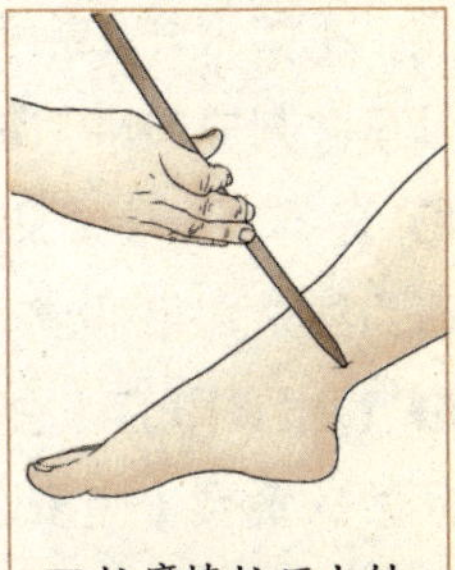

□按摩棒按压大钟

糖尿病

糖尿病是由于胰岛素分泌绝对或相对不足，导致糖代谢紊乱而出现一系列症状的疾病。分1型糖尿病和2型糖尿病。主要表现为“三多一少”，即多饮、多食、多尿以及体重减轻。当然不是所有人都有如此典型的症状。在糖尿病患者中，2型糖尿病所占的比例约为95%。其中1型糖尿病多发生于青少年，因胰岛素分泌缺乏，依赖外源性胰岛素补充以维持生命；2型糖尿病多见于中老年人，其胰岛素的分泌量并不低，甚至还偏高，临床表现为机体对胰岛素不够敏感。

保健指南

❶ 按时作息，早睡早起，合理安排生活，注意活动量。病轻者可自由活动，以不疲劳为宜；病重者应卧床休息；肥胖者应加强运动，使体重降至理想体重范围内。

❷ 注意保持口腔和皮肤清洁，勤刷牙，常洗澡，防止口腔黏膜及牙龈溃烂和化脓性皮肤病。注意居室温度，及时添加衣被，以免感冒而加重病情。

❸ 保持心情舒畅，了解本病的病因、治疗方法，增强战胜疾病的信心，克服精神压力，积极主动地配合治疗。保持乐观主义精神，心胸开阔，避免精神过度激动，尤其要戒悲、制怒。

足浴及食疗方

❶ 红花、桃仁、威灵仙、当归各10克，赤芍、路路通、丹参各15克，煎水取汁浴足，每日2次，每次半小时。

❷ 菊花、槐花、绿茶各3克，沸水冲泡饮用。适用于糖尿病伴高血压患者。

❸ 麦冬、玉竹各15克，黄芪、通草各100克，茯苓、干姜、葛根、桑白皮各50克，牛蒡根150克，干生地、枸杞根、银花藤、薏苡仁各30克，菝葜24克。上药共研末制成药饼，每个15克，每次服用1个。

❹ 麦冬、党参、北沙参、玉竹、花粉各9克，乌梅、知母、甘草各6克。上药共研为细末，每服1剂，用白开水冲服，代茶饮。

❺ 青果、荸荠（去皮）各5个，金石斛、甘菊、竹茹、麦冬、桑叶各6克，鲜藕10片，黄梨（去皮）2个，鲜芦根（切碎）2支。上药共研为粗末，每日1剂，水煎代茶饮。

足诊

◎**足底皮肤纹理改变：** 足拇指区斗型纹和弓型纹显著增细。

◎**足部病理反射区：** 肾脏（左、右）、胰腺、胃（左、右）、膀胱和输尿管（左、右）等反射区，可表现局部肤色改变、结节或压痛。

◎**经络循环：** 足底涌泉穴以及足少阴肾经循行线上的穴位出现胀痛或指压痛感。

按摩

按摩反射区

◎拇指从轻到重、由近至远推摩心脏（图①）反射区15~20次。

◎握足叩指法顶压脾脏反射区（图②）15~20次，至出现胀痛感后维持半分钟。

◎食指扣拳法按揉胆囊反射区（图③）15~20次。

◎用按摩棒顶压胰脏反射区（图④），直到出现酸胀感为宜。

◎食指扣拳法顶压生殖腺反射区（图⑤）50次。

◎拇指指腹推压足部肝脏反射区（图⑥）30次，至局部产生酸胀感为宜。

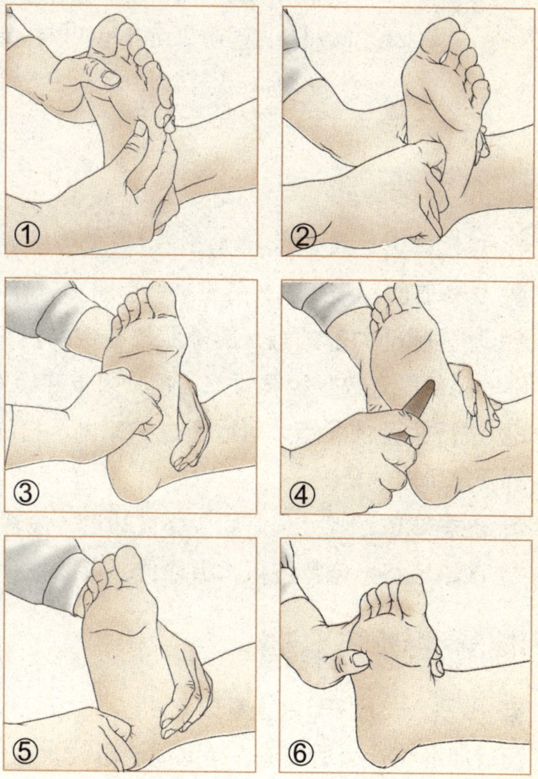

按摩穴位

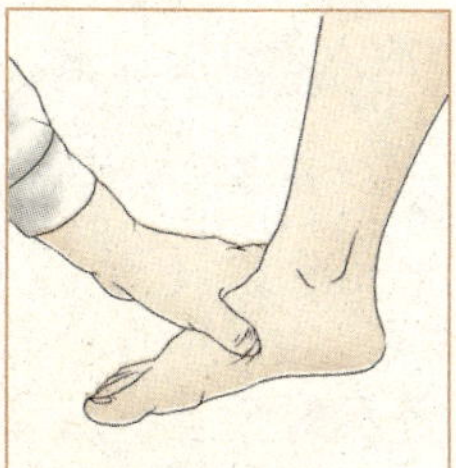

□拇指掐按公孙

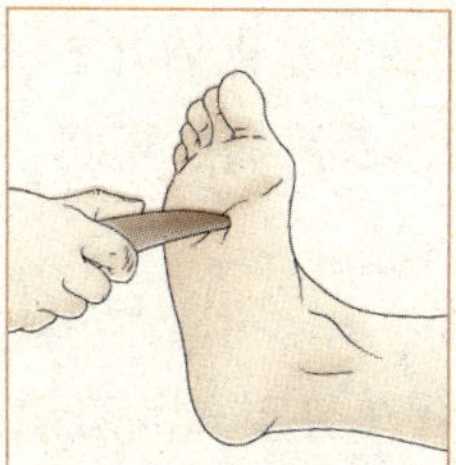

□按摩棒按压涌泉

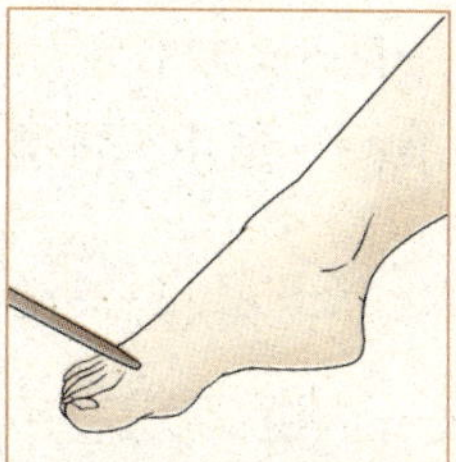

□按摩棒点按行间

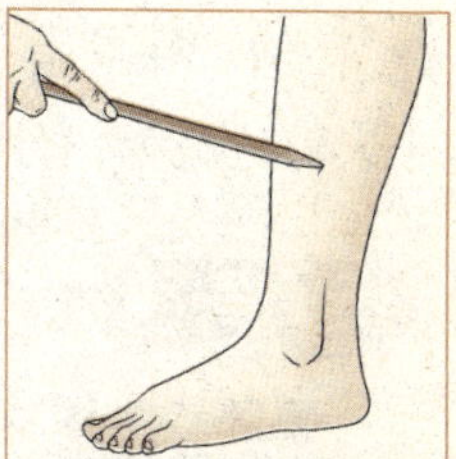

□按摩棒点按光明

腰痛

腰痛是临床常见症状之一，大致可分为以下几类，并由不同原因引起。

◎腰部软组织的病变，如韧带、肌肉、筋膜等的急慢性损伤。

◎腰部关节炎，如创伤性关节炎、增生性关节炎、强直性关节炎等。

◎腰椎骨本身发生病变或异常，如骨折、结核、骨质增生、骨关节变形及腰椎肿瘤、老年性脊椎骨质疏松症等。

◎椎间盘病变，如腰椎间盘纤维环破裂。

◎内脏器质病变，如肾炎、肾结石、盆腔炎、胰腺癌等。

保健指南

❶ **控制体重：** 避免体重增加，以减少腰椎前突的机会，以致减少腰痛发生。

❷ **锻炼腹肌和腰背肌：** 每天进行腹肌和腰背肌的功能锻炼，进行适当体育活动。

❸ **加强腿部力量锻炼：** 腿部肌肉在保持良好姿势时对腰椎能起到重要作用，强健的腿部能有效分担腰背部负担，阻止和缓解腰痛。

❹ **进行柔韧性锻炼：** 可以通过练瑜伽、打太极拳等活动来增强其柔韧性，以缓解腰部肌肉的紧张。

❺ **注意体位：** 避免长时间久坐或站立，应适当活动活动。

❻ **改进床垫：** 床垫应以木板最佳，可以减少脊椎侧弯受到压迫。

足浴及食疗方

❶ 独活、丹皮各6克，秦艽、防已、木瓜、赤芍、桑枝各10克，木香3克。上述药材加水熬煮透后去渣，待温后洗患处，每日1次。

❷ 肉桂、葱头各50克，吴茱萸100克，生姜150克，花椒80克。将上述药物用纱布包裹，放入热水浴池半小时，然后进入浴池洗浴20分钟，每日1次。

❸ 杜仲、补骨脂各15克，胡桃仁50克，加清水煎浓汁去渣，放入250克大麦，小火熬烂成粥，分顿食用。适用于肾虚腰痛及腰痛恢复期。

足诊

腰部软组织病变、内脏器质病变及肾虚等引起的腰痛在肾反射区上的压痛较为明显。

按摩

按摩反射区

◎拇指指端按压骶椎反射区（图①）50次，力度适中，以局部产生酸胀感为宜。

◎单食指扣指法顶压肾反射区（图②）30次，力度适中。

◎按摩棒按压肾上腺（图③）、腰椎（图④）、膀胱（图⑤）反射区各30次，力度适中。

◎捏指法按内外肋骨反射区各30次。

◎按摩棒按压上、下身淋巴结（图⑥）反射区各30次。

◎双手拇指推按腹腔神经丛反射区（图⑦）30次。

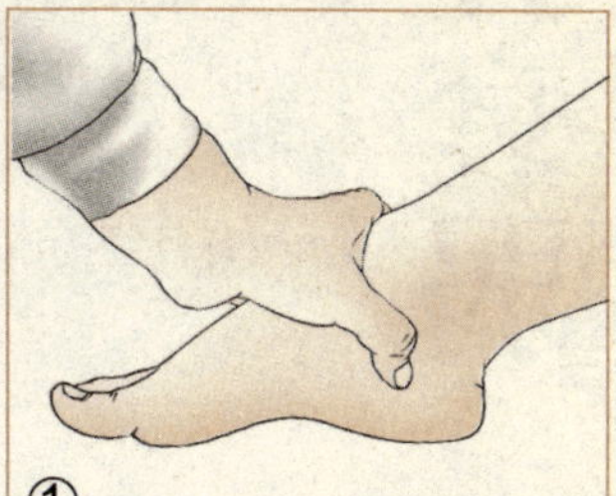
①

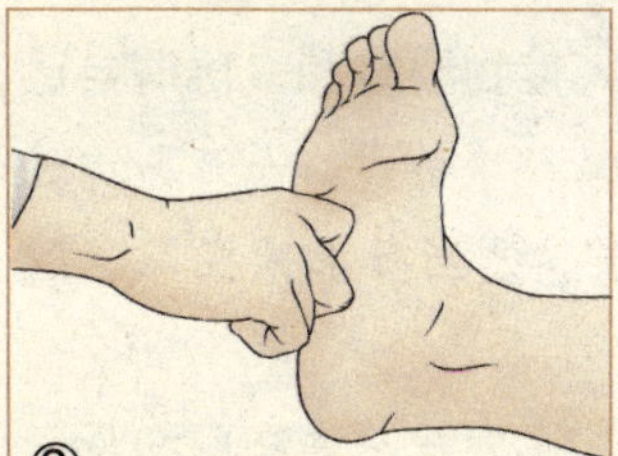
②

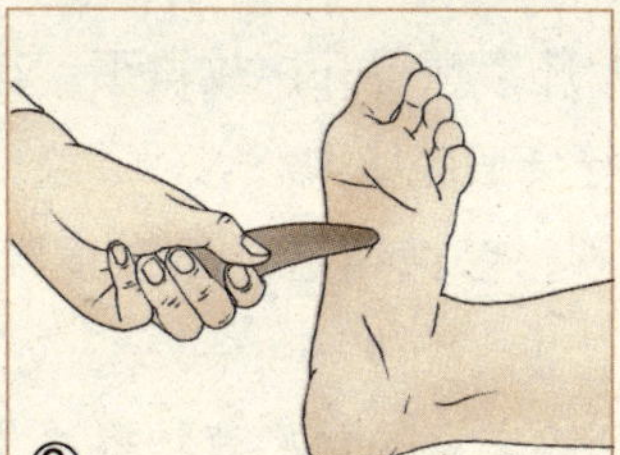
③

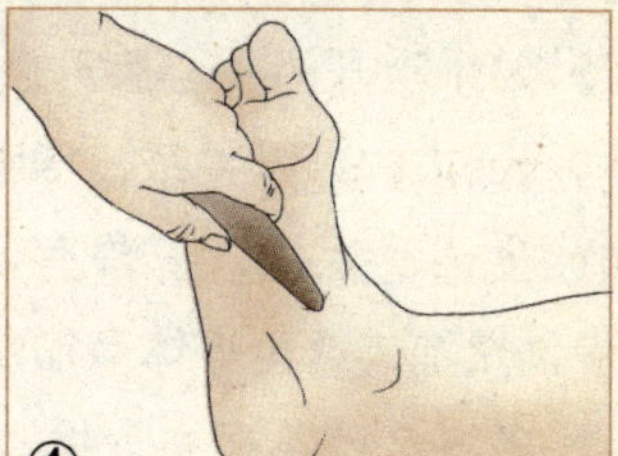
④

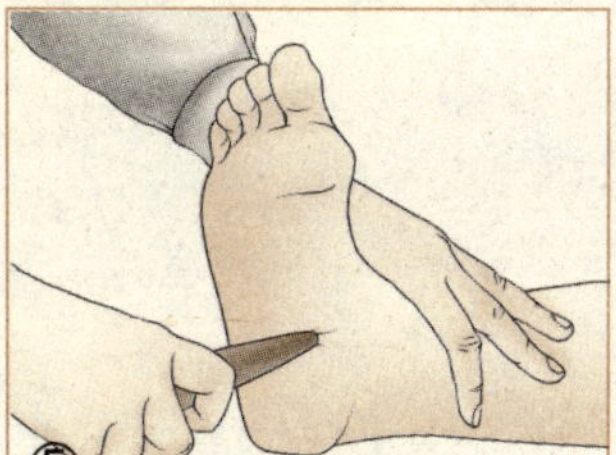
⑤

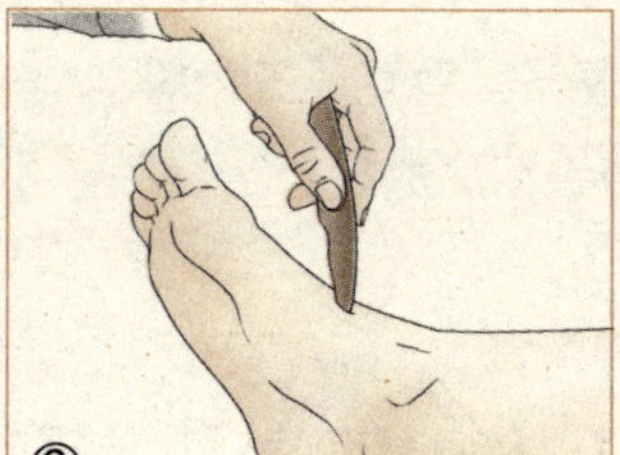
⑥

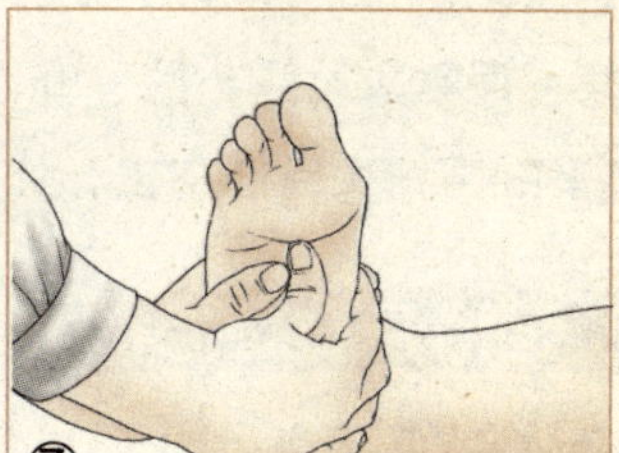
⑦

按摩穴位

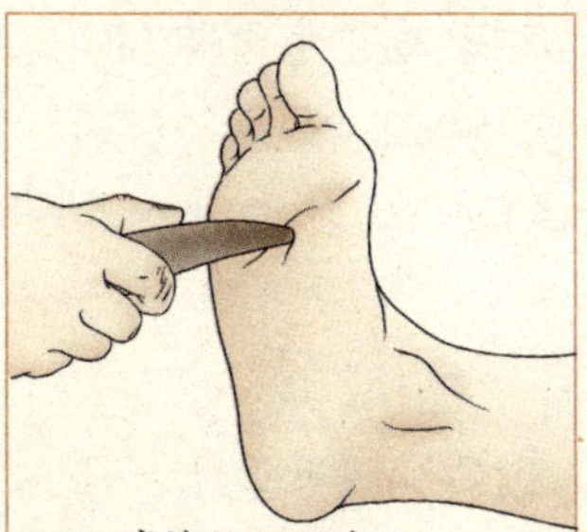
□按摩棒按压涌泉

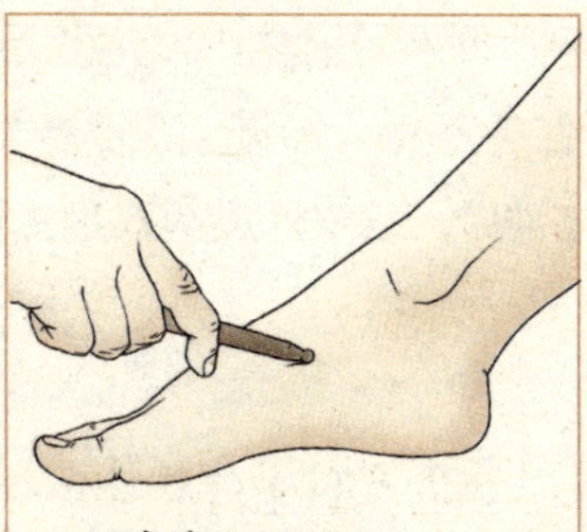
□按摩棒点按然谷

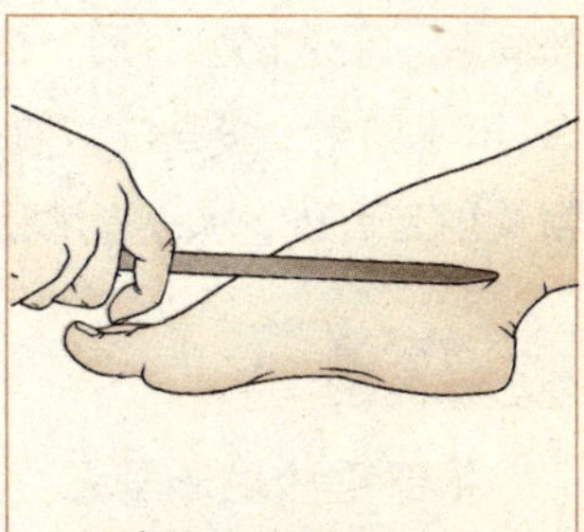
□按摩棒推按照海

神经衰弱

神经衰弱是以慢性疲劳、情绪不稳、自主神经功能紊乱、精神易兴奋和易疲劳为主要特点，并伴有许多躯体不适症状和睡眠障碍的神经系统疾病。常见的症状为失眠多梦、头昏脑涨、记忆力减退、精神不振等。有的患者还表现出易兴奋、烦躁、心跳加快、多汗、一手抖等症状。男性患者伴有遗精、阳痿及早泄，女性患者伴有月经不调、性功能减退等症状。

保健指南

1. 要乐观开朗，心胸开阔，凡事想得开、放得下。待人接物要随和，协调自己同周围人的人际关系，增强社会适应能力。
2. 生活有规律，工作有计划，劳逸结合，不过度紧张。适当参加太极拳、散步、慢跑、球类等体育锻炼。
3. 多吃含锌、铜的食物。含锌丰富的食物有牡蛎、鱼、贝壳类、动物肝和肾、奶及奶制品、苹果、核桃、花生等；含铜丰富的食物有乌贼、鱿鱼、河蚌、田螺、泥鳅、黄鳝、蟹、虾、蘑菇、蚕豆、玉米等。
4. 经常到大自然中去，让身心彻底放松。

足浴及食疗方

1. 灯芯草15克，柏子仁20克，丝瓜瓤40克。置于锅内，放入清水1500毫升，煮沸15分钟后，取浓汁倒入足浴盆中浸泡双足，每日1次，每次半小时。
2. 酸枣仁、夜交藤、合欢皮、丹参各20克，生甘草5克。置于锅内，倒入1500毫升清水，煮沸15分钟后，取浓汁倒入足浴盆中浸泡双足，每日1次，每次半小时。
3. 川芎30克，酸枣仁、柏子仁各20克，知母、茯苓各10克，甘草5克。置于锅内，倒入1500毫升清水，煮沸15分钟后，取浓汁浸泡双足，每日1次，每次半小时。

足诊

足部望诊足形呈无力状，肌肤欠润泽；触诊头部、颈项、脑下垂体、肾、肾上腺、腹腔神经丛等反射区，压痛较甚，足部其他反射区也常出现阳性体征。

按摩

按摩反射区

◎单食指扣拳法掐按头部、额窦（图①）、甲状腺、腹腔神经丛、胃（图②）反射区各50次。

◎握足扣指法按揉脑下垂体反射区30次。

◎拇指掐压脑干、颈项（图③）、耳反射区各50次。

◎夹压颈椎反射区（图④）50次。

◎按摩棒点压三叉神经（图⑤）、肾（图⑥）、肾上腺（图⑦）等反射区各30次。

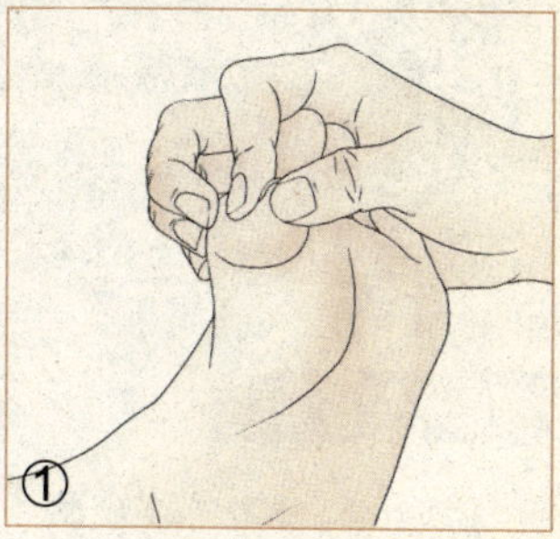
①

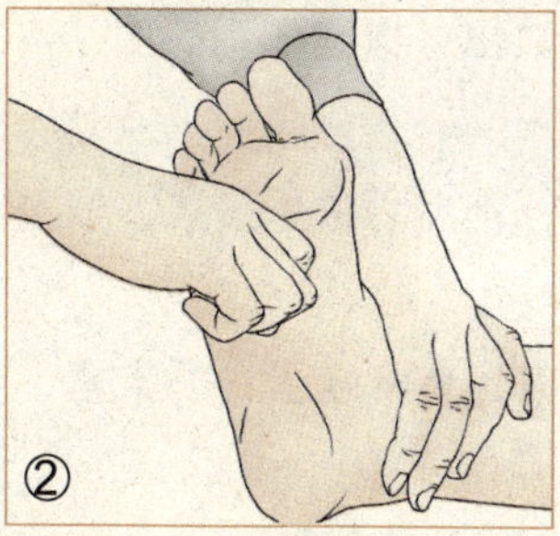
②

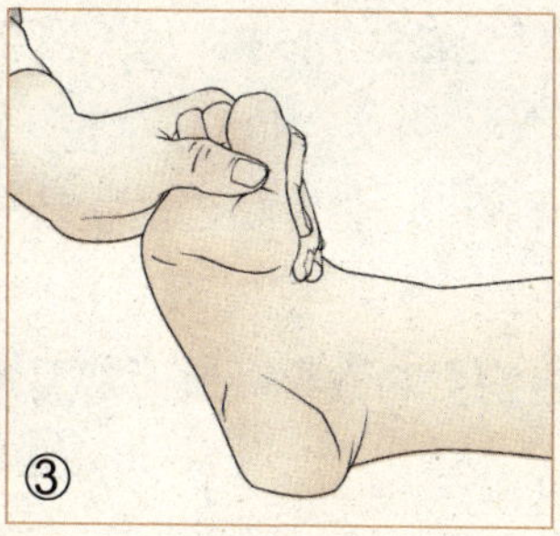
③

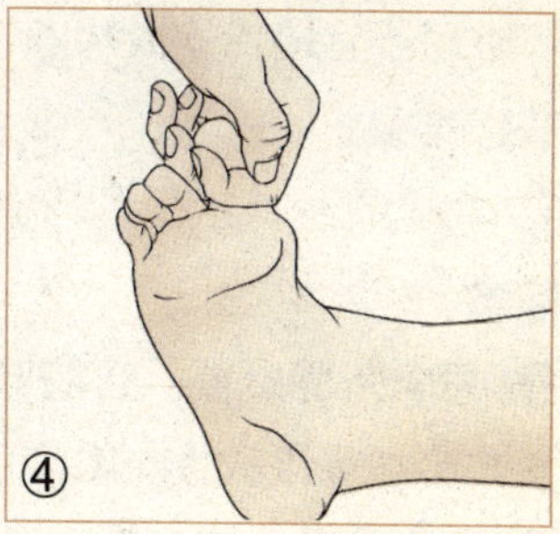
④

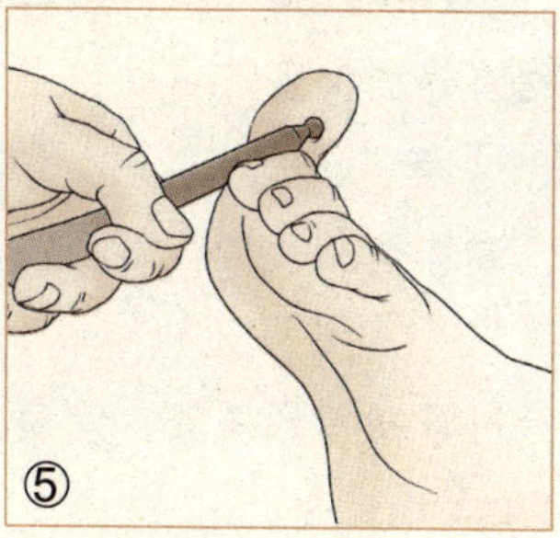
⑤

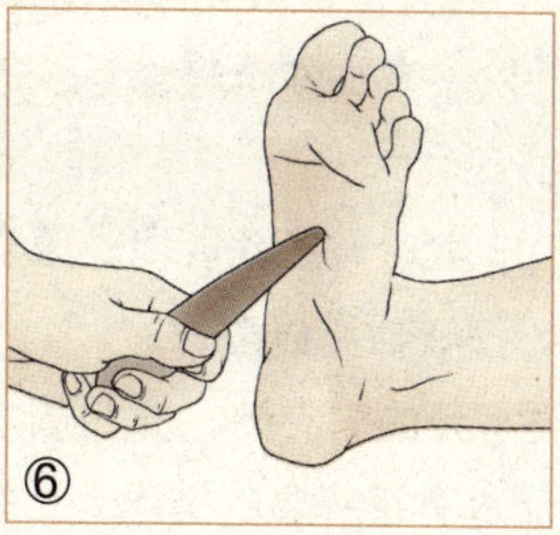
⑥

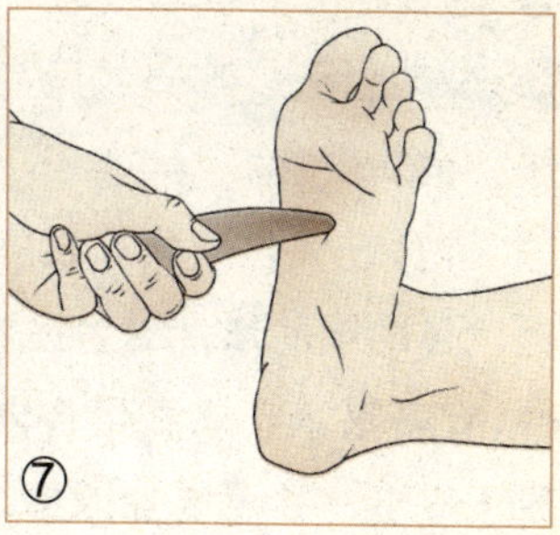
⑦

按摩穴位

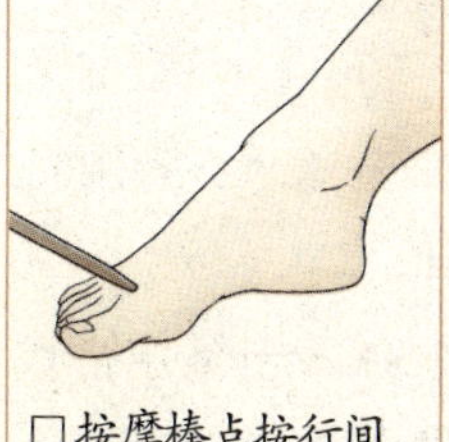
□按摩棒点按行间

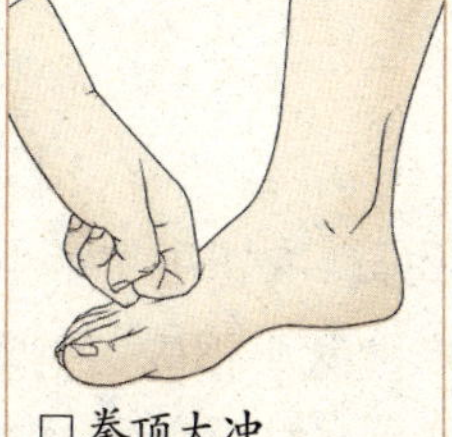
□拳顶太冲

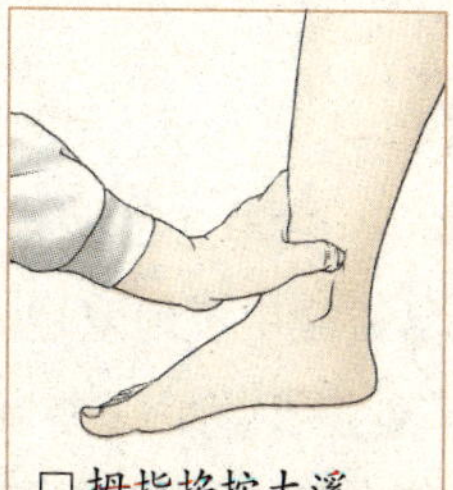
□拇指掐按太溪

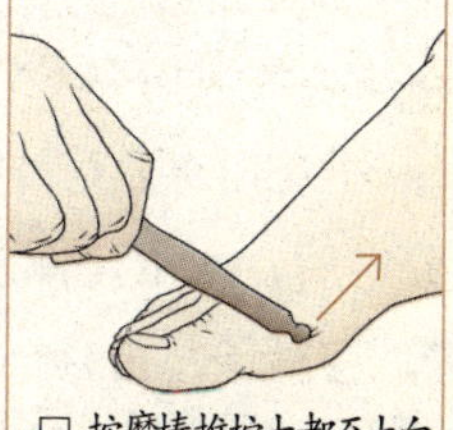
□按摩棒推按大都至太白

咳嗽

咳嗽为肺系疾病的主要证候。中医根据其发病原因，分为外感咳嗽和内伤咳嗽两大类。外感咳嗽是由外邪侵袭而引起的，内伤咳嗽则为脏腑功能失调所致。现代医学认为咳嗽常见于上呼吸道感染、支气管炎、支气管扩张、肺结核等疾病。

保健指南

❶ 忌食冷、酸、辣食物。冷冻、辛辣食品会刺激咽喉部，使咳嗽加重。因此，咳嗽时不宜喝冷饮或冷冻饮料。酸食常敛痰，使痰不易咳出，以致加重病情，使咳嗽难愈。

❷ 忌食花生、瓜子、巧克力等。这些食物含油脂较多，食后易滋生痰液，加重咳嗽。

❸ 忌食鱼腥虾蟹。含腥味食物会刺激呼吸道而加重咳嗽，鱼虾含蛋白质丰富，多吃会加重过敏性咳嗽症状。

❹ 忌食补品。咳嗽未愈时应停服补品，以免补品留邪，使咳嗽难愈。

❺ 少盐少糖。吃得太咸易诱发咳嗽或使咳嗽加重，而糖果等甜食多吃可助热生痰，也要少食。

❻ 不食或少食油煎炸食物。咳嗽时胃肠功能比较薄弱，油炸食品会加重胃肠负担，且助湿助热，滋生痰液，使咳嗽难以痊愈。

❼ 宜多喝水。除满足身体对水分的需要外，充足的水分可帮助稀释痰液，使痰易于咳出，并可增加尿量，促进有害物质的排泄。

❽ 饮食宜清淡。以新鲜蔬菜为主，适当吃豆制品，荤菜量应减少，可食少量瘦肉或禽、蛋类食品。食物以蒸煮为主。适量吃梨、苹果、柑橘等，但量不必多。

足浴及食疗方

❶ 枇杷叶100克，橘皮、甘草各20克。置于锅内，倒入1500毫升清水，煮沸15分钟后，取浓汁倒入足浴盆中浸泡双足。每日1次，每次半小时。

❷ 苍耳子、肉桂、半夏各30克，丁香10克。置于锅内，倒入1500毫升清水，煮沸15分钟后，取浓汁倒入足浴盆中浸泡双足。每日1次，每次半小时。

足诊

外感咳嗽足部望诊肺系穴区变化不大，内伤咳嗽则往往隐约可见肺区皮肤青紫瘀斑，有脱皮、丘疹等；切诊肺、鼻、大肠、支气管、咽喉等反射区有压痛感。

按摩

按摩反射区

◎食指扣指法按揉肾上腺反射区（图①），逐渐加力，至局部产生胀痛感为宜。
◎食指扣指法压刮肾、输尿管至膀胱反射区，至局部产生胀痛感为宜（图②）。
◎按摩棒点按肺和支气管反射区（图③），至局部产生胀痛感为宜。
◎食指扣顶脾脏反射区（图④），力度从轻到重，至局部产生胀痛感为宜。
◎按摩棒压刮小肠反射区（图⑤），力度适中，至局部产生胀痛感为宜。
◎双手拇指从中央向两侧钩摩横膈膜反射区（图⑥），以局部出现酸胀感为宜。

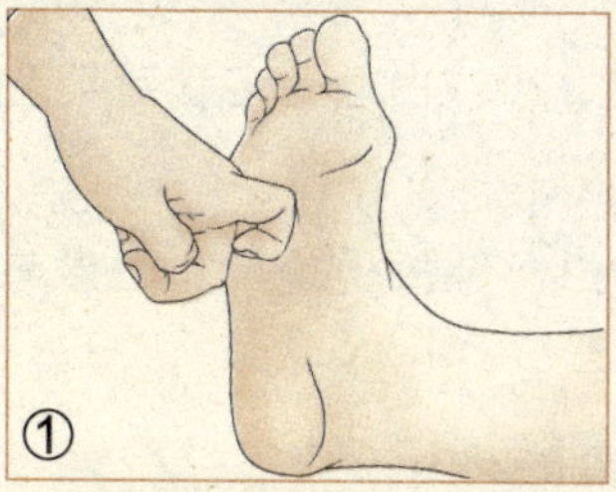

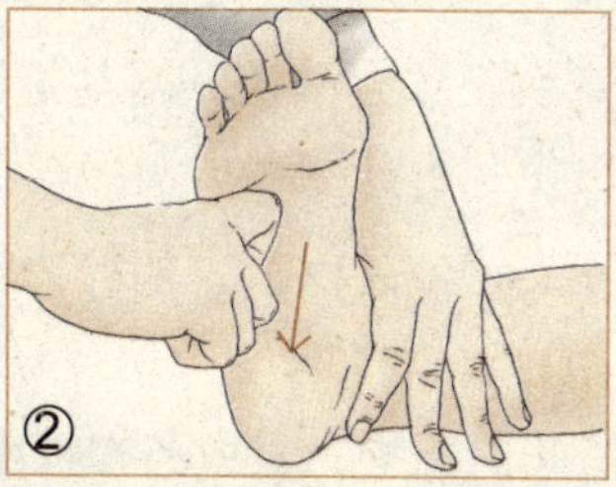

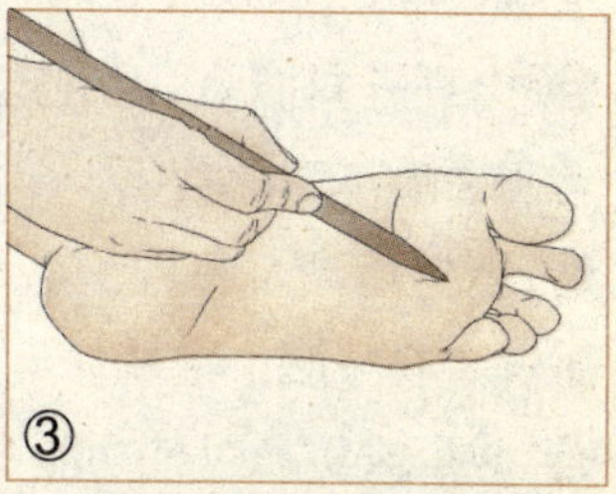

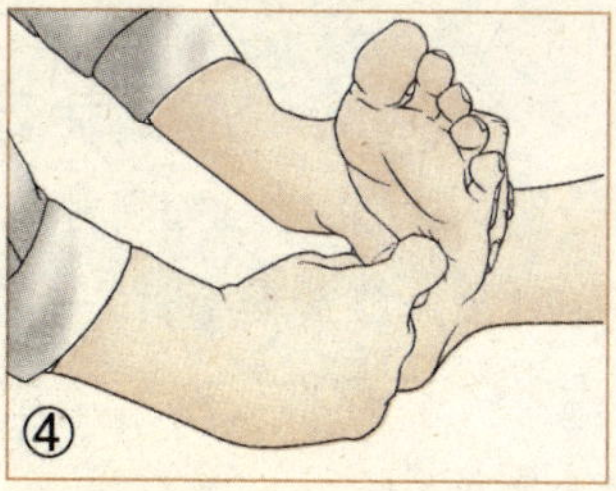

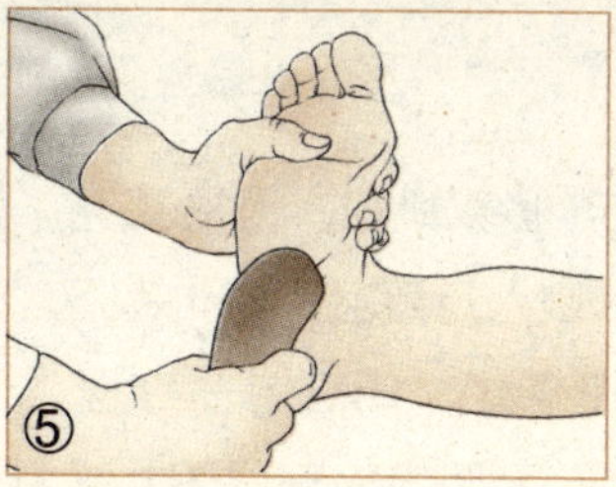

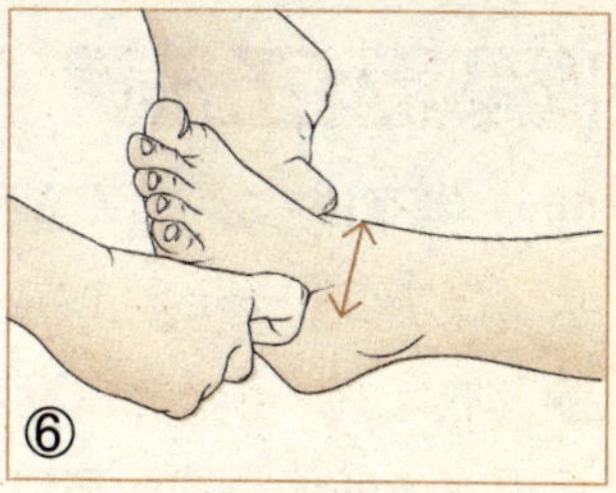

按摩穴位

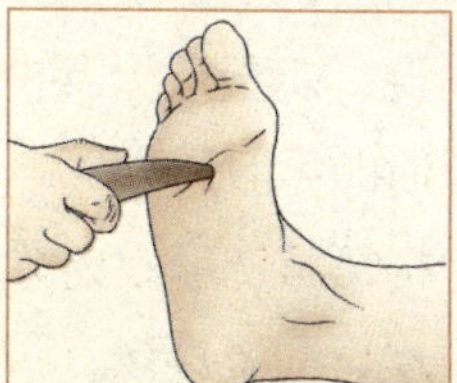
□按摩棒点按涌泉

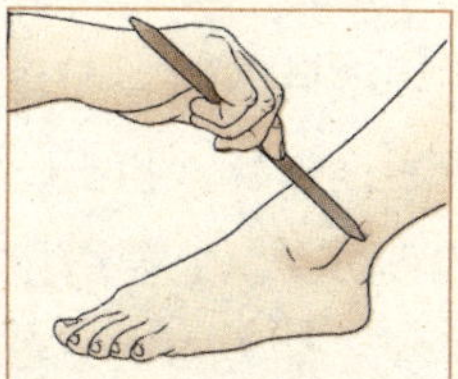
□按摩棒点按昆仑

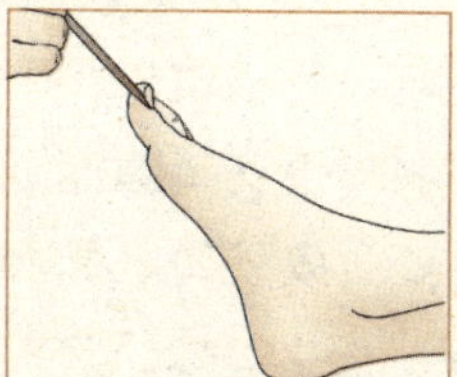
□按摩棒点按隐白

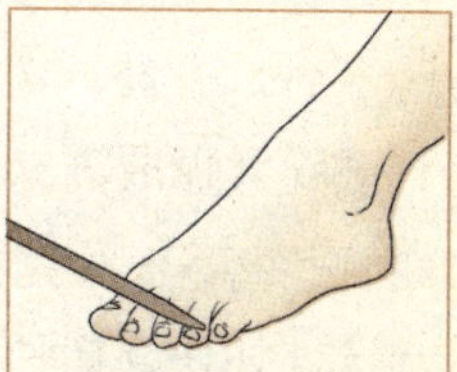
□按摩棒点按足窍阴

阳痿

引起性功能减退的原因是多方面的。有的是因器质性疾病引起的（如睾丸和副睾丸的炎症，精索静脉曲张，前列腺炎等疾病）；也有的是因为性激素分泌障碍所引起或机体有其他疾病（如糖尿病）而引起的；身体和精神上过度疲劳也会暂时出现阳痿和早泄。就一般情况来讲，心因性阳痿占大多数，也即所谓“性神经衰弱”。足穴按摩疗法对性功能减退具有良好的疗效，它不但能治疗神经的功能性失调、调整激素的分泌功能，而且对生殖系统器官的一些炎症也有治疗作用。

保健指南

❶ 调节情志，心情舒畅，情绪放松，排除杂念，恬淡虚无，宽衣解带，二便通畅。

❷ 合理安排膳食，如避免高脂，饮食清淡，减盐戒烟，少饮白酒，多食蔬菜及含蛋白质丰富的食品。

❸ 坚持运动，每周5次，每次40分钟以上，如打太极拳、练放松功等。阳痿兼肥胖者要减肥，控制体重。

❹ 减少或更换对性功能有影响的药物，避免药物性阳痿的发生。

足浴及食疗方

❶ 韭菜子50克，淫羊藿、芦根各20克，松根30克。置于锅内，加入1500毫升清水，煮沸15分钟后，取浓汁倒入足浴盆中浸泡双足。每日1次，每次半小时。

❷ 细辛5克，沸开水冲泡代茶饮。15日为一疗程，连用2～3个疗程。本方适用于阴寒内盛体质的阳痿患者，而阴虚火旺或阳热亢盛者不宜服用。

❸ 核桃仁200克，荸荠150克，老鸭1只、鸡肉泥100克、鸡蛋清1个。将老鸭宰杀，去内脏，洗净，用开水浸1遍，置盆内。加少许葱、姜、味精，上笼蒸熟，晾凉后，去骨，切成块。将核桃仁、荸荠切成碎末状，与鸡肉泥、鸡蛋清以及少许湿粉共调成糊状。将糊淋在鸭膛上，下油锅炸酥，捞出、控油即可服用。

❹ 南杏15～20克，桑白皮15克，猪肺约250克，生姜适量。将猪肺洗净，挤除泡沫，切块，起油锅，加生姜爆炒后入砂锅。加入南杏、桑白皮，同煲成汤，调味后饮汤，猪肺可作佐餐用。

足诊

足部望诊生殖器反射区有丘疹，皮肤粗糙，足形乏力，色泽无华；切按足部肾、睾丸、输精管和生殖器等反射区常有不同程度的压痛和小结等。

按摩

按摩反射区

◎按摩棒顶压心脏反射区（图①），以出现酸胀感为宜。
◎拇指压推阴茎反射区到内踝后下方，直到出现轻痛感为宜（图②）。
◎按摩棒顶压足底的生殖腺反射区（图③）。
◎拇指指腹压推足跟外侧生殖腺反射区（图④），以局部出现热胀感为宜。

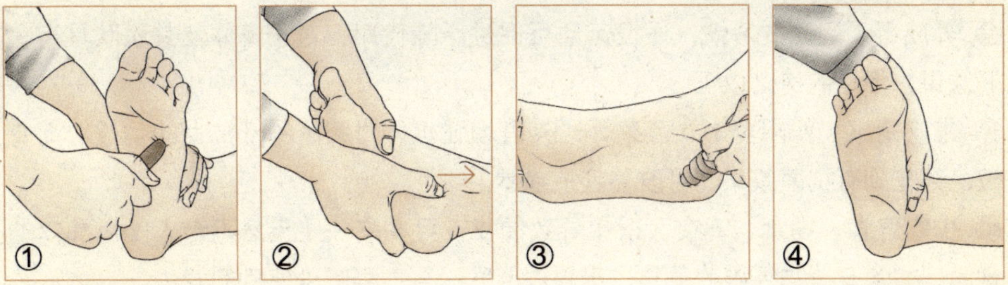

按摩穴位

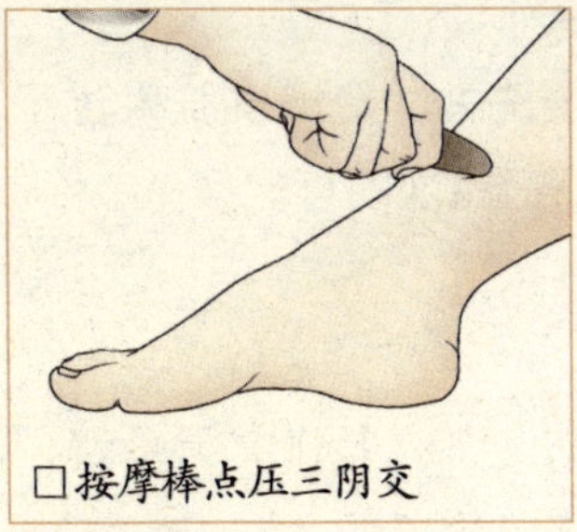

□按摩棒点压三阴交

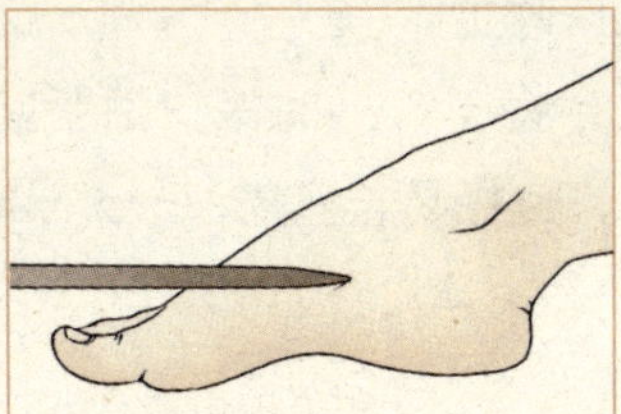

□按摩棒推压然谷

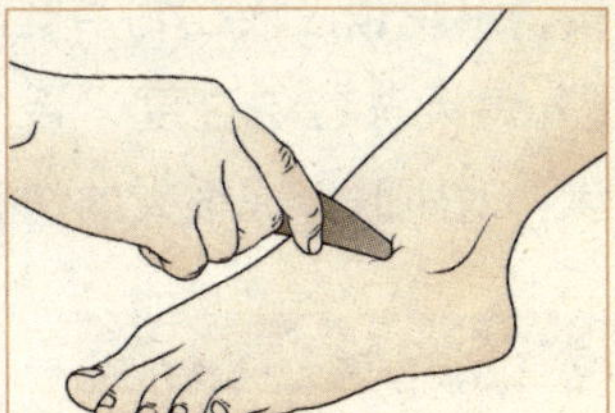

□按摩棒点按丘墟

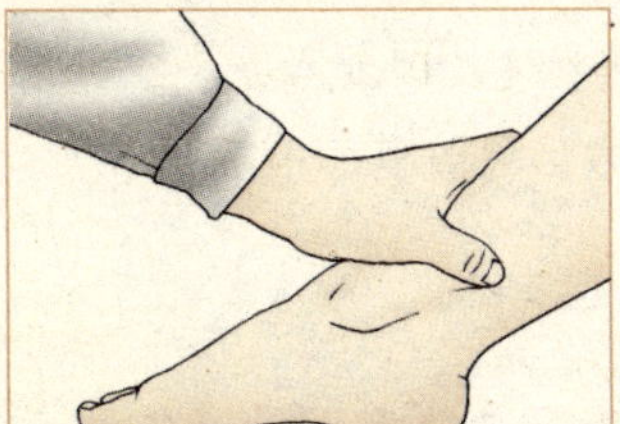

□拇指按揉复溜

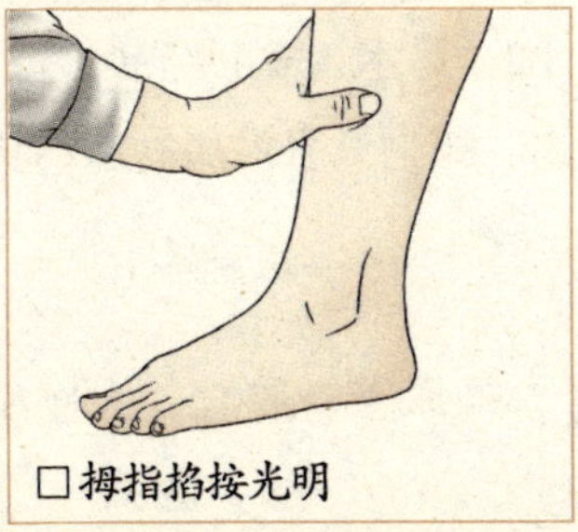

□拇指掐按光明

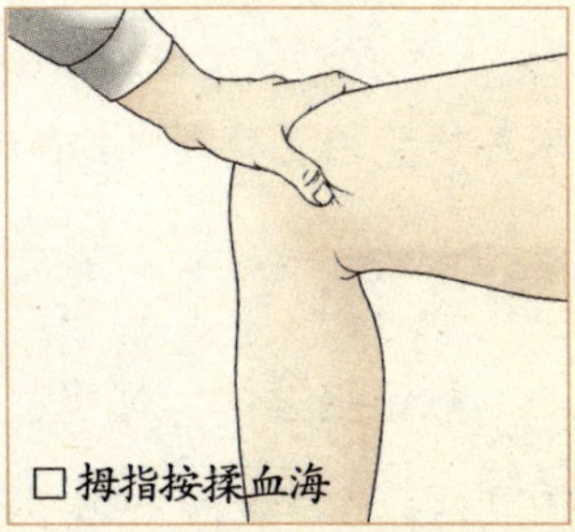

□拇指按揉血海

痤疮

少年男女到青春期，脸部常长青春痘使他们感到烦恼，从现代医学观点来看，只要不是由特殊病毒，而是成长过程中暂时性的激素调整产生不均衡所引起的，大可不必担忧，只要平时注意多清洗脸部，避免细菌感染，多喝水，多吃蔬菜和水果，并适当运动，保持心情舒畅，成长后性激素分泌大致均衡，青春痘就会消失（排除由于其他原因造成暗疮生长）。通过足诊疗法，可减低因青春痘引起的困扰。

保健指南

❶ 养成每天运动的习惯，适度运动可促进新陈代谢，对于身体及其肌肤具有良好效果，但是要持之以恒。

❷ 常吃蔬菜，如胡萝卜、菠菜等，具有增强机体对细菌的抵抗力的功效；而青椒、菜花则有抗菌效果，可改善痤疮症状。

❸ 少吃速食、零食、宵夜，以免导致便秘，可多吃一些天然不含人工添加物的食品，如含有植物纤维的蔬菜、水果以及乳酪等，可减少痤疮的发生。

❹ 时常熬夜对于肌肤也有很大的伤害，如果不想长痤疮，无论工作或学习再忙，最晚也应该在11点就上床睡觉。

❺ 每天洗脸勿过度，否则会将皮肤上的保护油脂完全洗去，造成皮肤太过干燥，对肌肤造成很大的伤害，也极易长痤疮，一天早晚各洗1次即可。

足浴及食疗方

❶ 蒲公英、桑叶、紫草各50克，川红花10克。置于锅内，加入1500毫升清水，煮沸15分钟后，取浓汁倒入足浴盆中浸泡双足，每日2次，每次半小时。

❷ 玉米须50克，放入锅中，加适量水，煮15分钟，取其清汁，再加入赤小豆、薏米各15克和50克粳米共煮成粥。此粥具有清热利湿的功效，可改善痤疮症状。

足 诊

触诊脑垂体、性腺、肾、输尿管、膀胱、大肠反射区往往有泥沙状物或小结等。

按摩

按摩反射区

◎扣指法推压肺和支气管（图①）、胰、头部（图②）、甲状腺（图③）反射区各50次。

◎按揉肝脏（图④）、脾脏反射区各50次。

◎按摩棒按揉脑下垂体反射区（图⑤）50次。

◎按摩棒刮压直肠、肛门反射区50次。

◎拇指指端刮子宫或前列腺（图⑥）反射区，每次以出现胀痛感为宜，反复30次。

◎单食指叩指法顶压肾上腺反射区（图⑦），动作宜缓慢，使其有血液回流的感觉。

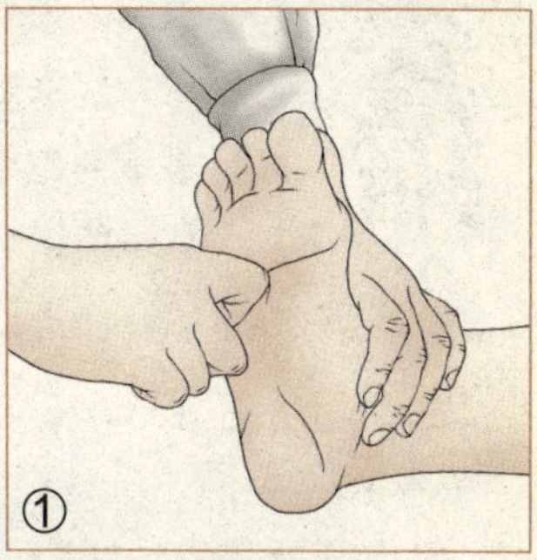

①

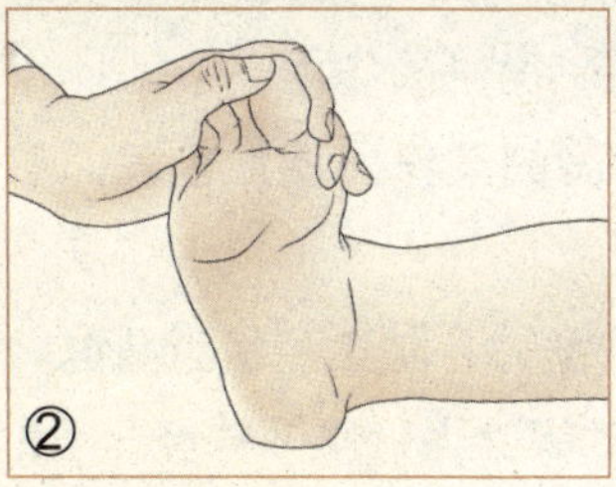

②

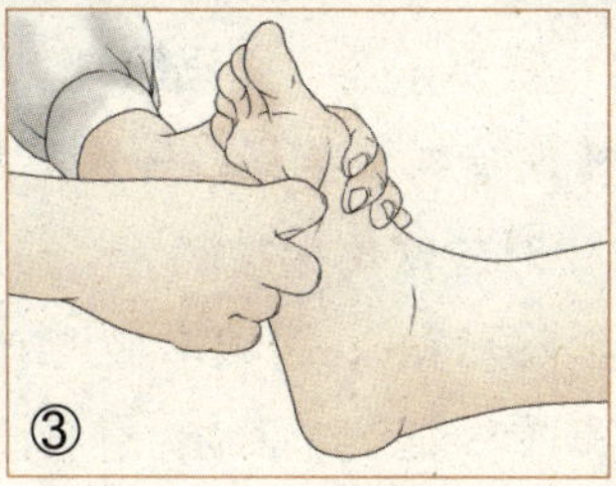

③

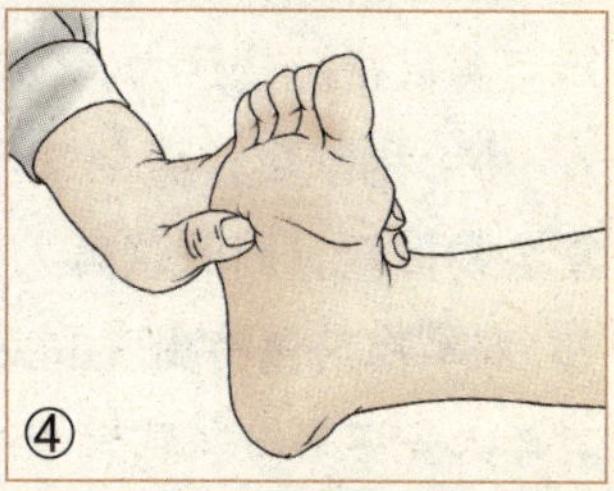

④

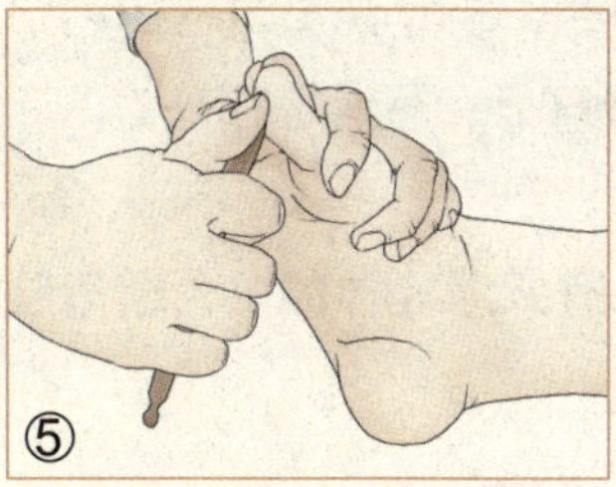

⑤

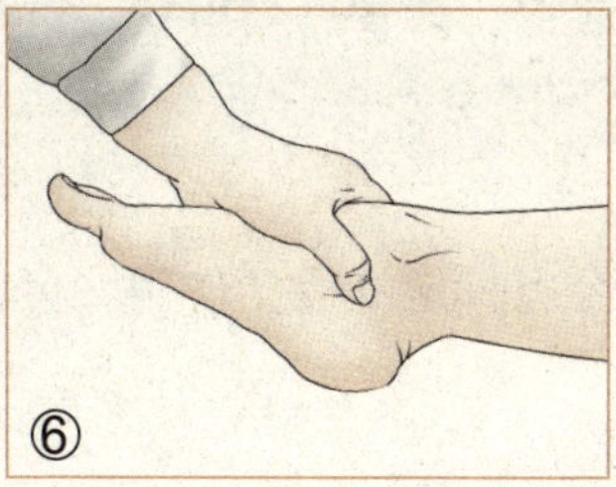

⑥

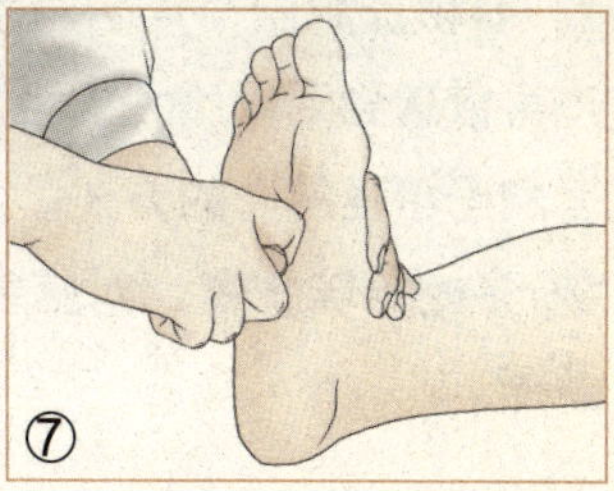

⑦

按摩穴位

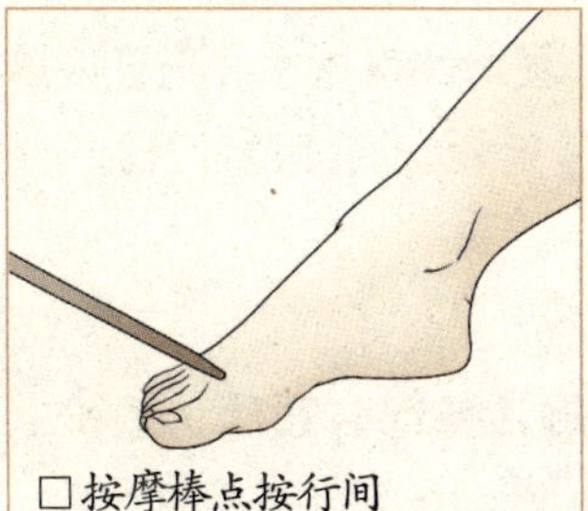

□按摩棒点按行间

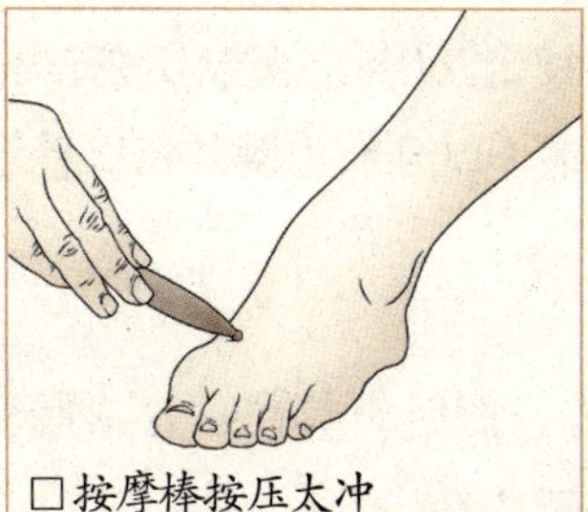

□按摩棒按压太冲

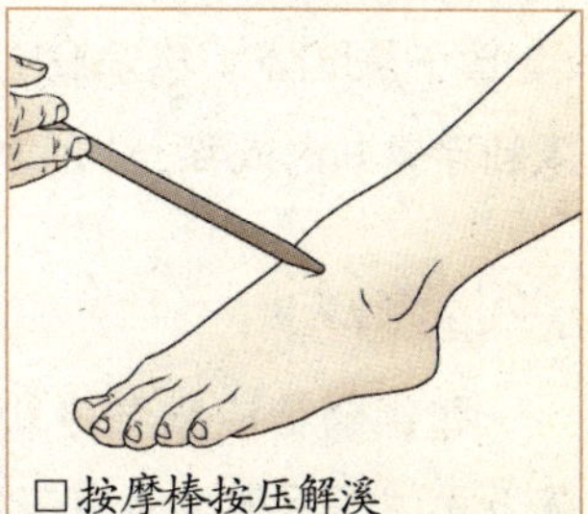

□按摩棒按压解溪

脑萎缩

人过中年后，随着年龄的增大，身体的各种功能也相应减退。主管思维的大脑皮质的作用逐渐降低，出现记忆力明显降低而健忘，如时常有健忘者戴着眼镜找眼镜；打电话拨了一半号码，忘了后一半等类似可笑的事情。

加速脑萎缩的原因之一是脑动脉硬化，脑细胞是人体中需氧量最多的细胞，脑动脉硬化后血液循环不良，氧的供给量减少，脑细胞不能正常地工作，甚至有的还会死亡。

保健指南

❶ 适度运动，维持腰部及脚的强壮。手的运动也很重要，常做一些复杂精巧的手工会促进脑的活力，做菜、吹奏乐器、画画等都有预防痴呆的作用。

❷ 小心别跌倒，头部一旦摔伤会导致痴呆。一般高龄者的动作协调性较差，非常容易摔倒，因此这类人必要时应使用拐杖。

❸ 对事物常保持高度的兴趣及好奇心，可以增加人的注意力，防止记忆力减退。老年人应该多做些感兴趣的事或参加公益活动、社会活动等来强化脑部神经。

❹ 要积极用脑，预防脑力衰退。即使在看电视连续剧时，随时说出自己的感想也可以达到活用脑力的目的。读书发表心得、下棋、写日记、写信等都是简单而有助于增强脑力的方法。

❺ 多吃苦味食物，对脑神经有一定的保护作用，可以有效地提神醒脑、缓解脑萎缩。

足浴及食疗方

❶ 热水中加适量盐，用以泡脚。每日1次，每次半小时。

❷ 取天麻10克，猪脑1个，粳米250克。天麻切成碎末，粳米淘洗干净，与天麻碎末和猪脑同时入锅，加水煮粥，以脑熟为度。每日晨起服用1次，连服2~7日。

足 诊

足部望诊皮肤弹性较差，脚趾有痂皮、丘疹等；触诊头部、颈项、颈椎、脑下垂体等反射区常有压痛或小结。

按摩

按摩反射区

◎按摩棒顶压心脏反射区（图①），力度以局部感觉酸胀为宜。

◎握足叩指法顶压肾（图②）、肾上腺反射区，动作宜缓慢，使其有血液回流的感觉。

◎食指叩指法压刮输尿管、膀胱反射区（图③）各50次。

◎食指叩指法压刮脑下垂体反射区（图④）30次。

◎拇指缓慢压推骶椎反射区（图⑤）30次。

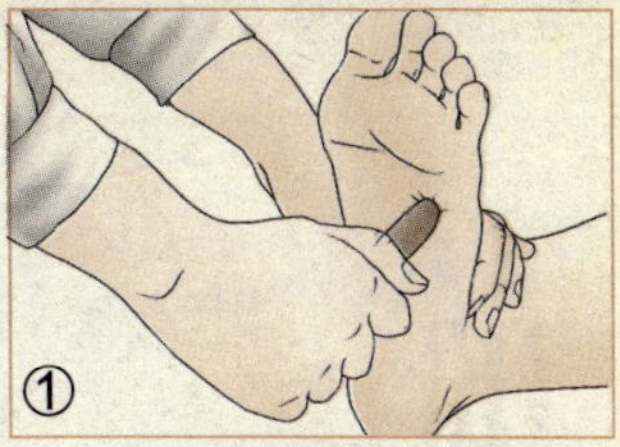
①

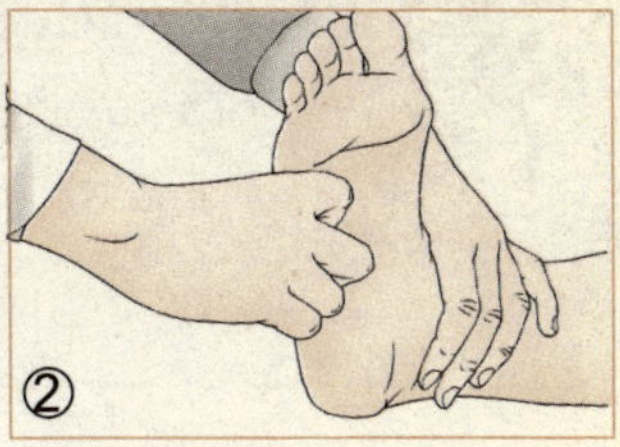
②

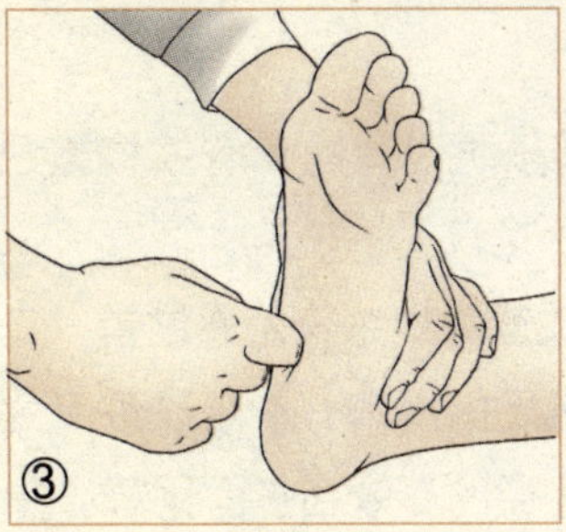
③

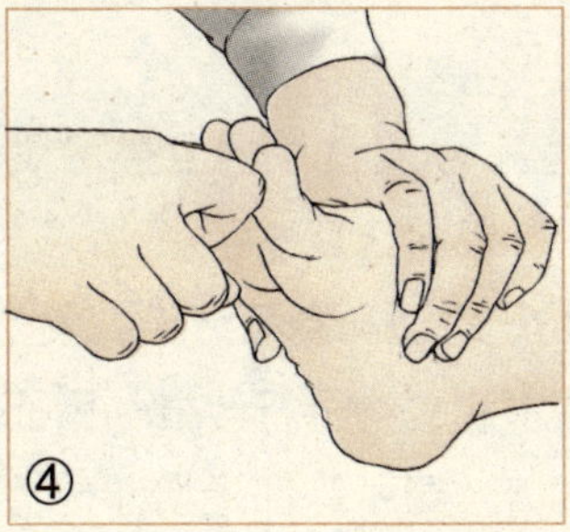
④

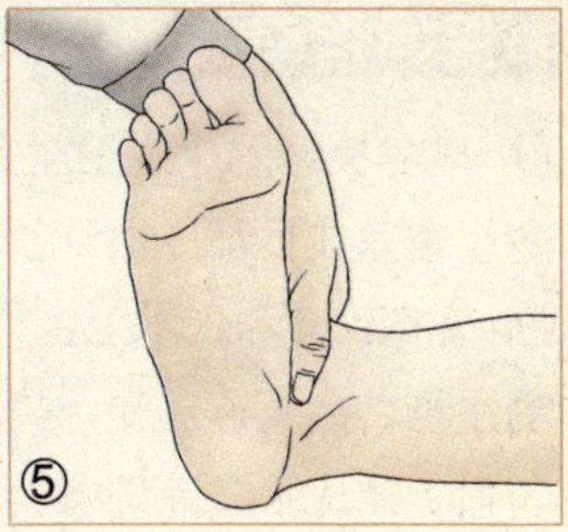
⑤

按摩穴位

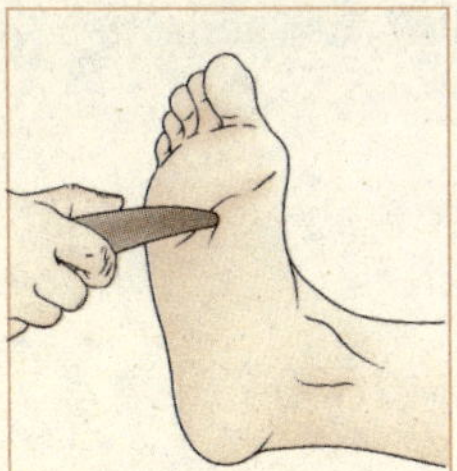
□按摩棒按压涌泉

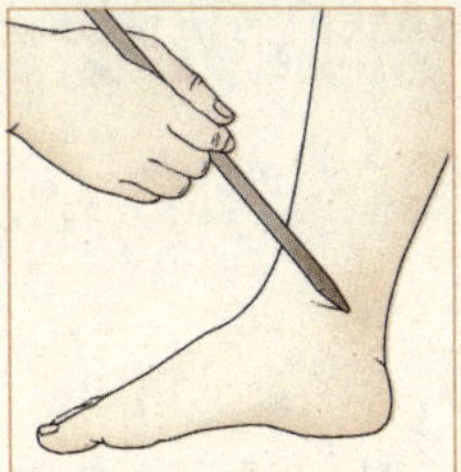
□按摩棒点按太溪

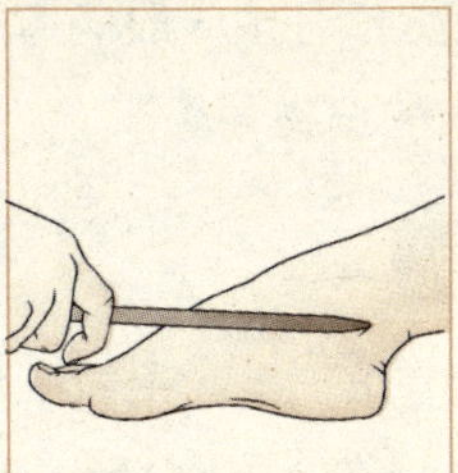
□按摩棒推按照海

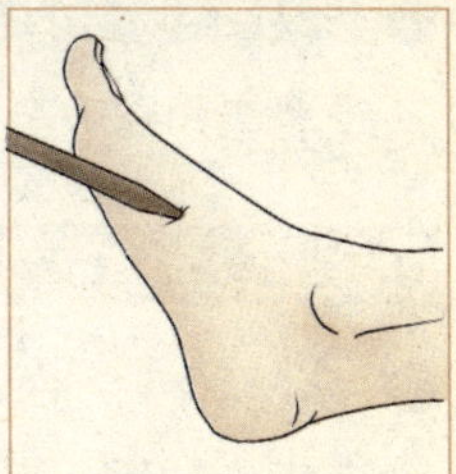
□按摩棒点按太白

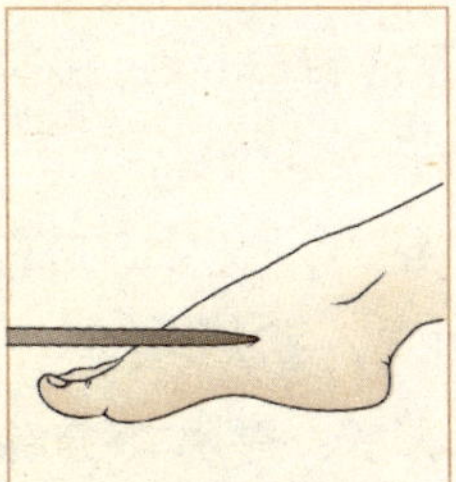
□按摩棒推压然谷

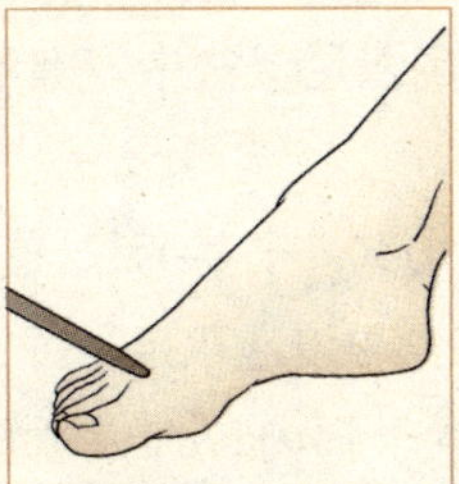
□按摩棒点按行间

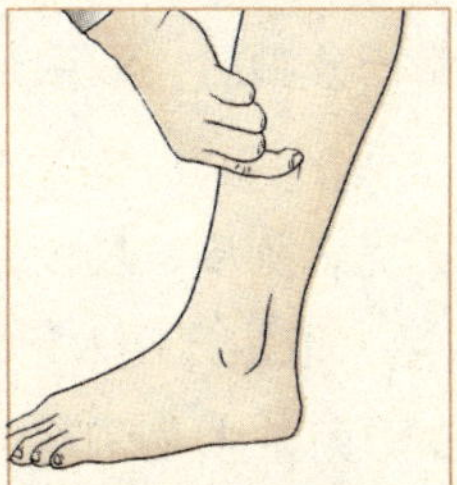
□食指捏按阳交

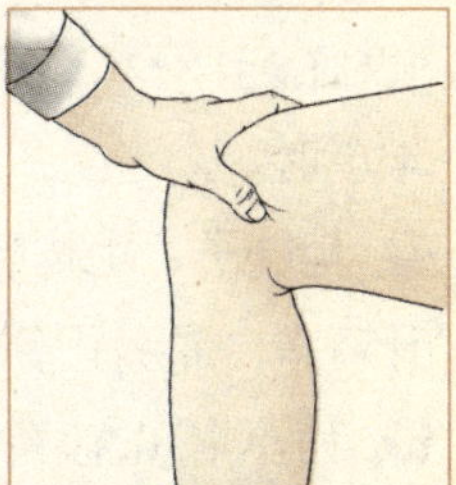
□拇指按揉血海

泄泻

泄泻是指排便次数增多，粪便清稀、甚如水样。该症主要由湿邪和脾胃功能障碍所致，以夏秋两季为多见。现代医学中由于胃、肠、肝、胆、胰腺等器官功能性和器质性引起某些病变，如急慢性肠炎、肠结核、胃肠神经功能紊乱等引起的腹泻，均可参考本症辨证施治。

保健指南

❶ 培养良好的个人卫生习惯。认真洗手的卫生习惯是预防泄泻的最有效措施，每个家庭成员都应做到便后、饭前认真洗手。

❷ 注意饮食和饮水卫生，防止水源和食品污染。大多数泄泻的感染是通过粪－口的途径，病原通过受污染的水和食物进行传播，因而充足的用水有助于改进卫生习惯，如洗手、清洗餐具、清洁厕所等都是切断传播途径的有效措施。同样，每个家庭都应保证饮水清洁和用清洁水来制作食物，可以有效地减轻泄泻。

❸ 尽早就诊，防止医院内交叉感染。

❹ 对秋季泄泻的预防，可按一般肠道传染病的方法预防，如隔离；还应该不吃未经清洗和腐败变质的食物等。

足浴及食疗方

❶ 葛根50克、白扁豆100克、车前子150克。置于锅内，加入1500毫升清水，煮沸15分钟后，取浓汁倒入足浴盆中浸泡双足。每日1次，每次半小时。

❷ 吴茱萸、茯苓、泽泻、白术、白扁豆各15克，丁香10克。置于锅内，加入1500毫升清水，煮沸15分钟后，取浓汁倒入足浴盆中浸泡双足。每日1次，每次半小时。

❸ 地肤子、地榆各20克，陈皮、桂枝各10克，干姜9克。置于锅内，倒入1500毫升清水，煮沸15分钟后，取浓汁倒入足浴盆中浸泡双足，每日1次，每次半小时。

❹ 茜草40克，黄柏10克，生姜5克。置于锅内，加入适量清水，煮沸15分钟后，取浓汁倒入足浴盆中浸泡双足，每日1次，每次半小时。

❺ 荔枝干25克，红枣6枚，用水煎数次取汁服用。荔枝可生津健气、散滞去湿寒，故此术可治脾虚引起的泄泻。

足诊

足部望诊皮肤苍白无华；切按胃、肠、脾、肝、胆、胰脏等反射区有压痛。

按摩

按摩反射区

◎按摩棒或拇指点压肾（图①）、输尿管（图②）、膀胱（图③）反射区各30次。
◎按摩棒按压胃（图④）、腹腔神经丛、小肠（图⑤）、升及降结肠反射区各30次。
◎拇指点按十二指肠、脾（图⑥）、大肠、胆囊等反射区各25次。

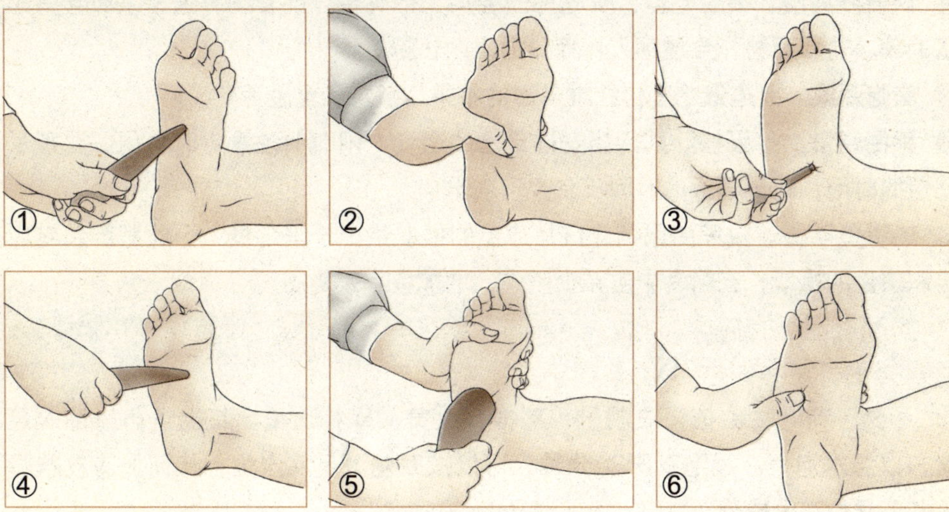

按摩穴位

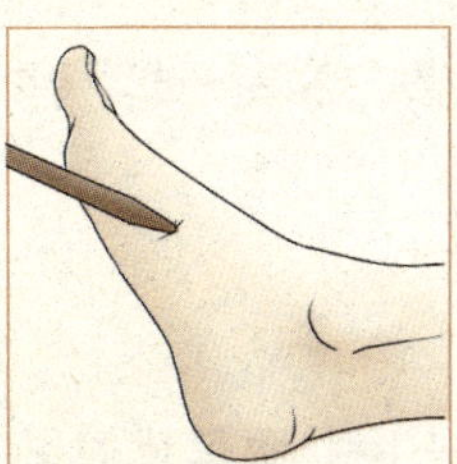
□按摩棒按压太白

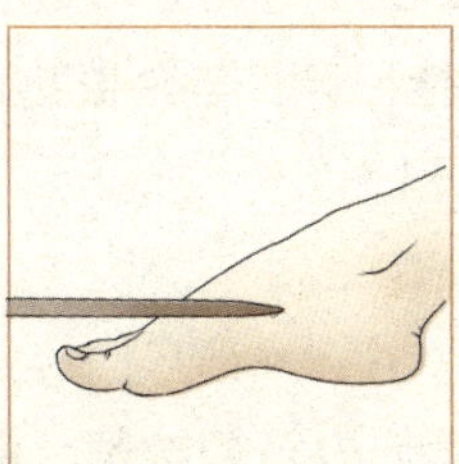
□按摩棒推压然谷

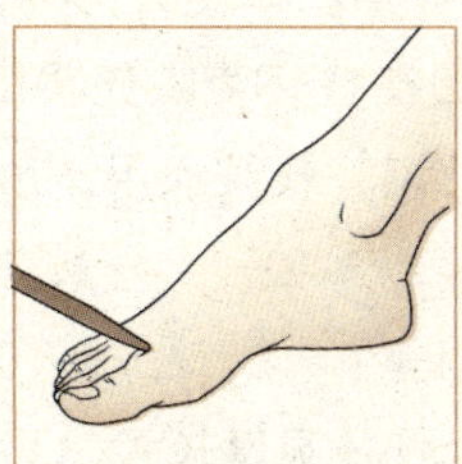
□按摩棒按压行间

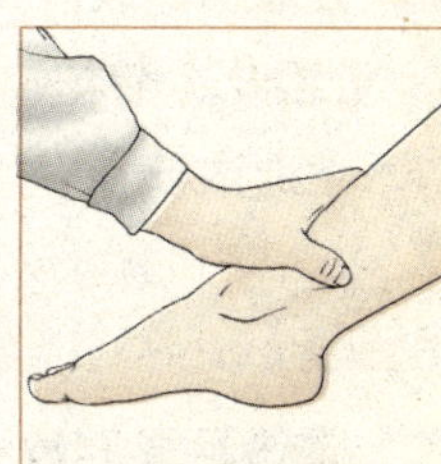
□拇指点按复溜

肥胖

肥胖是指机体内热量的摄入大于消耗，造成体内脂肪堆积过多，导致体重超常。标准体重（公斤）=〔身高（厘米）-100〕×0.9。稍微高于或低于此数值都算是正常；但如果超出此数值太多，就算是肥胖症。肥胖症发生率女性多于男性，35岁以后发生率会增高，以50岁左右最高。肥胖的原因，大多是饮食过多、运动不足、长久累积而成的。如果内脏功能不好，也会造成肥胖。年轻人如果太肥胖，就有生殖功能不佳、怕冷、感情起伏大的倾向；中年人如果太过于肥胖，就容易患心脏病、糖尿病、高血压等疾病。

保健指南

❶ **饮食要清淡。**要少吃盐，少吃那些经加工带有酱汁的食物，这些东西含有丰富的糖、盐和面粉，会增加人体每日摄入的热量。

❷ **常吃蔬果。**要适量吃些含纤维丰富的水果、蔬菜和全麦面包。

❸ **平衡膳食。**每天按计划均衡安排自己的饮食，同时要注意定时食用。要延长吃饭的时间，吃一顿饭的时间不宜少于20分钟。

❹ **热量负平衡。**减肥的原则应该是热量的摄取量少于消耗量，因此肥胖患者应控制热量的摄取，在膳食中应减少肥肉，增加鱼和家禽。

足浴及食疗方

❶ 泽夕、荷叶、山楂、决明子、葛根、大黄、厚朴适量。将上述药材倒入足盆，以温水泡之。浸泡双脚30分钟，可以按摩刺激足底穴位，从而加速皮肤吸收各药材的有效成分。

❷ 菊花、独活、防风、细辛、川椒、皂荚、桂枝各25克。将上述药材倒入足盆，以温水泡之。每日晚上临睡前1次，每次浸泡30分钟即可。

❸ 金银花、菊花、山楂各10克。先将山楂拍碎，与金银花、菊花放在一起，用清水煎取浓汁，3次水煎，代茶饮用，每日1剂。

足诊

望诊足形胖嫩，肌肤湿度较大，足趾无力；触按脾、胃、甲状腺等反射区常有压痛。

按摩

按摩反射区

◎握足扣指法按揉脑下垂体反射区50次。

◎用按摩棒按压膀胱（图①）、胃（图②）、心脏（图③）反射区各50次。

◎单手拇指指腹按揉肾上腺、甲状腺（图④）、肝、胆、脾、肾反射区各50次。

◎拇指推压腹腔神经丛、输尿管（图⑤）反射区各50次。

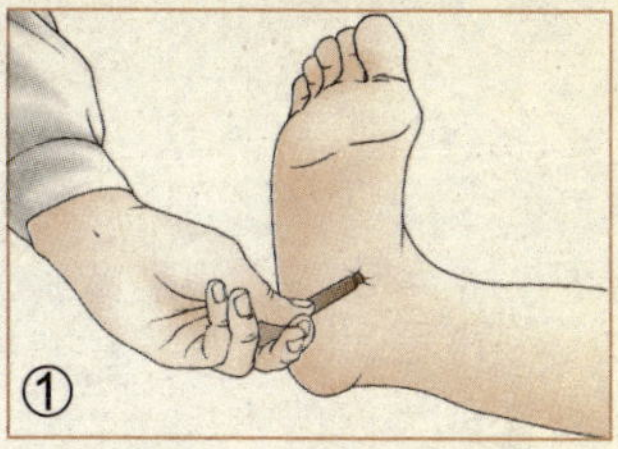
①

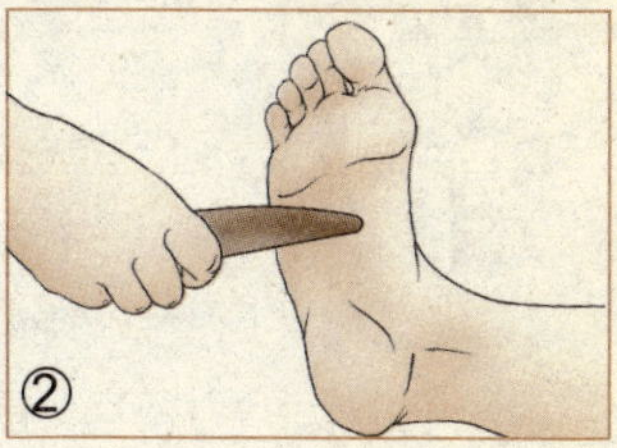
②

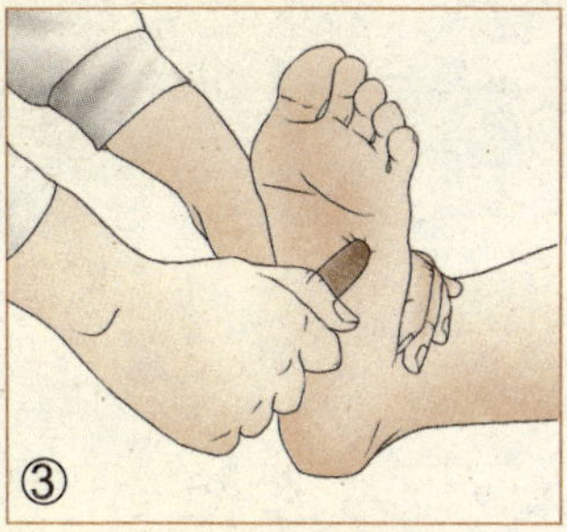
③

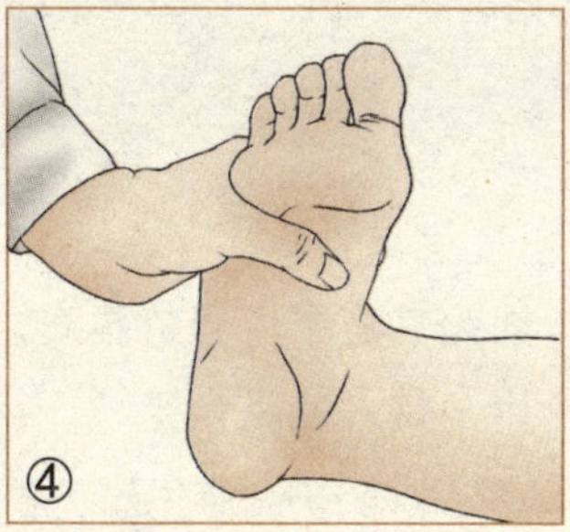
④

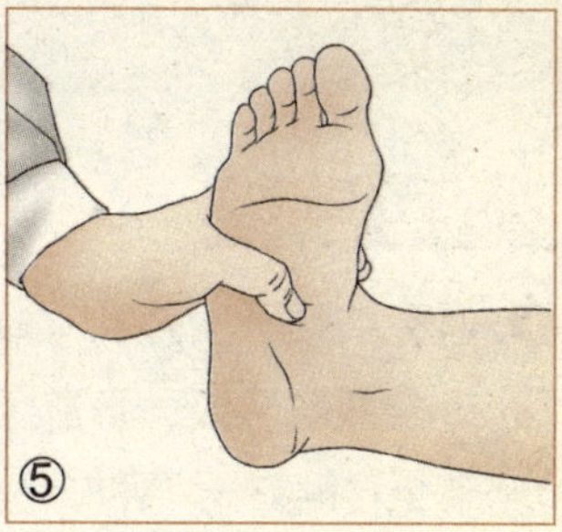
⑤

按摩穴位

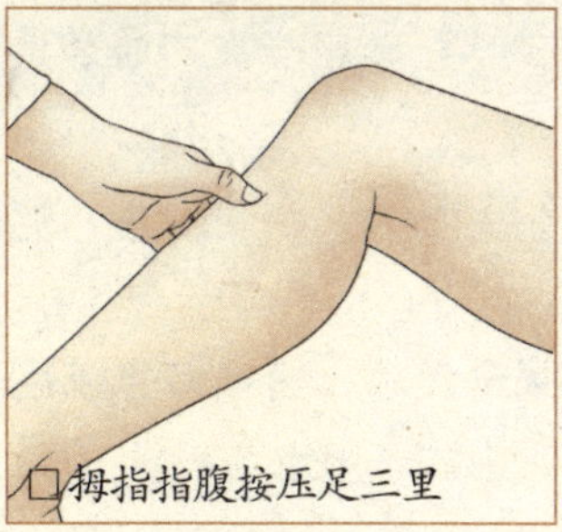
□拇指指腹按压足三里

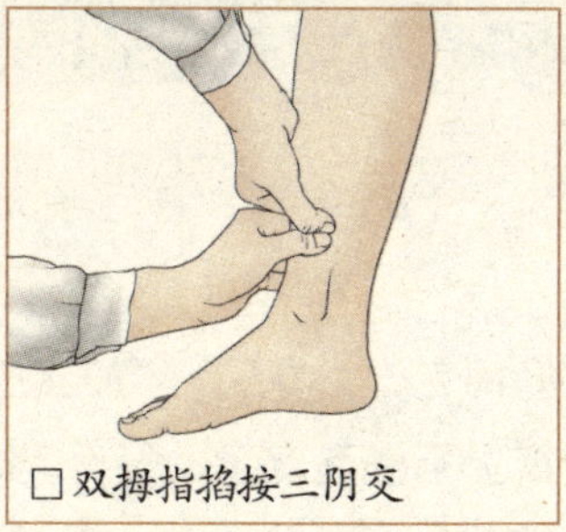
□双拇指掐按三阴交

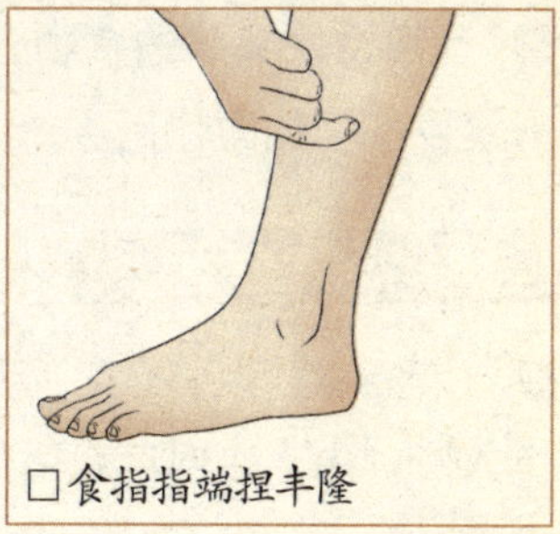
□食指指端捏丰隆

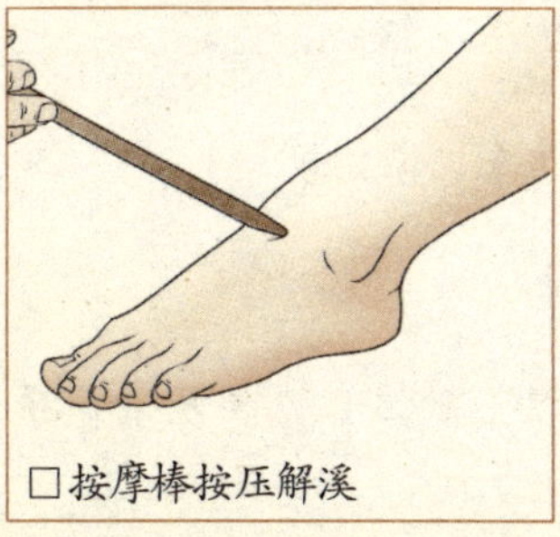
□按摩棒按压解溪

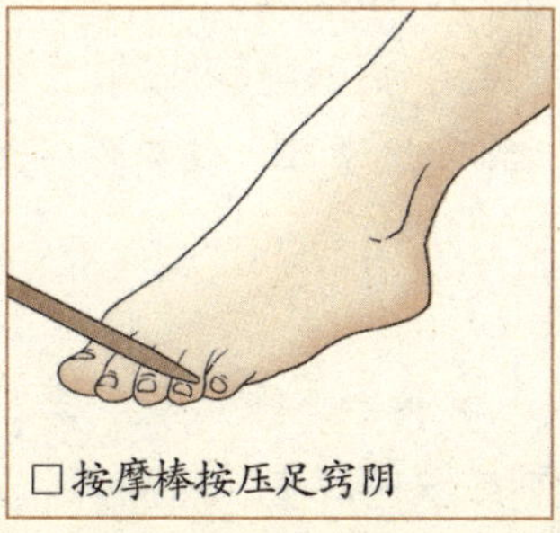
□按摩棒按压足窍阴

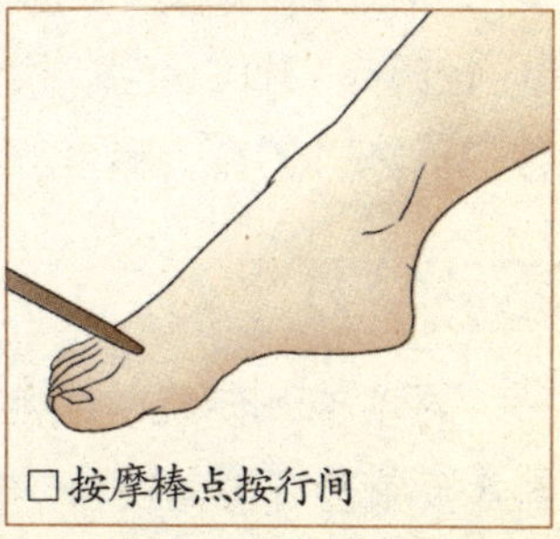
□按摩棒点按行间

头痛

头痛是一种常见的症状，可见于多种疾病，如感染性发热性疾病、高血压、颅内疾病、神经性头痛、血管性头痛等。由于病因不同，其临床表现也有所不同，如常见的偏头痛也是一种血管性头痛，头痛开始时仅为轻度到中度的钝痛或不适感，几分钟到几小时后达到严重的搏动性痛或跳痛。紧张性头痛属于神经性头痛，多见于年轻女性。该症常表现为头部的前面两侧及后部、颈部疼痛，一般为持续性钝痛，有时头部有紧箍感或重压感，也可有痉挛牵扯性头痛，多为双侧性、持续性，同时还表现为紧张、焦虑、烦躁、头晕、失眠、记忆力减退、易激动等症状。一般而言，头痛时间常常发生在早晨醒来或起床后不久，随后会逐渐加重或持续数年不缓解。

保健指南

❶ 避免被蚊子围绕和叮咬，因为其毒素可导致头痛。

❷ 一定要吃早饭，且避免食用辛辣、油腻食品。

❸ 避免接触阳光，外出之时尽量多加防护。避免热、湿，如38℃以上的高温天气。

❹ 坚持锻炼，如每日快走或慢跑20分钟。

❺ 将呼吸控制法和瑜伽列入每日活动表中。

❻ 远离诱发头痛的食物，如巧克力、干酪、冰淇淋和咖啡等，这些食物通常具有诱发头痛的副作用。

足浴及食疗方

❶ 川芎、红花各20克，赤芍15克，甘草5克，加2000毫升清水，将药液煮沸后倒入脚盆内，在温度合适的情况下浸泡双足。每日2次，每次半小时。

❷ 姜3片，红糖15克，加水煮沸，趁热服。每次喝1碗。

❸ 桂圆肉10枚，红枣7枚，煎汤。每日睡前服用。

❹ 鲜丝瓜150克，鸭蛋2个。将丝瓜洗净，与鸭蛋一起水煎，取汁服用。

足诊

在头部、侧头、颈部、三叉神经、眼、耳、鼻、脑下垂体、性腺及消化系统等反射区有条索状物、硬肿或肤色改变、压痛等。

按摩

按摩反射区

◎单食指叩指法顶压肾上腺反射区（图①），动作宜缓慢，力度应适中。

◎食指扣拳法压刮额窦反射区（图②）30次，以出现酸胀感为宜。

◎拇指点压鼻反射区（图③）30次，以出现酸胀感为宜。

◎拇指推按或点按颈项（图④）、头部（图⑤）反射区各30次。

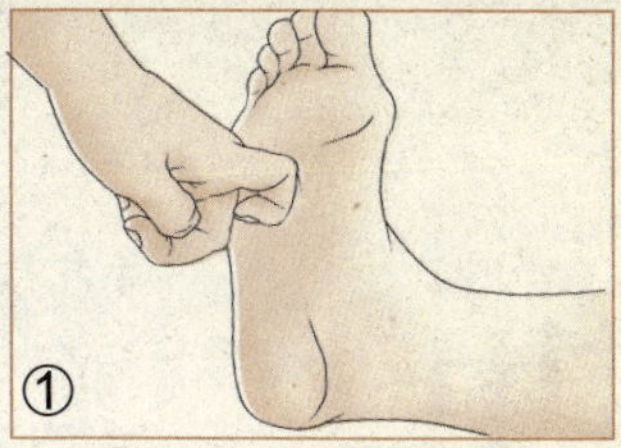

①

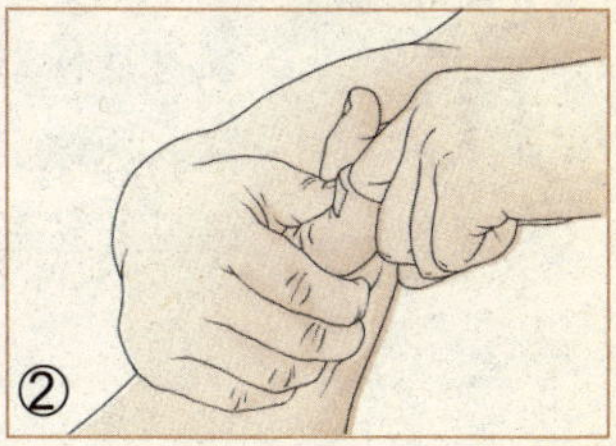

②

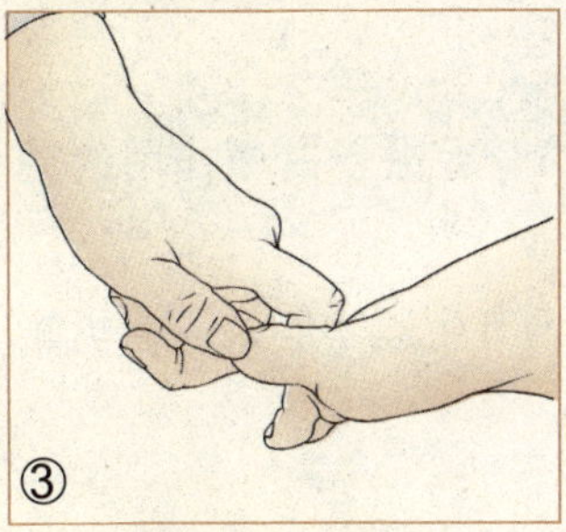

③

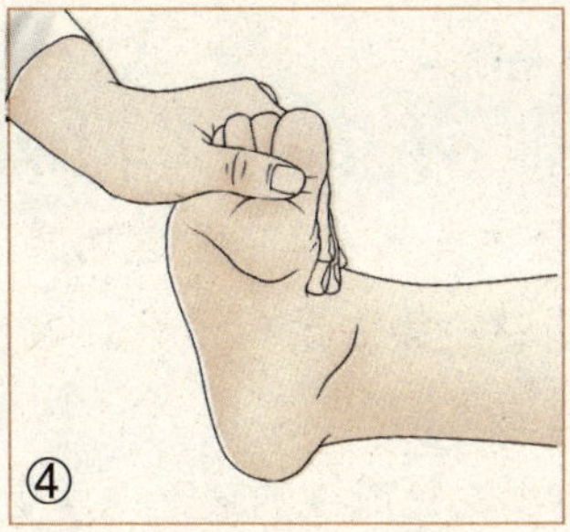

④

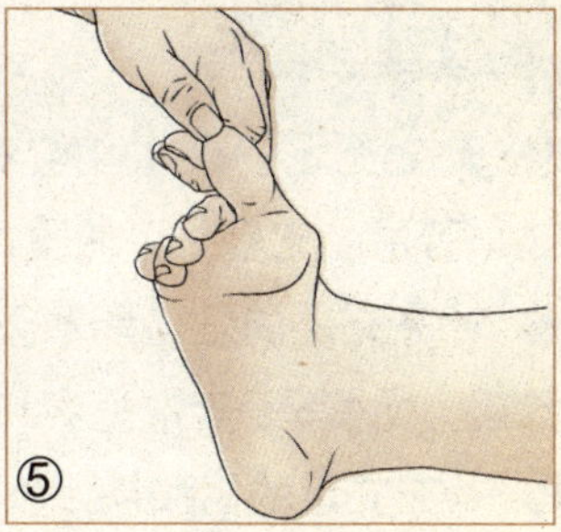

⑤

按摩穴位

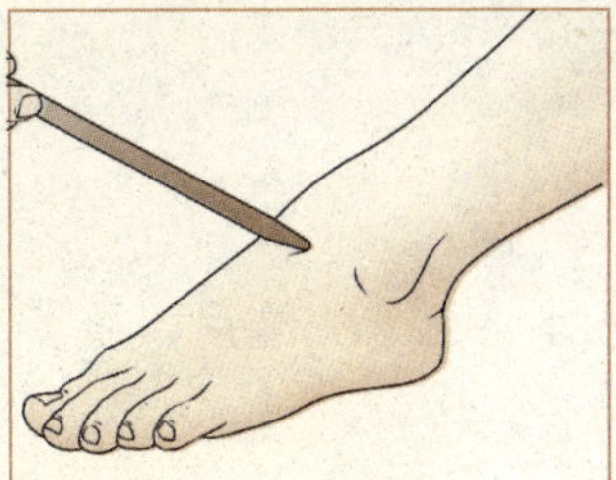

□按摩棒按压解溪

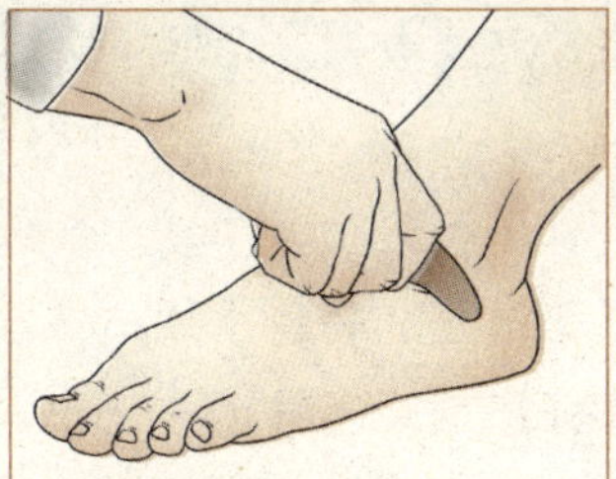

□按摩棒按压仆参

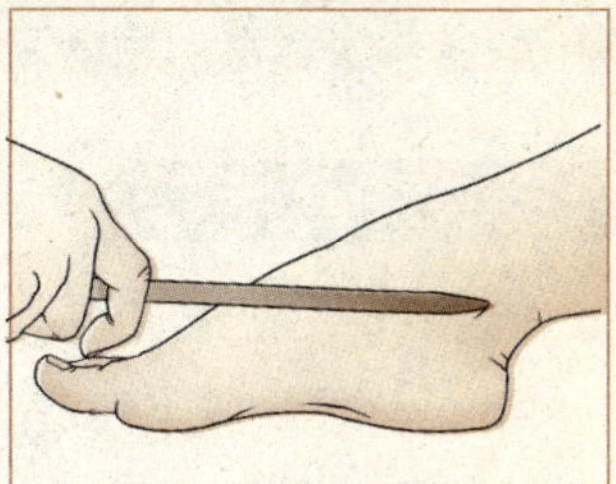

□按摩棒按压照海

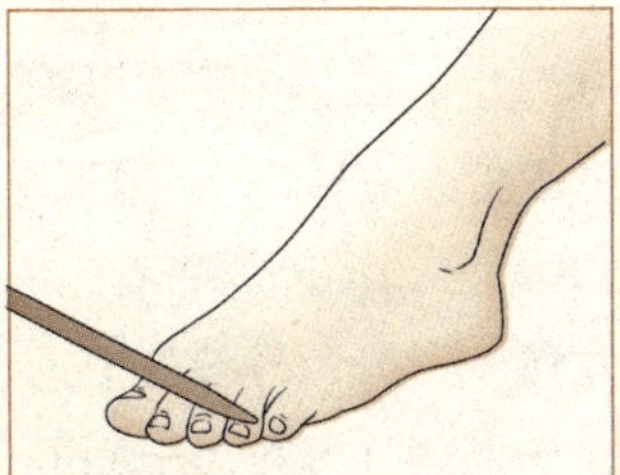

□按摩棒按压足窍阴

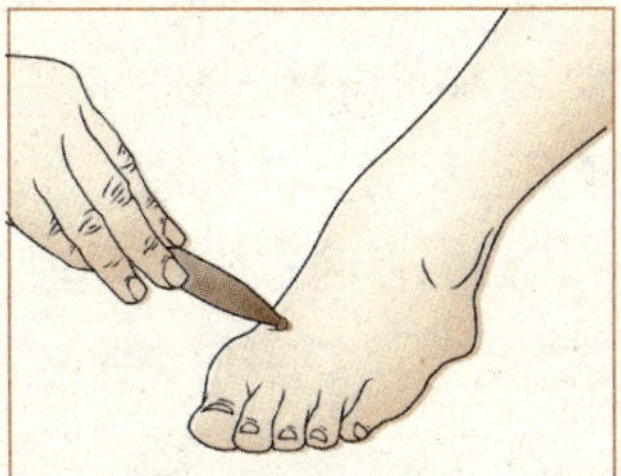

□按摩棒按压太冲

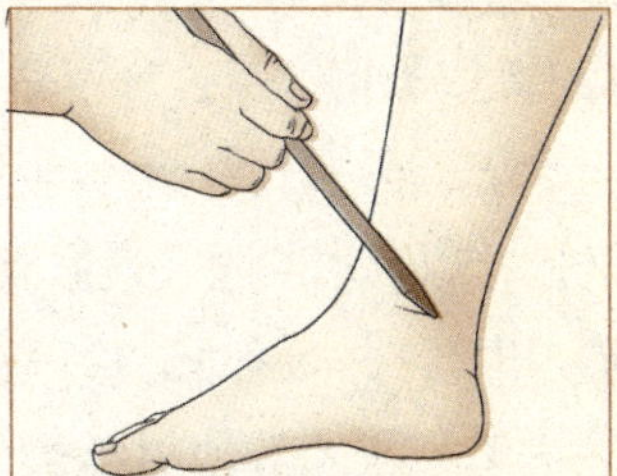

□按摩棒点按太溪

甲亢

甲亢是甲状腺功能亢进的简称，是由多种原因引起的甲状腺激素分泌过多所致的一组常见内分泌疾病。

主要临床表现为多食、消瘦、畏热、多汗、心悸、激动等高代谢症候群，神经和血管兴奋增强以及不同程度的甲状腺肿大和眼突、手颤、颈部血管杂音等为特征，严重的可出现甲亢危象、昏迷甚至危及生命。

保健指南

❶ 补充充足的碳水化合物和脂肪。碳水化合物和脂肪有促进蛋白质作用的功效，若供应充足，可使蛋白质发挥其特有的生理功能。

❷ 补充充足的维生素和无机盐。维生素和无机盐能够调节生理功能，改善机体代谢，尤其是B族维生素和维生素C。

❸ 补充充足的钙和铁，以防引发钙或铁的缺乏性病变。

❹ 适当控制富含纤维素的食物。甲亢患者常伴有腹泻症状，如过多供给富含纤维素的食品会加重腹泻症状。

❺ 忌食辛辣食物；忌食海味；忌喝浓茶、咖啡、烟酒等。

足浴及食疗方

❶ 佛手9克，粳米60克，红糖适量。将佛手用适量水煎取浓汁，去渣后，再加入粳米、红糖煮成粥即成。每日1剂，连服10～15日。

❷ 夏枯草、生牡蛎、昆布、生半夏、香附各25克，柴胡10克，黄芪、白芍各20克，加2000毫升清水，用水煎汁，煮沸15分钟后浸泡双足。每日1次，每次半小时。

❸ 青柿子1000克，蜂蜜适量。青柿子去柄洗净，捣烂并绞成汁，放锅中煎煮浓缩至黏稠，再加入蜂蜜，继续煎至黏稠时，关火冷却、装瓶备用。每日2次，每次1汤匙，以沸水冲服，连服10～15日。多用于烦躁不安、性急易怒、面部烘热者。

❹ 川贝、丹参各15克，薏苡仁30克，冬瓜60克，红糖适量。川贝、丹参先煎汤后去渣，放入其他材料煮粥。每日晨起空腹温服，连服15～20日。适用于颈部肿大、恶心、便溏等症。

足诊

望诊时，整个足部略显消瘦，且皮肤显黯淡；切诊按压足部的甲状腺、肝脏、脑下垂体反射区时均有不同程度的压痛和热胀感。

按摩

按摩反射区

◎单食指扣指法推压甲状腺反射区（图①）50次，以出现酸胀感为宜。

◎握足叩指法顶压肾反射区（图②），出现胀痛感后再维持半分钟，力度应适中。

◎拇指叩点脾脏反射区（图③）25次。

◎食指顶压心脏反射区（图④）20次。

◎按摩棒压刮肝反射区（图⑤）20次。

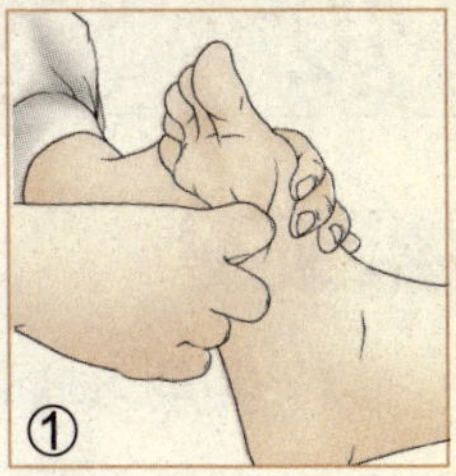
①

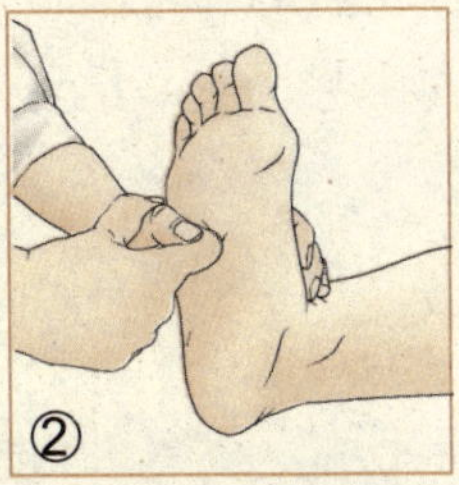
②

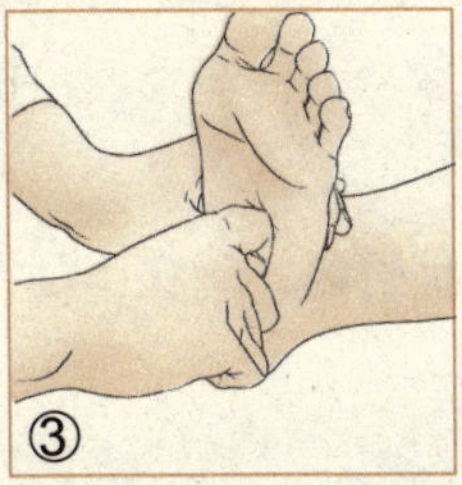
③

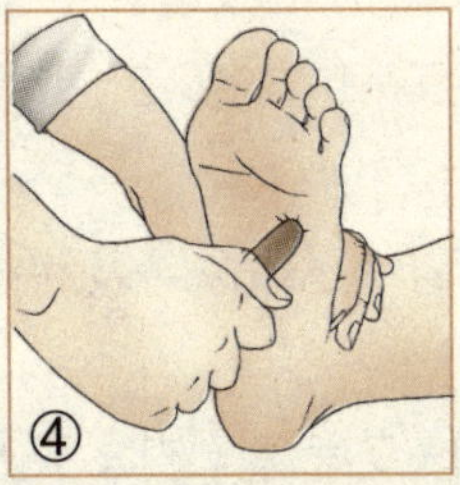
④

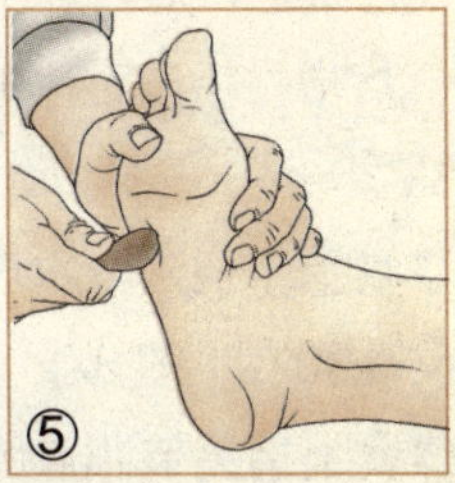
⑤

按摩穴位

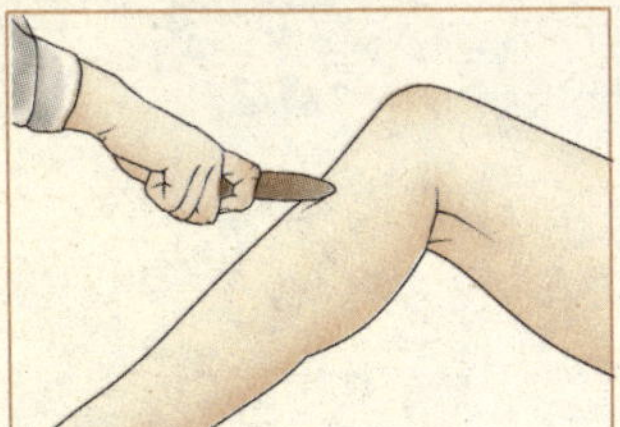
□按摩棒按压足三里

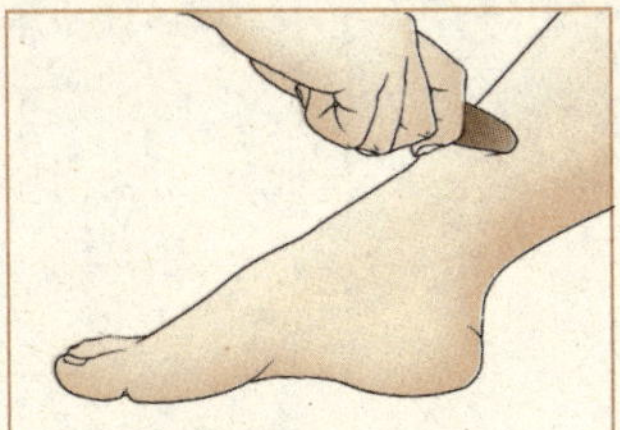
□按摩棒推压三阴交

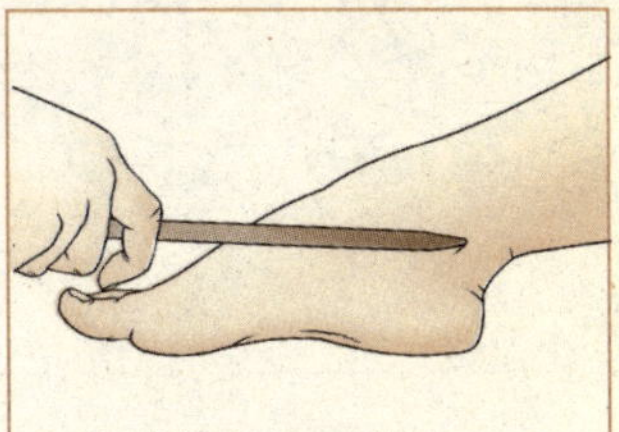
□按摩棒按压照海

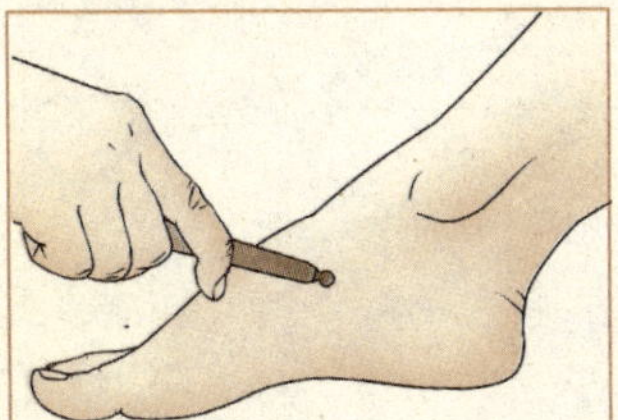
□按摩棒按压公孙

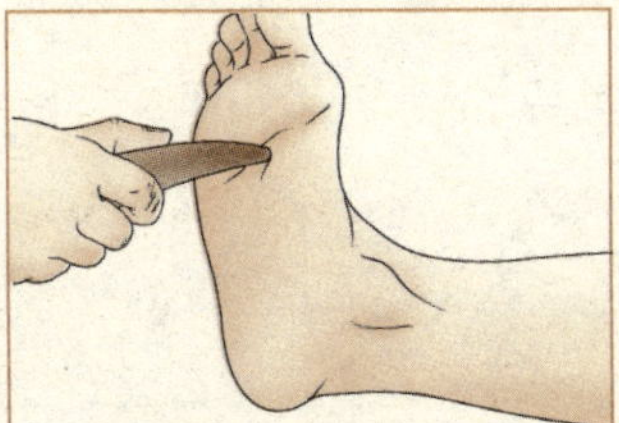
□按摩棒按压涌泉

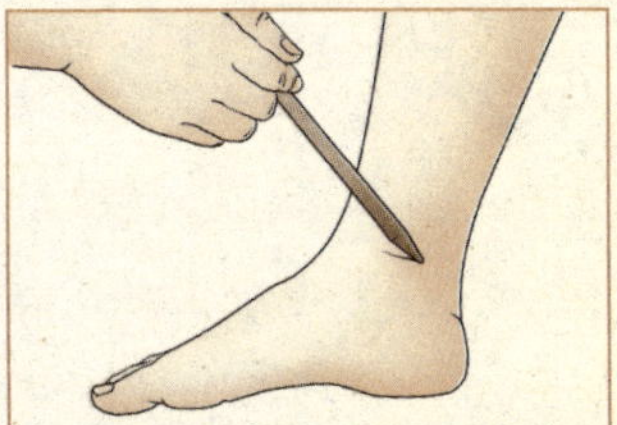
□按摩棒点按太溪

复发性口疮

复发性口疮是一种最常见的口腔黏膜疾病，在人群中患病率一般认为超过10%，可发生于男女老幼，以中青年最为多见。

本病是一种以周期性反复发作为特点的口腔黏膜局限性溃疡损害，可以自愈，可发生于口腔黏膜的任何部位，以唇、颊、舌部为多见，严重者可以波及咽部黏膜。不少患者随着病程的延长，会出现溃疡面积增大、数目增多、疼痛加重、愈合期延长、间隔期缩短等，并影响一日三餐和说话。

按摩

按摩反射区

◎拇指从外向内推左足的脾脏反射区（图①）3~5分钟，以局部略感温热为宜。

◎食指扣指法推压肝反射区（图②），逐渐加力，每次以出现酸胀感为宜，反复30次。

◎食指叩指法依次压刮肾、输尿管及膀胱反射区，每次压刮以出现酸胀感为宜，反复30次（图③）。

◎食指指关节叩点膀胱反射区（图④）25次。

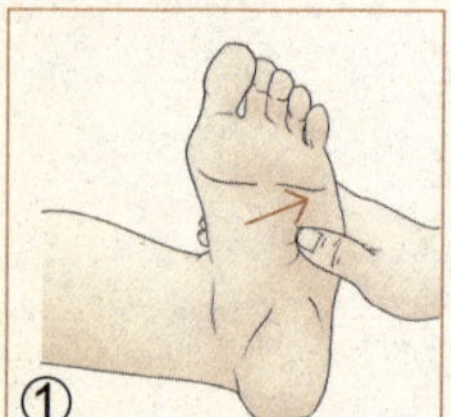
①

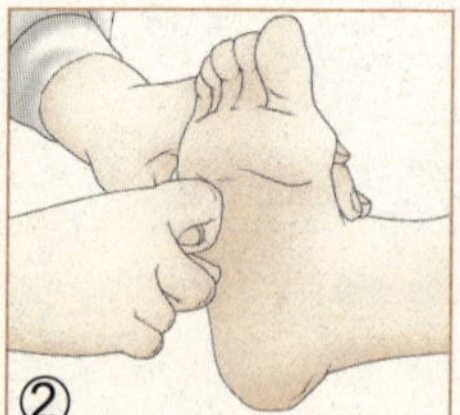
②

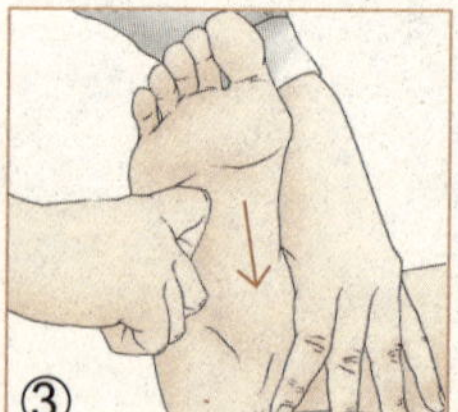
③

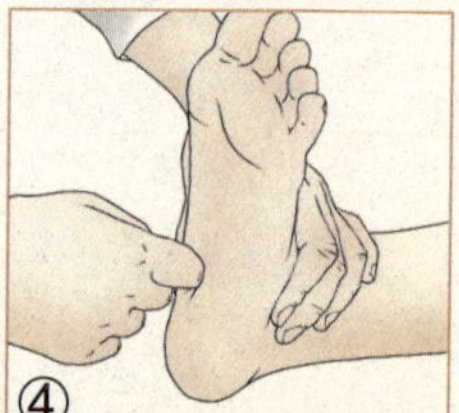
④

按摩穴位

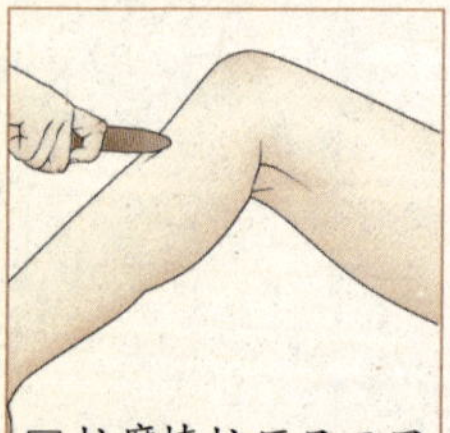
□按摩棒按压足三里

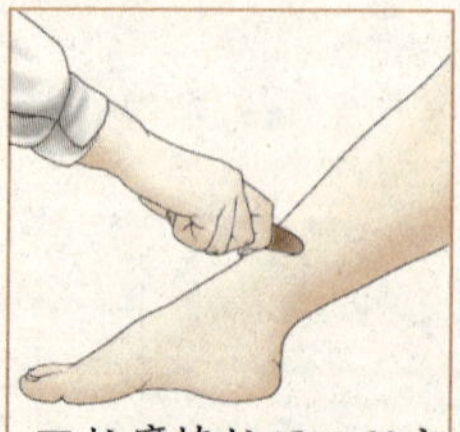
□按摩棒按压三阴交

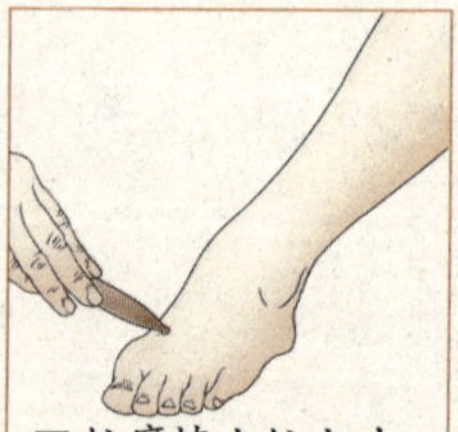
□按摩棒点按太冲

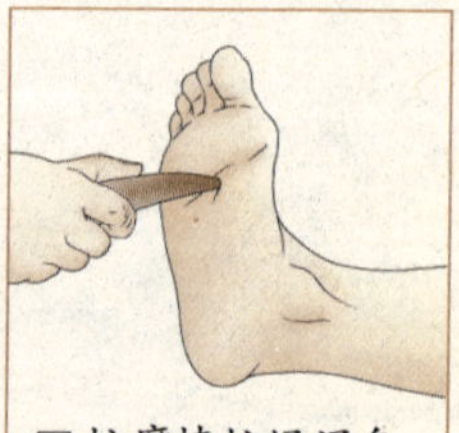
□按摩棒按揉涌泉

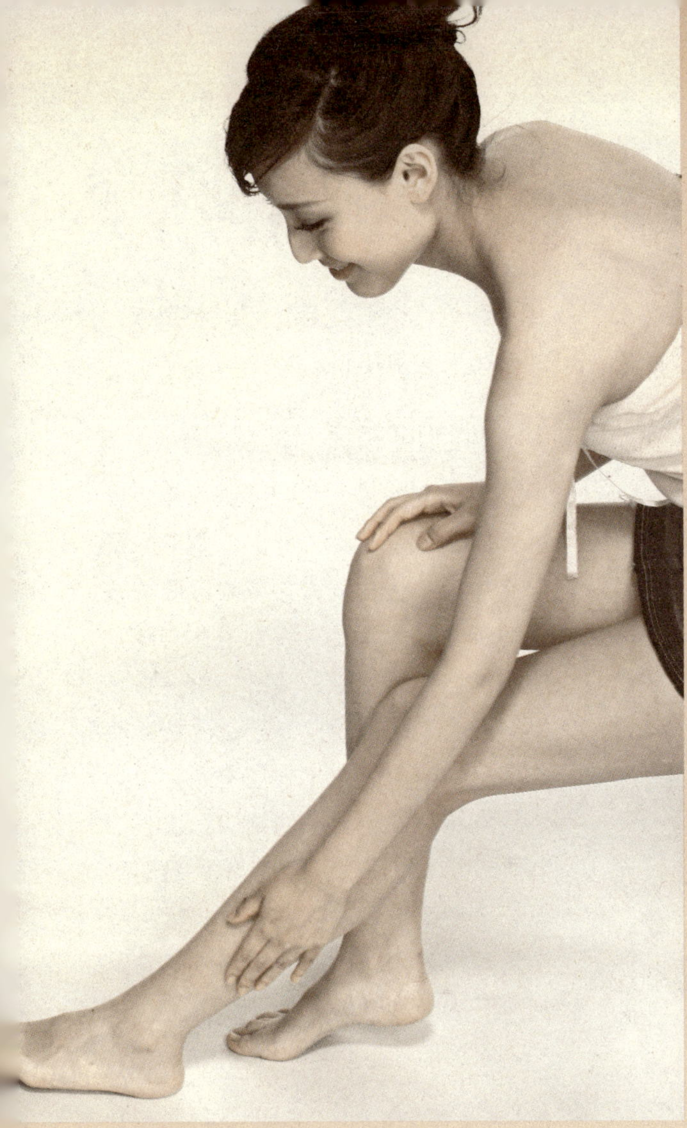

第六章

足部护理与运动

很多人都比较重视脸部、颈部以及手部肌肤的保养与呵护，但是对足部的呵护就显得比较马虎。其实，做好足部护理，可以让你的双脚从趾尖到脚跟都变得清洁、娇俏，这是比一张精致的脸更能给容貌加分的细节体现哦！

重视足部保养，让美丽到脚

人们常说，女人细致的脚跟与脚踝，穿起凉鞋是最性感的地方。脚趾涂着晶亮的指甲油，脚上蹬着一双高跟鞋，实在是诱人的足下风情……不过，如果平时不注重足部的保养，穿上凉鞋后露出龟裂脱皮的后脚跟、趾甲也没修剪，非但毫无性感气质，反而显得不雅。

足部保养方法大全

清洁浸泡、软化角质

由于长时间的行走，脚的死皮要比身体上别的部位的死皮要多且厚，新陈代谢也更快，并且趾甲附近的死皮有时候是非常顽固的。所以保养的首要步骤就是清洁浸泡、软化角质。用足浴浸泡双足的方法就可以使它们渐渐软化干硬角质，并有助于促进血液循环，皮肤还会湿润光滑。但要注意太凉或太热的水都会影响效果。

泡脚水的温度宜在38～42℃，温水中可以加入精油，也可加一点爽足粉或是足浴盐，需搅拌均匀，每日浸泡15～20分钟。

值得注意的是，因双脚没有皮脂腺，在泡脚的时候切记不可过度清洗，反而会引起脚部皮肤干燥、发痒。我们在泡脚之后，可以利用专门的工具来去除粗硬角质。

去除粗硬角质

浸泡双足后，足部的肥厚角质皮肤及趼子都已软化，此时取适量的足部专用磨砂去角质膏，以画圆圈的方式轻轻地按摩双足，特别是在脚踩、脚底这些角质较厚的地方，以便去除足部已经软化的硬皮与硬趼。按摩动作要轻，避免用力过大伤害到趾甲旁边的皮肤。由于足部的结构和皮肤相对比较特别，所以还可先使用足部脚擦、脚形清洁刷等，把每个脚指头缝都清洁得干干净净；再用磨砂膏或天然浮石去除多余的死皮、脚垫，这样光洁的足部才能彻底吸收养护成分。

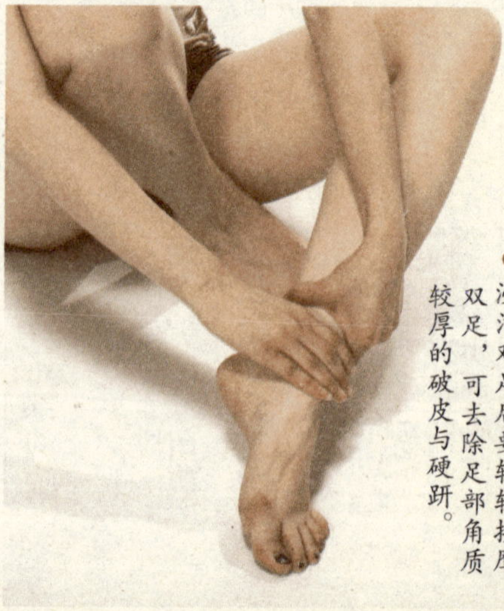

浸泡双足后要轻轻按摩双足，可去除足部角质较厚的破皮与硬趼。

敷足膜

需要注意的是方向要一致，敷足膜时要依从脚趾到足踝的方向来敷。足膜的作用是补水，特别的补水护理能使足部皮肤晶莹娇嫩，是足部美白的飞跃点。10~15分钟之后，用清水洗去足膜即可。

滋养润足

喷洒精油之后，可根据足部皮肤的干燥程度选择适宜的乳液涂抹养护，且应该每日使用。足部是全身最容易干燥的地方，所以选用乳液时应谨慎，因为有些保养产品中有含果酸、水杨酸、乳酸或尿素成分，这些成分可以加强去角质的效果；而乳酸钠、甘油、醇类及藻类萃取保湿成分就可以加强角质软化的效果；此外含有多香果（Pimenta Dioica Fruit）、马齿苋（Portulaca）或乳油木果（Shea Butter）植物油脂萃取成分也可以增加产品的理疗性。

其中，我们可以选用深层润肤乳液，它不仅含深层润肤精华，可以有效防止水分流失，还含有天然鳄梨油，能恢复肌肤柔嫩顺滑。

涂抹乳液的方式应为，用手指从脚背开始轻轻由下往上轻擦、揉捏。然后再作脚底穴道按摩，让乳液中所含的植物精油充分渗入足部皮肤，此时可松弛紧绷的双脚肌肉，这样不仅能促进全身血液循环、活络筋骨，还能柔软表皮、补充双足肌肤的水分。甚至在涂抹乳液后最好穿上厚袜，以便可让乳液更顺利地被吸收。

这样，不仅可消除水肿并舒缓静脉曲张的困扰。即使双足、双腿并未酸疼疲劳，坚持按摩护理也可松弛神经，让足部、腿部血液通畅，促进新陈代谢，并使肌肤更加紧实光滑。脚底清洁与护理要持之以恒，就像每天不可缺少的面部清洁一样，长久以来会有助于身体的健康。

喷洒精油

适度的足部按摩之后，可以选择具有植物性精油成分的喷雾剂，在脚底喷洒些许，不仅能舒缓足部疲劳并消除异味，还能增加腿部活力及足部的舒爽感。

防晒美白

除了晚上的护理外，白天的足部护理也不容忽视，因为凉鞋的形状常会让足部的晒线变得很明显，所以足部也需要擦防晒用品。大家可以把用了一段时间不想再用的脸部美白产品用在脚上，效果也不错。

勤修脚

修脚时，修护脚部指甲的指甲钳、指甲锉刀、锉纸、修正洗甲笔以及维护指甲断裂所需的指甲强力黏合剂都将大派用场。这是一双完美无瑕的玉足诞生的必备工具，是令足部漂亮的基础。

首先用指甲剪修剪出大致的轮廓以后，再用指甲挫细致地打磨每一个足甲的边缘，使它们更加圆润、整洁。修剪过后，先给趾甲涂上一层护甲油，会从根本上防护指甲免受侵害，并且保持自然光泽。如果想要涂上甲油，它还可以让甲油更易附着，并且涂层均匀、熠熠生辉。

足浴的保健功效

“晨间三百步，晚上一盆汤。”这是民间的一句谚语，说的是洗脚在日常生活中的重要性。随着日月的变迁，现今的足浴已演变成一种时尚。

足部药浴是采用药物煎剂，将双足浸泡、洗浴以达到保健、治病目的的一种方法，属于局部用药方法之一。从足药浴的过程基本可以总结出其有以下的作用：

药液的温热作用

足部药浴时，由于水温的作用，有促进血液循环、加快新陈代谢的效果。

药物渗透皮肤的作用

药物外洗足部，可经皮肤吸收药物的有效成分而发挥作用。如足与上呼吸道黏膜之间存在着密切联系，足掌受凉可反射性地引起呼吸道黏膜内毛细血管收缩、纤毛摆动减弱，导致机体抗病能力减弱，从而容易引起感冒、咽喉炎、气管炎等疾病。而进行足部药浴时，水的温热作用能使足部温度升高，促进局部毛细血管扩张，加快血液循环，增加了药物的吸收，并使吸收后的药物经血液循环带入全身，从而起到保健全身的作用。

总之，足部药浴可使药物经足部皮肤穴位吸收，发挥药物治疗作用，调节全身的血管、神经功能，达到内病外治的目的。

同时，足部药浴还可以减少局部酸性物质的积聚，预防足部酸痛和肿胀，并消除疲劳。

药物芳香刺激脑神经的作用

足浴时，药物产生的浓郁气味，也可直接经鼻黏膜进入体内，刺激大脑，从而使人神清气爽。并且，足部有着极丰富的神经末梢，不但有运动神经末梢、感觉神经末梢，还有自主神经末梢。

足部药浴就是采用芳香走窜于神经末梢，对中枢神经系统能产生一种良性的、温和的刺激，通过反射作用，促使大脑皮质进入抑制状态，从而有利于改善睡眠，并能促进人体预防机能，有利于患病机体的康复。

药物渗透反射区的作用

通过刺激足部的反射区作用达到保健的目的。人体的脏腑在足部有相应的部位，当脏器发生病变时，可从足部对应部位找到异常表现的情况，如条索状、不规则的小硬块等。而按摩该处可以使相应器官的疾病得到缓解或治疗。足部药浴则更是可以通过药物的局部刺激作用于足部相应的反射区，使相应器官的疾病得以诊治。

足部保养应注意的细节

不要随便剥剪脚上的起皮

如果脚部已经有干燥的感觉了，而且有起皮，但绝对不要随便拉扯起皮，因为这样会有可能造成伤口感染而发炎或患上蜂窝性组织炎的危险。

不要长时间穿高跟鞋和凉鞋

因为这类鞋使脚部压力大又没有很好的保护，长时间的穿着容易产生干燥问题，最好的解决方法就是选择透气性比较好的鞋袜，让自己的脚部感觉舒服。如果挑选高跟鞋，一定要注意高跟鞋的坡度是否适度。有的高跟鞋坡度设计得不合理，长时间地穿着，会引起大脚趾第1骨关节产生增生，也就是所谓的大脚趾炎。这会使得其骨关节异常突出，导致脚趾变形。如果已经出现了这种情况，可以到医院去做矫正手术，恢复原来的模样。此外，不能穿过大或者过小的鞋，要以脚趾舒服为准。特别是在儿童时期，父母尤其不能给孩子穿不合脚的鞋。因为儿童时期是全身骨骼包括脚骨成长、发育的最佳时期，并是最后定型的阶段，过大或过小的鞋都会引起脚趾畸形。

洗澡后是保养的黄金时间

当刚洗好澡时，肌肤相对较柔软，毛孔张开更容易吸收保养品，这时角质含水量较高，使用高油脂的保养品更能加强保湿、更可以维持角质层的滋润。

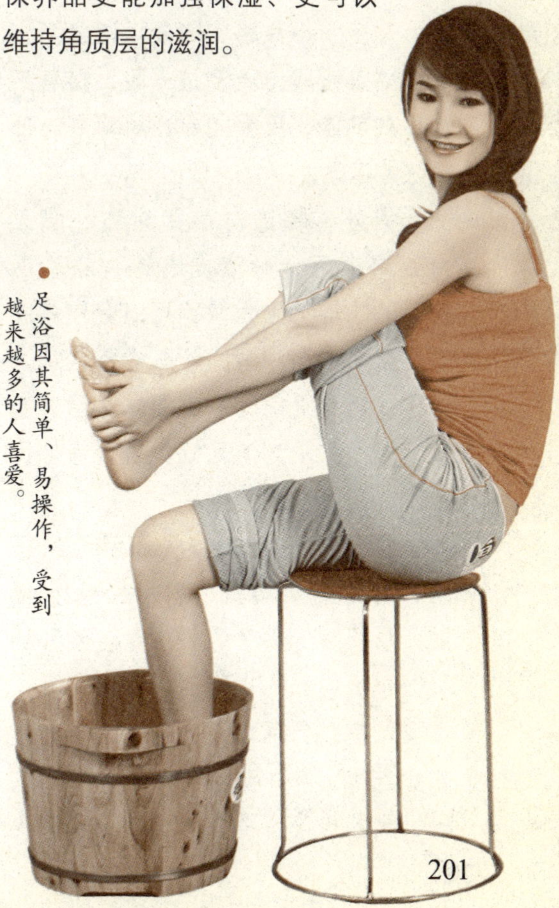

足浴因其简单、易操作，受到越来越多的人喜爱。

教你一些实用的足部保健运动

经常快步走

每天清晨或黄昏，在空气清新的公园、庭院，快走30分钟～1小时，能促使脚部发热，增进健康。如能持之以恒地做步行运动，保持下肢及脚部的温暖，更能促进血液循环，使人健康长寿。有条件的话还可以到沙滩上赤足行走，兼有按摩脚底穴位的功效。每天坐车的人，可以早一点起床，走上一小段路，如果可以的话，可以先走一段，再倒走一段，接着又快步向前走，反复如此，可算是一项很好的运动。

另外，慢跑对肩膀酸痛、脚无力效果很好，可以提高肺、心、血管等的功能。因为慢跑可以促使脂肪燃烧，降低胆固醇，预防成年人病。不过，慢跑之前，一定要先做健康检查。最好先从竞走开始，再慢慢加快步伐。

竞走也可增进健康。因为快行时，肺活量会增加，氧耗量也会增加，从而就促进了内脏功能。刚开始可以根据自己的实际情况选择路程。重要的是，要采取正确的竞走姿势，如竞走时，身体要稍为前倾，然后跨出大大的步伐，再有意识地踮着脚尖并压着地面行走。久而久之会产生惊人的效果。

进三退二走法

向前走三步（图①），后退两步（图②），也可左右走或前后左右走，其余动作要点与倒走法相同，这种锻炼法在室内、外均可进行。

单脚站立与下蹲法

单脚站立时，最好能踮起脚尖，并保持站住1～2分钟（图③），再换另一脚交替进行。这样对腰部和脚部的强化作用会很大，而且有利于加强内脏的功能。单脚蹲时，先抬起一只脚，然后依自己的身体情况再逐渐地往下蹲（图④），过2～3秒后站起。如此反复多次，可由于伸展背肌、腰肌、脚底，尤其足大趾受到刺激，会大大增强对内脏和大脑的功能调节，从而消除疲劳，缓解精神紧张。

用脚跟走路锻炼法

身体直立，头端正，目平视，脚尖翘起，脚跟着地，身体重心后移至脚跟，保持身体平衡，左右脚依次前行（图⑤）。散步的同时试着用脚跟走路，这样可以治疗体弱，提高锻炼效果。

旋转脚掌法

以脚踝为轴心，脚掌做旋转状，顺时针、逆时针旋转各5次（图⑥）。

放松腿部

坐在垫子或地上，两腿伸直，双手在身后撑地；然后两腿交替屈膝，并使之尽可能地靠近身体，紧接着用脚掌向前滑动，将腿伸直。此时应能听到脚与垫子或地面的摩擦声。然后换腿进行（图⑦、⑧）。做此练习可使双腿得到充分的放松，连续做20次。

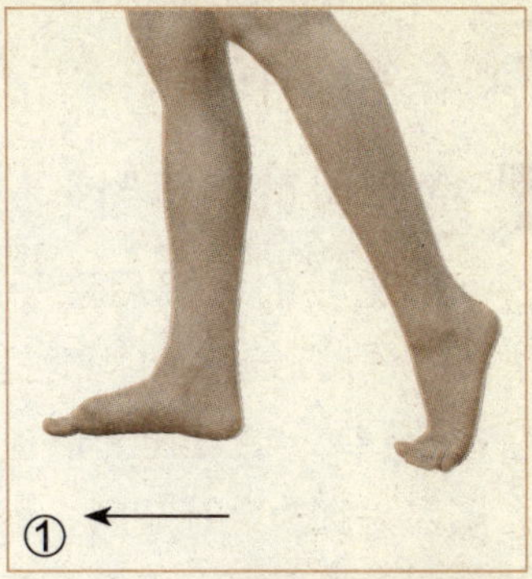
①

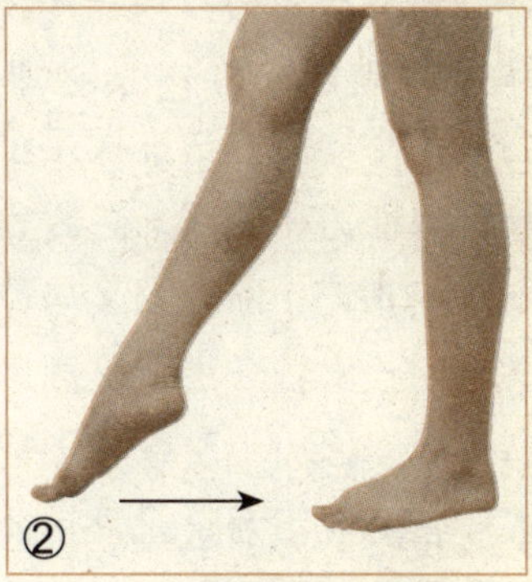
②

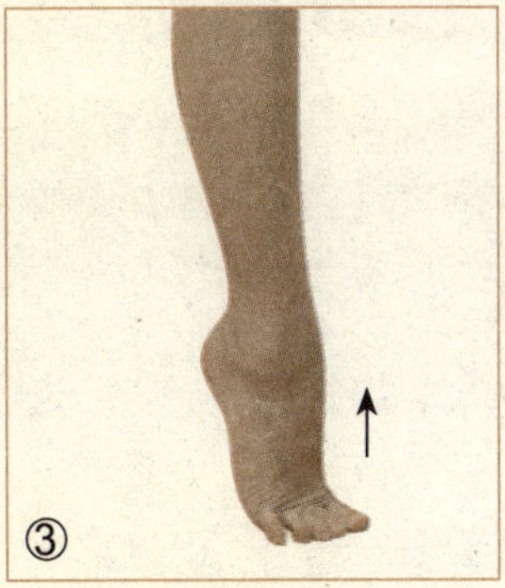
③

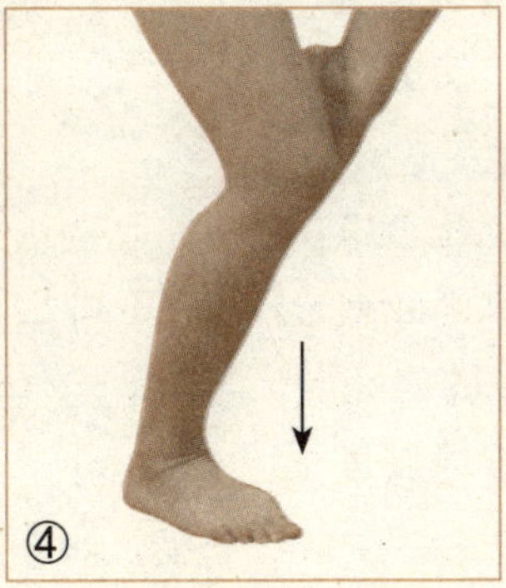
④

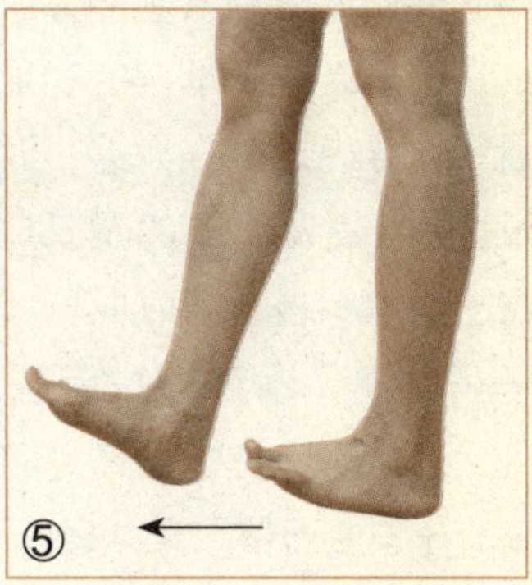
⑤

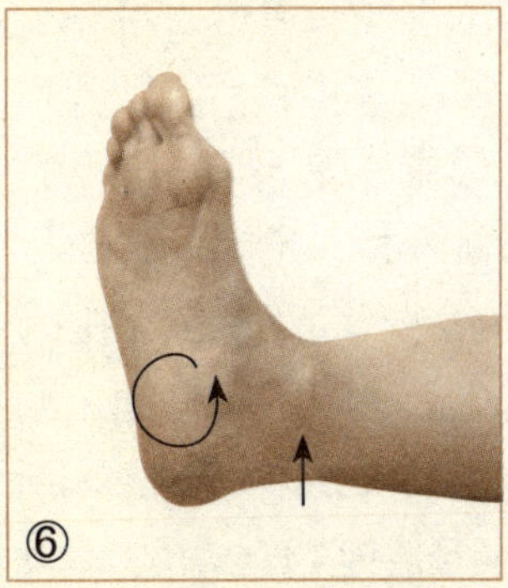
⑥

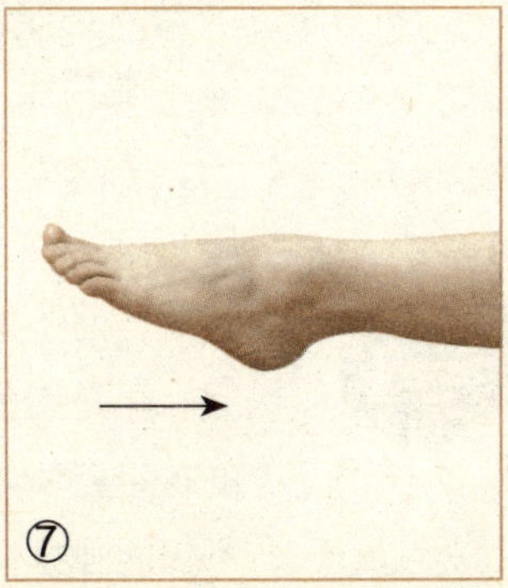
⑦

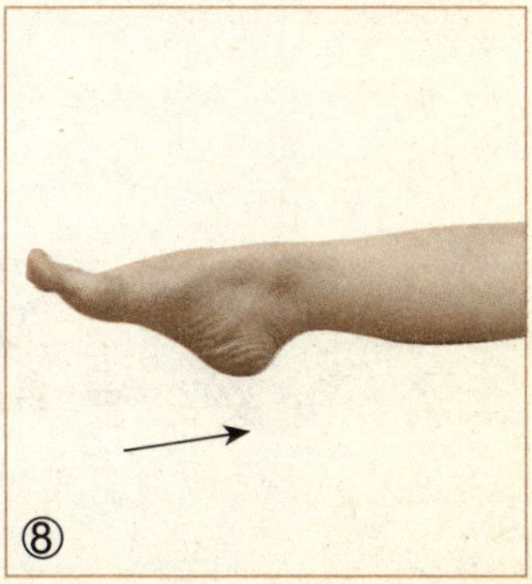
⑧

搓足法

揉搓大趾与小趾

如果我们每天用双手抓起脚的大趾，作圆形运动，同时搓揉数次，坚持5分钟，便可在无形中提高记忆力。因为脚的大趾与胰、脾相连，而胰与脾又与记忆力相关，所以经常揉搓大脚趾自然可以有效地提高记忆力。用相同的方法搓揉足小趾还可提高计算能力（图⑨）。因为脚的小趾与小脑相连，而小脑又与计算能力相关。对于女性来讲，搓揉足小趾尤为有好处，因为小趾是与子宫相连的，而子宫功能不活跃或异常就会造成难产。因此如果经常刺激并积极锻炼小趾，便可以提高子宫的功能，使婴儿顺利地分娩出来。当然，对于孕妇来说搓擦小趾最重要的是长期坚持，如果把按摩和转动同时并行，效果会更好。另外，小趾又是膀胱经的终止点，经常对小趾擦搓还可通过加强膀胱的压迫感而使尿意减轻。

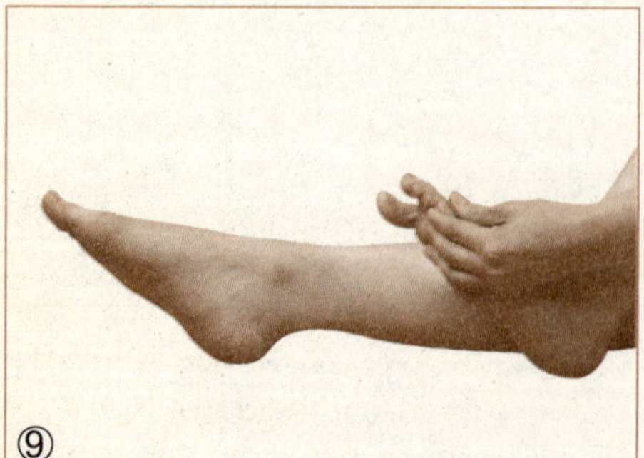
⑨

踏脚趾

脱去鞋袜后，用右脚的脚后跟，稍微用劲地轮流踏左脚的大趾到小趾8次（图⑩），然后换脚进行，用左脚的后跟踏右脚的脚趾，这样重复多次，便可消除精神紧张。人的脚趾是与大脑和内脏相连的，所以重复地刺激脚趾，便可对大脑和内脏起到调节作用。

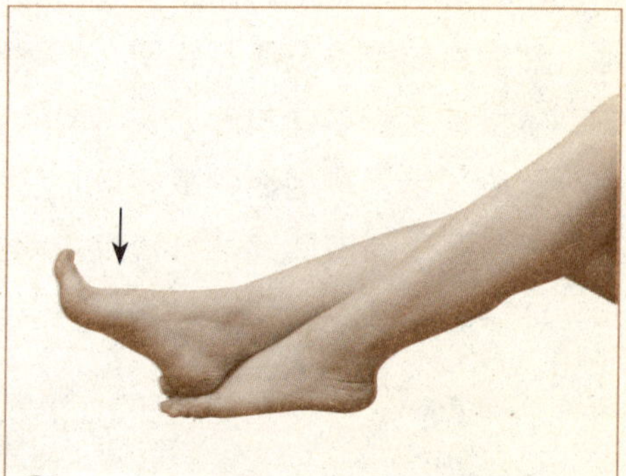
⑩

赤脚行走

在家中脱掉鞋袜后赤脚行走（图⑪），可获得以下几点好处：一是锻炼脚心不着地的部分，而这部分又是人体平衡的重要支撑点，如果人体平衡功能不强，体内各部位负担不一，就会导致健康质量下降。二是赤脚可使五个脚趾保持一定间隔的自由运动，而不像穿上鞋袜那样紧紧贴在一起。正是因为脚趾之间协调的动作，人的行走姿势才健美、自然，故赤脚锻炼不仅能强身，而且能健美形体。

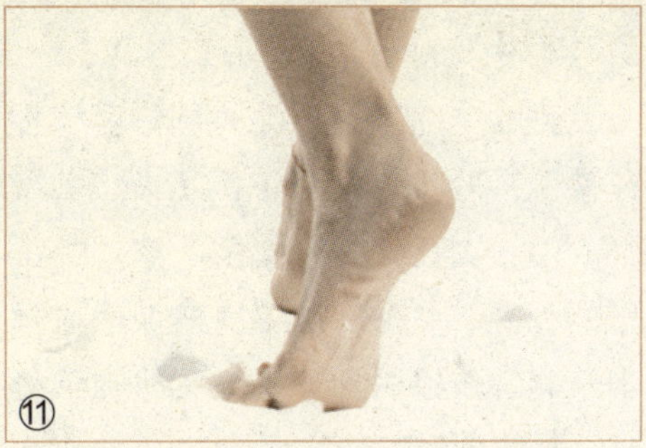

⑪

敲击足跟

脊椎肌肉是通过膀胱经与足跟相连的。而对于长期伏案工作和坐办公室的人来说，往往会养成驼背的习惯，使得脊椎骨肌肉从而变得脆弱，这时在足跟部就会出现疼痛。如果能及时地以足跟为中心，有节奏地进行敲击，以稍有疼痛感为度（图⑫），每只脚分别敲击100次左右，症状就会得到缓解。但不可用力过度，以免引起出血。

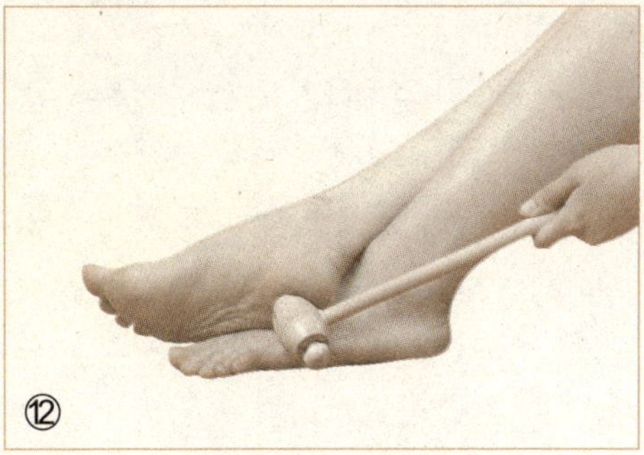

⑫

“双龙摆尾”去疲劳

具体方法是：端坐于床上，两脚平伸，并左右旋转摆动，在空中不断划“八”字形（图⑬、⑭）。值得注意的是，整个运动的过程中要将腰部尽量挺直。这样持续刺激5～10 分钟，可使全身血液循环加快，并使腰腿膝盖处肌肉得到伸展，从而消除脚部的疲劳，使全身轻松愉快。另外，此运动因加速了全身的血液循环，故对因循环不佳而引起的疾病，如肩周炎、头痛等也能起到一定的治疗作用。

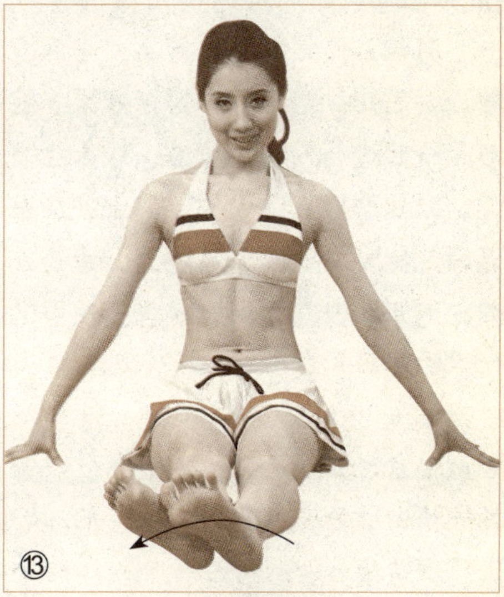

⑬

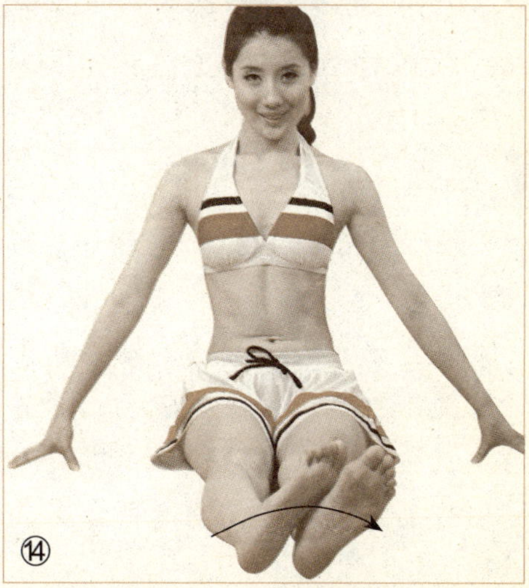

⑭

晃脚

做法是：身体稍微后仰，两脚抬起悬空；然后摇晃两脚；最后像蹬自行车那样有节奏地转动。每次做5~6分钟。

此法可促进全身血液循环、解除疲乏感，适用于办公室白领。

摩擦脚底

具体方法是仰卧于床上，举起双脚，然后用劲地相互摩擦，如果手能与足一起进行同样的摩擦，效果会更佳，只要摩擦20次左右，脚部便会有温暖的感觉，此时血液畅通、运行加快，对于周身的循环系统均有良好的促进作用。

而且这样刺激足底，也可使体内的激素加速分泌，从而对于睡眠和整个内脏系统均有调节作用。时间久了，还可使皮肤变得白嫩。

给足部做做SPA

晒脚

在日光充足的地方脱掉鞋袜，将两脚心朝向太阳晒20~30分钟，称之为足心日光浴。此法的妙处在于让阳光中的紫外线直射脚心，促进全身代谢，加快血液循环，提升内脏器官的活力，使其功能得到充分发挥。

捶脚

理由与按摩相似，用一根棒槌或拳头轻轻捶击脚心（图⑮），每次50~100次，使之产生酸、麻、热、胀的感觉，左右脚各做1遍。通过捶击来刺激脚底神经末梢，促进血液循环，可收到健身防病之效。

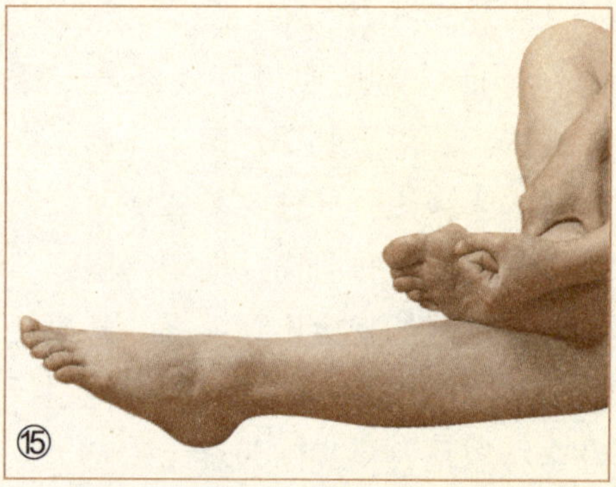

⑮

动趾

与提肛一样，日本医学家发现，经常活动脚趾可以健胃。并且，他们发现胃肠功能强的人，站立时脚趾抓地也很牢固。因此，胃肠功能较弱的人，不妨经常锻炼脚趾。每天抽出一点时间，练习用第2、3趾夹东西，或在坐、卧时有意识地活动脚趾。如坐在床上或垫子上，将两腿伸直，先挺起大趾、缩下四趾（图⑯），然后伸直四趾，再缩下，反复操作。或是将五趾都尽可能地张开（图⑰），使得五趾之间的距离尽可能张开得最大。持之以恒，胃肠功能就会逐渐增强。

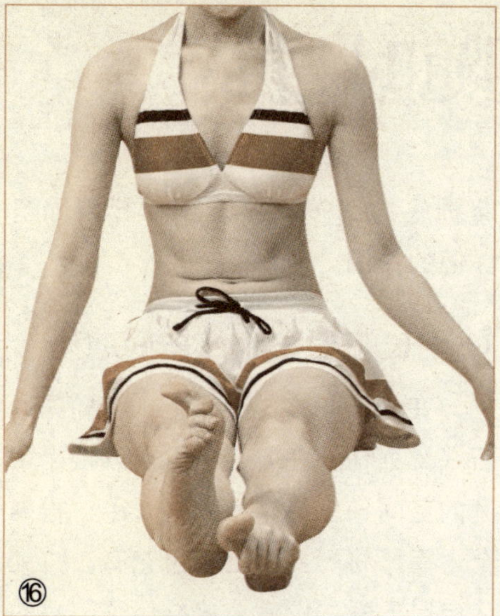

⑯

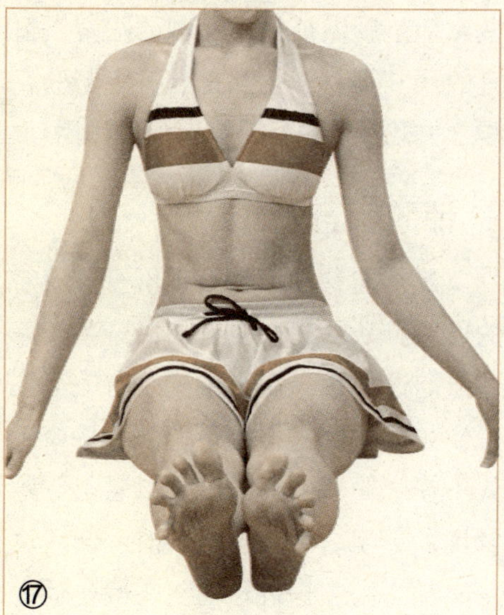

⑰

腿脚运动

上下振动脚跟

自然站立，双脚并拢，踮起脚尖使全身上举，并有规律地震动脚跟，使全身放松（图⑱），同时需要呼吸的配合。反复做5次。

脚趾抓地

双脚脚趾抓地或空抓（图⑲），反复5次。

绷脚腿运动

双脚伸直，脚尖尽可能向头部方向压倒，利用脚后韧带伸展的方式，将大腿、小腿及脚关节做牵引状（图⑳）。反复操作5次。

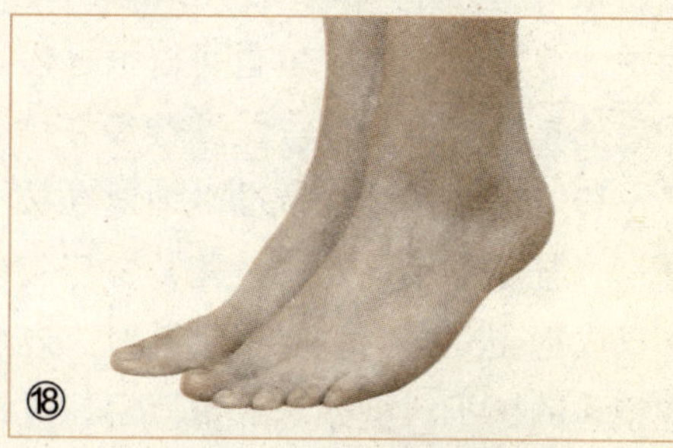

⑱

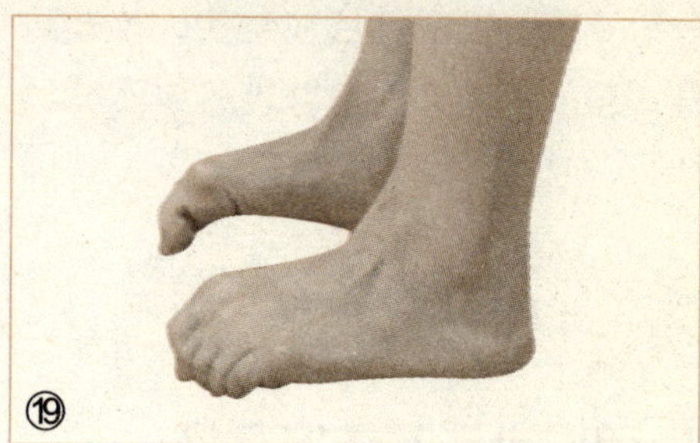

⑲

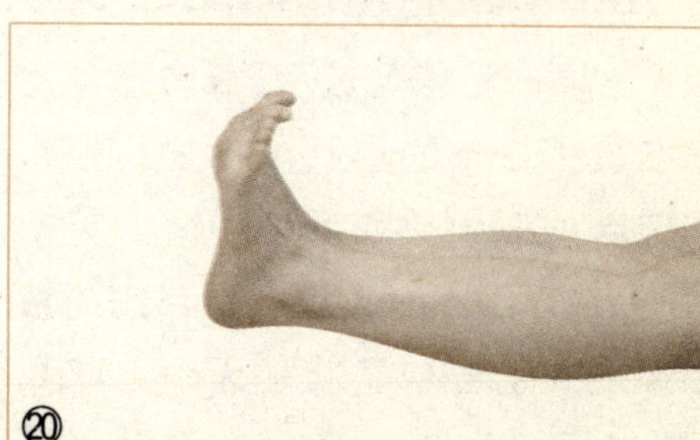

⑳

足底按摩可随时进行

自制按摩鞋

在鞋底加上按摩球即可制成按摩鞋。制作方法是：取（8厘米×8厘米）见方大小的旧棉毛衫布，用针缝制成直径约1厘米大小的小球（尽量做得挺一些）。共做6~8个，在每只鞋底的反面缝3~4个，缝针应密一些，最好缝2圈，以保证按摩球的牢固性。放置的反射区位置可以根据使用者的具体情况而定。按摩鞋最好稍紧一些，保证按摩位置准确地对准按摩点；鞋底应尽可能薄一些；鞋底应选择质地硬一些的。穿按摩鞋时，应穿较薄的袜子。按摩球踩瘪以后，应及时更换。制鞋的线应结实，使鞋耐穿一些。每天穿保健鞋走路约20分钟即可，效果会很明显。

自制按摩垫

用旧毛毯制作按摩垫

把旧的毛毯剪成2个长方形，用厚布袋把捡来的小石子包住，把布袋包着的石子放在毛毯中间，再把2块毛毯对缝起来。这样，自制的按摩垫就大功告成了。每天晚上吃完饭在上面走上几个来回，有助于按摩脚底的诸多穴位，从而起到强身保健的作用。

用长方形布制作按摩地垫

在一条长方形的布上，将椭圆形石块排列粘贴在方布上。可以根据家庭的空间条件选择方布的大小；根据个人喜好将石头包上彩色花布，排列成自己喜爱的图案，这样一个简易的按摩地垫就做成了。美观的图案、适宜的尺寸等，一切都是度身定制的，看上去既赏心悦目，又有保健作用。

铺鹅卵石道

选用匀称的鹅卵石铺出一条狭窄的通道，从而在家里创造出一条按摩通道。这样每天在家中走路时就可以得到如同按摩一样的待遇，让按摩无处不在。简单的细节就足以看出你对健康的重视。每天看电视时、饭后休息时都可以在这块地面上来回走动。让脚得到彻底的放松按摩，让足部按摩在不经意间完成。同时鹅卵石的粗犷和坚硬的质感，也为你的家居增添了自然的情趣。现在很多家庭都采用了这种设计，将居家健身装备融人家庭装修，真正实践了“生活从健康开始”的口号。

附录1

足底反射区示意图

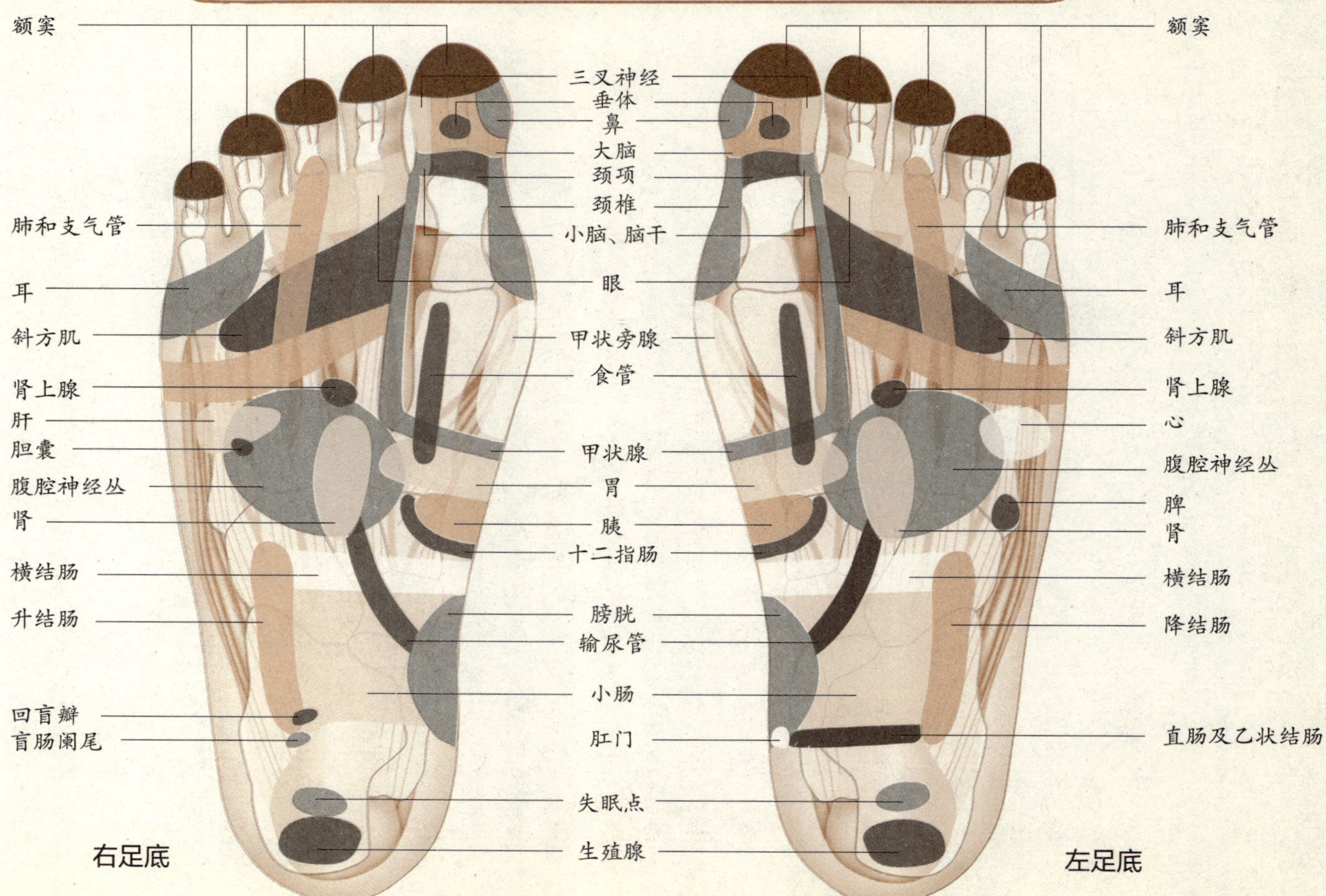

附录2

足背反射区示意图

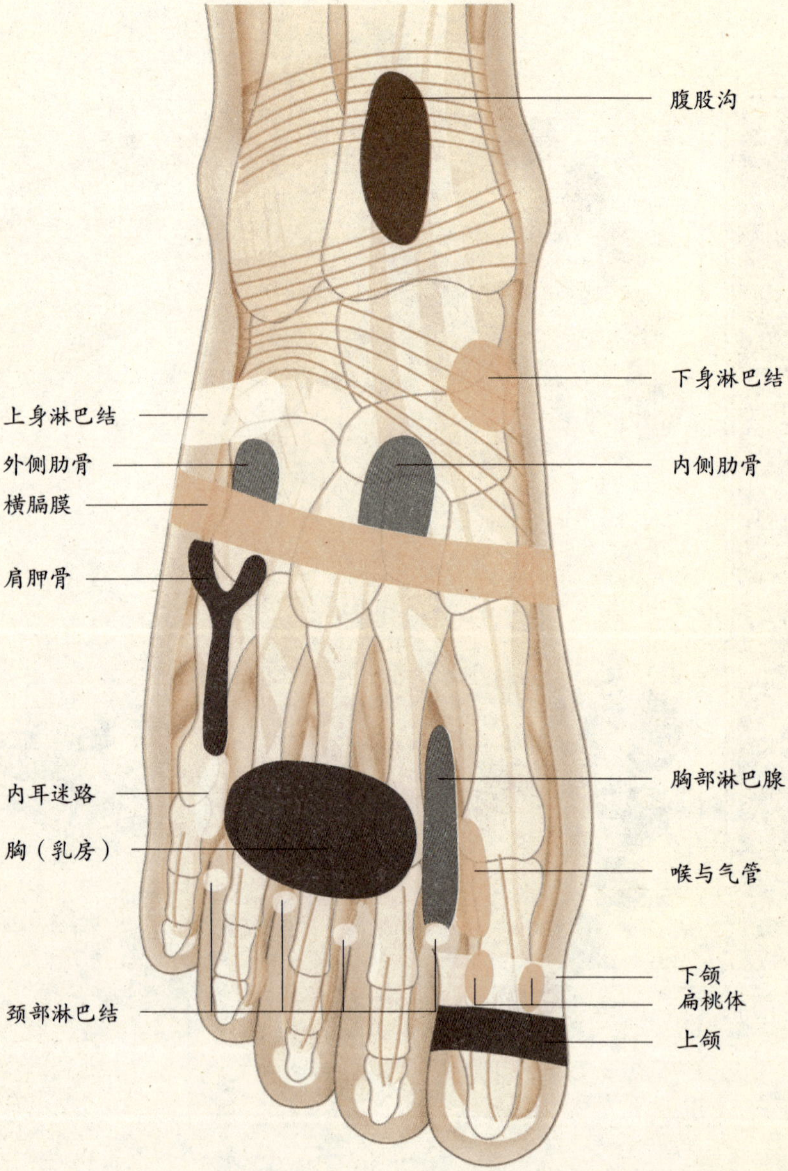

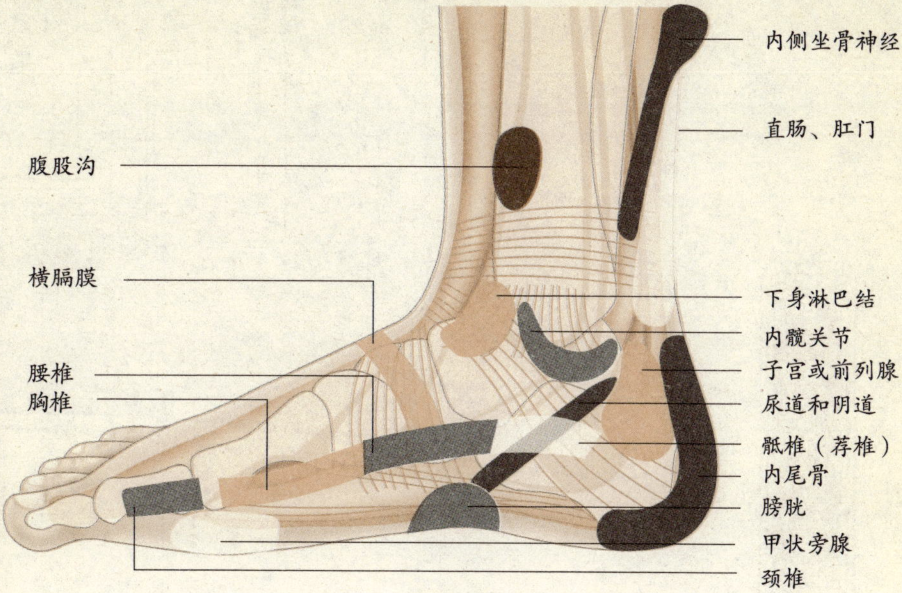
内侧坐骨神经
直肠、肛门
腹股沟
横膈膜
下身淋巴结
内髋关节
子宫或前列腺
腰椎
胸椎
尿道和阴道
骶椎（荐椎）
内尾骨
膀胱
甲状旁腺
颈椎

足内侧

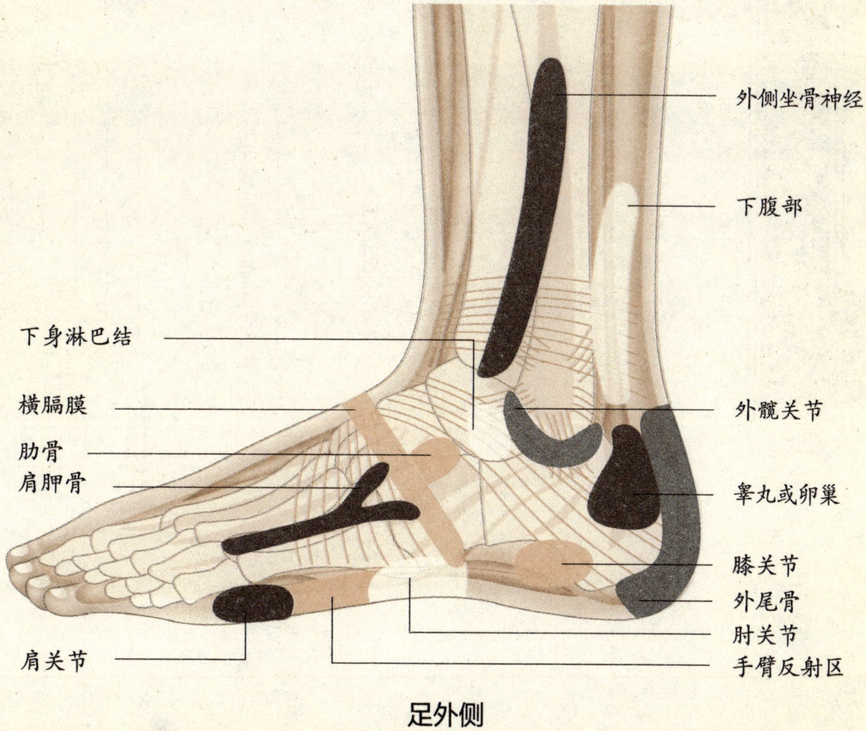
外侧坐骨神经
下腹部
下身淋巴结
横膈膜
外髋关节
肋骨
肩胛骨
睾丸或卵巢
膝关节
外尾骨
肘关节
肩关节
手臂反射区

足外侧

附录4

腿部至足部正、背面穴位示意图

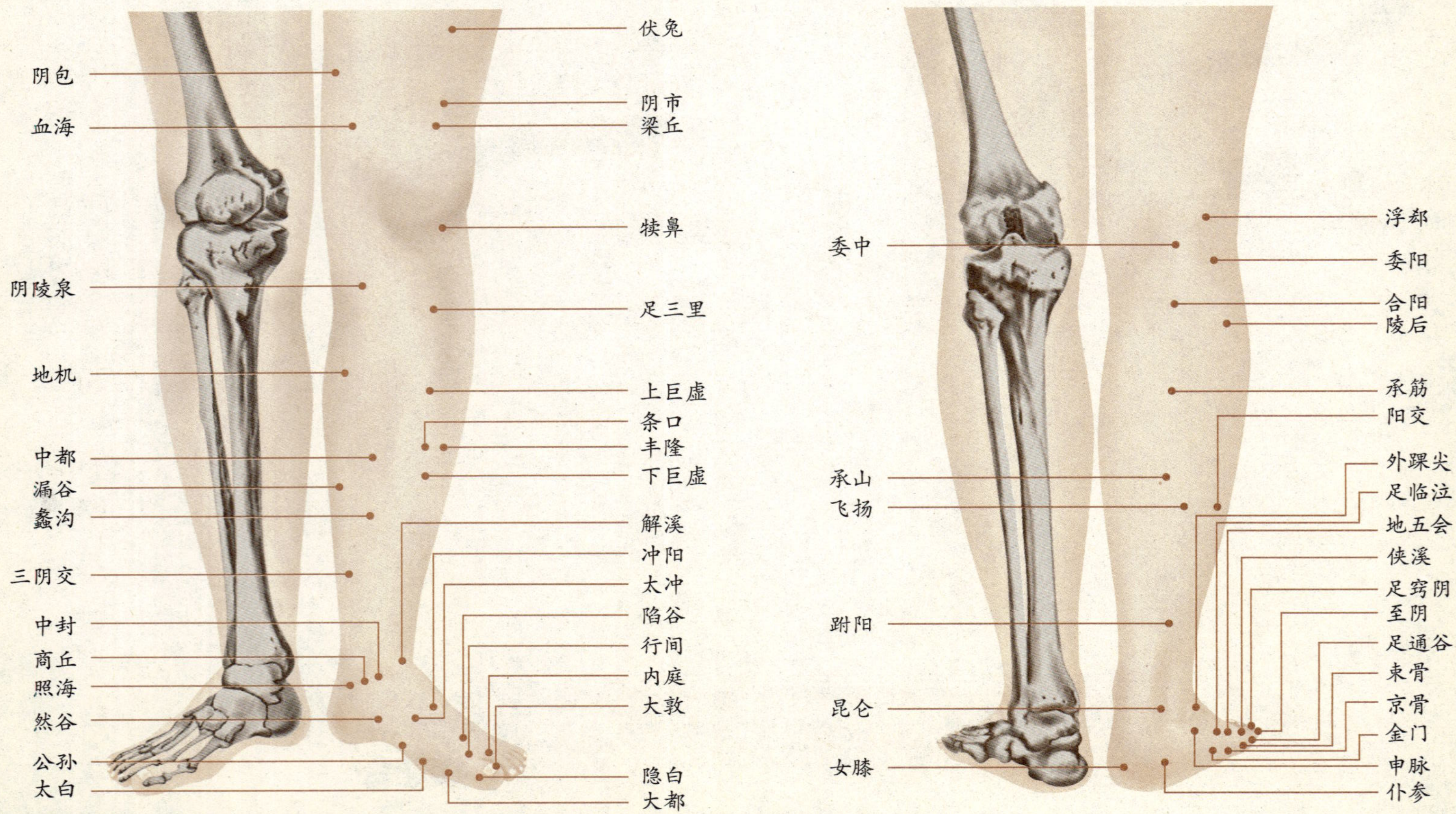

附录5

腿部至足部侧面穴位示意图

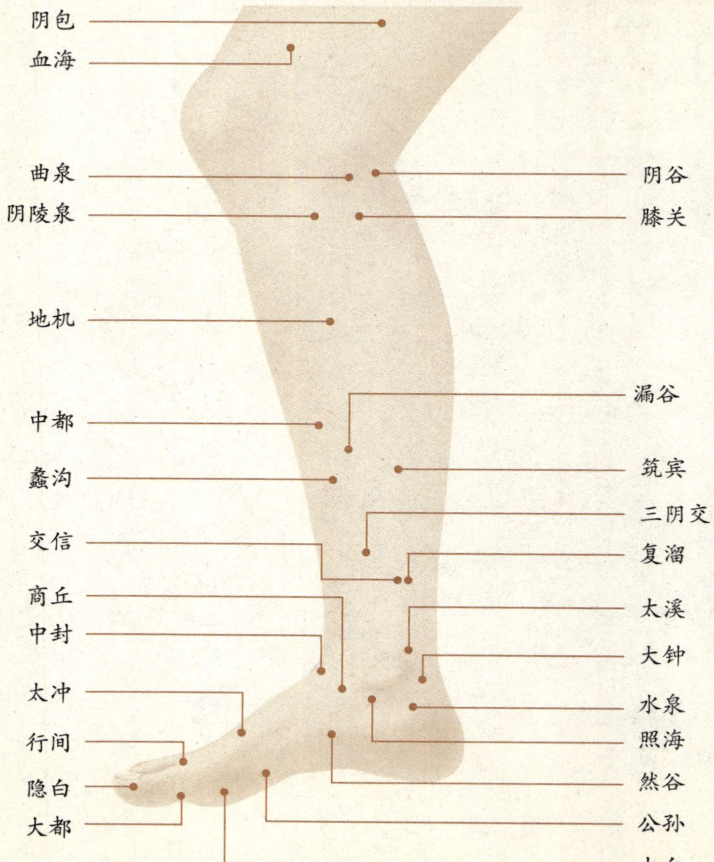

腿部至足部内侧

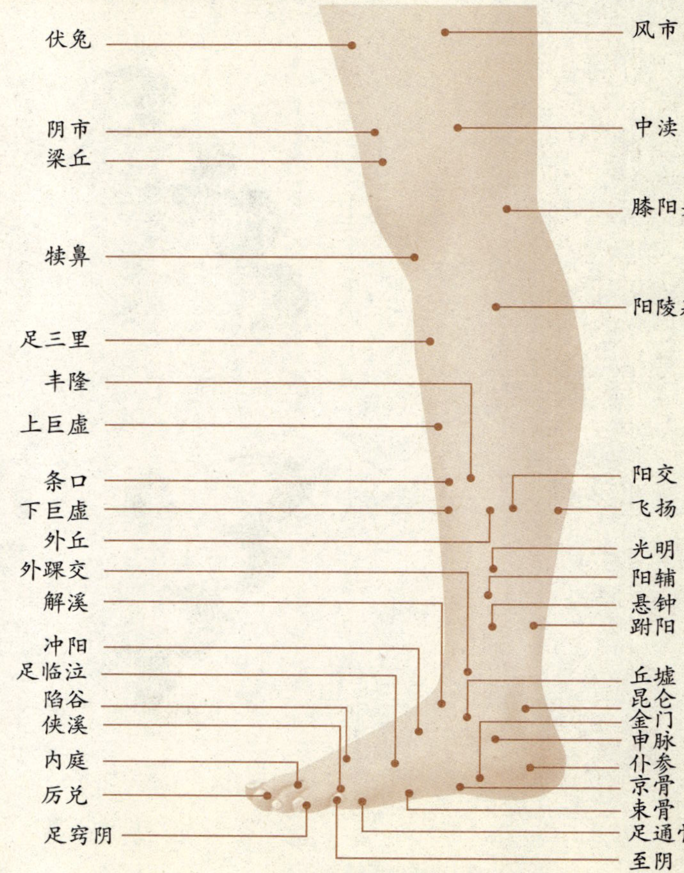

腿部至足部外侧

附录6

足部生物全息示意图

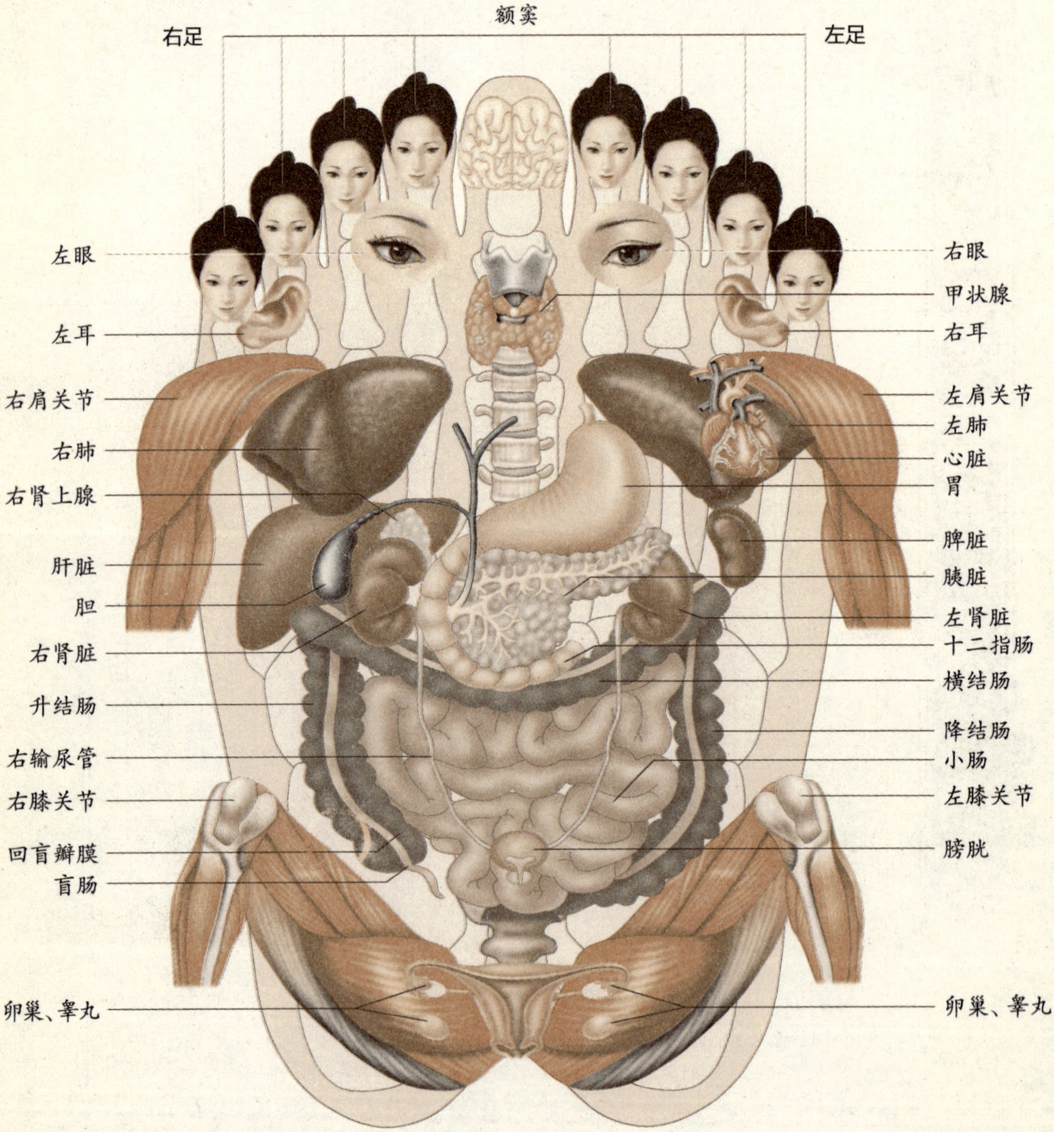